国家社会科学基金项目（12CGL105）成果

本书的出版得到以下基金项目资助：

国家社科规划基金项目（14BJY044）

河南省高校科技创新人才支持计划（2013）（人文社科类）

河南省高校哲学社会科学创新团队支持计划（2017-CXTD-09）

河南省社科规划基金项目（2016BSH015）

河南省政府决策招标课题（2016B237）

中国博士后科学基金特别资助项目（2014T70763）

郑州轻工业学院社会发展研究中心学术出版基金

郑州轻工业学院第十一批教改基金项目（2015158）

我国公立医院的改革成本
及其分担机制优化研究

STUDY ON THE REFORM COST AND THE OPTIMIZATION
OF SHARING MECHANISM
IN CHINA'S PUBLIC HOSPITALS

代志明 著

人民出版社

策划编辑:郑海燕
责任编辑:郑海燕　张　燕
封面设计:姚　菲
责任校对:吕　飞

图书在版编目(CIP)数据

我国公立医院的改革成本及其分担机制优化研究/代志明 著. —北京:
人民出版社,2017.6
ISBN 978 - 7 - 01 - 017694 - 9

Ⅰ.①我…　Ⅱ.①代…　Ⅲ.①医院-体制改革-研究-中国
Ⅳ.①R197.32

中国版本图书馆 CIP 数据核字(2017)第 105298 号

我国公立医院的改革成本及其分担机制优化研究

WOGUO GONGLI YIYUAN DE GAIGE CHENGBEN JIQI FENDAN JIZHI YOUHUA YANJIU

代志明　著

人民出版社 出版发行
(100706　北京市东城区隆福寺街 99 号)

北京中科印刷有限公司印刷　新华书店经销

2017 年 6 月第 1 版　2017 年 6 月北京第 1 次印刷
开本:710 毫米×1000 毫米 1/16　印张:20
字数:269 千字

ISBN 978 - 7 - 01 - 017694 - 9　定价:66.00 元

邮购地址 100706　北京市东城区隆福寺街 99 号
人民东方图书销售中心　电话 (010)65250042　65289539

目　　录

导　论

第一节　研究的背景与意义

事关我国医疗卫生体制改革成败的公立医院改革,自 2010 年 2 月国务院决定开展改革试点工作以来已经 7 年有余,由于所牵扯到的利益主体的多元性和医疗保健行业的复杂性,尽管我国政府在深化医疗体制改革方面取得了重大进展和明显成效[①],但是我国的公立医院改革因遭遇巨大的改革阻力而步履维艰[②]。与此同时,我国居民的"看病难、看病贵"问题仍然没有得到很好的解决,并且"整个医疗系统并无明显的改进,全社会和大部分患者对公立医院改革的总体评价也不高"[③]。这一问题可以从以下四个方面反映出来:一是我国居民的"看病难"问题依然存在。其依据是从 2009 年开始,国内三级医院的病床使用率约为 102.5%,而到了 2011 年则已经达到了 104.2%,因此,城市大型医院的病床愈发"一床难求"[④]。二是我国居民的"看病贵"问题仍没有出现缓解的迹象。相关统计数据显示,我国公立医院门诊病人次均医药费用 2009 年为 152.5 元,2011 年则达到了 180.2 元;次均住

---

①　国务院深化医药卫生体制改革领导小组:《国务院深化医药卫生体制改革领导小组关于进一步推广深化医药卫生体制改革经验的若干意见》,《人民日报》2016 年 11 月 8 日。

②　宋晓梧:《保持改革的热情和方向》,《财经界》2011 年第 3 期,第 16 页。

③　王虎峰:《公立医院改革试点评估:结果及建议》,《医院院长论坛》2013 年第 6 期,第 6 页。

④　刘涌:《新医改三年成效》,《21 世纪经济报道》2012 年 6 月 7 日。

院医药费用 2009 年为 5856.2 元,2013 年则飙升到 8397.9 元①。而到了 2015 年年底,我国患者的次均门诊医药费用和次均住院费用则分别达到了 235.2 元和 8833 元②。三是 2010 年以来我国的医患关系呈现出急剧恶化的势头,主要表现为伤害医务人员的恶性案件急剧攀升。相关统计显示,仅 2012 年和 2013 年就分别发生了 26 起和 28 起恶性"伤医"案件③;在 2014 年 1 月至 3 月期间,就已经发生了 7 起类似案件,其中仅 2014 年 3 月 21 日发生在上海市第五人民医院的医疗暴力事件中就有 3 名医护人员被砍伤④;在 2015 年 1 月至 2016 年 5 月 12 日期间,我国又发生了至少 60 起伤医事件⑤。针对这一问题,国际最为知名的医学类期刊《柳叶刀》曾经在 2010 年 8 月发表的一篇探讨我国医患关系紧张问题的文章中声称:"在中国,越来越多的医务人员正在成为日益增多的医疗暴力事件的最大受害者,中国的医疗机构已经成为'战场'"。因此,从某种程度上讲,在中国当医生是在从事一种危险的职业⑥。四是公立医院改革滞后导致了医务人员之间的关系走向分化,2014 年 2 月被媒体曝光的发生在四川省绵阳市人民医院的"走廊医生"事件就是很好的证明⑦。然而令人欣慰的是,上述问题已经引起中央决策层的高度重视。党的十八届三中全会通过的《中共中央关于全面深化改革若干重大问题的决定》就明确指出,中国政府将尽快推进社会事业领域的改革以妥善解决公众最为关心的现实利益等问题,并力争为社会提供多样化的公共服务以更好地满足人们日益增长的现实需求⑧;

---

① 刘涌:《新医改三年成效》,《21 世纪经济报道》2012 年 6 月 7 日。

② 国家卫生和计划生育委员会:《2016 年中国卫生和计划生育统计年鉴》,中国协和医科大学出版社 2016 年版,第 111 页。

③ 卢义杰:《医患血案背后的制度困局》,《中国青年报》2014 年 2 月 26 日。

④ 魏铭言:《沪砍伤 3 医护人员疑犯曾轻生被救》,《新京报》2014 年 3 月 22 日。

⑤ 陈璐:《大数据解密暴力伤医事件普遍"规律"》,《新京报》2016 年 5 月 12 日。

⑥ Lancet,"Chinese Doctors Are under Threat",*Lancet*,Vol.376,No.9742,August,2010,p.657.

⑦ 王瑞峰:《医变:"走廊医生"背后的医院妥协逻辑》,《新京报》2014 年 3 月 17 日。

⑧ 中国共产党第十八届中央委员会:《中共中央关于全面深化改革若干重大问题的决定》,《人民日报》2013 年 11 月 16 日。

同时,该文件还提出要继续深化中国的医疗卫生体制改革。为此,学界也正在寻求化解之道。相应地,如何推进改革以彰显公立医院的公益性往往成为人们关注的焦点,但对公立医院改革成本问题的研究却没有得到应有重视。制度演化理论表明,成本是制度变革的函数,并且成本的高低及其分担状况在一定程度上决定了制度变革的效率与前景①。基于此,本书拟从改革成本及其分担问题的视角,从中找寻化解公立医院改革阻力问题的突破口。因此,开展此项研究具有重要的理论意义与实践价值。

一、理论意义

本书通过全面、系统地分析中国公立医院改革的阻力机制,并从改革成本及其分担问题的视角探寻化解中国公立医院改革阻力的路径与方法,从而使得中国公立医院的改革与治理理论模型得以深化,进而拓展转型国家公共部门的治理范式。

二、实践价值

本书试图为破解当前几乎陷入困境的中国公立医院改革问题提供创新性的制度保障设想。同时,为中国公众、医院及政府三方在未来的中国公立医院治理模式下形成"共赢"的局面提供制度设计前提,从而为政府制定科学的公立医院改革成本分担机制提供新路径。

第二节　研究对象的界定

一、"成本"及其内涵的拓展

在《词源》中,"成本"一词被解释为"为获得某种产品或收益而投

---

① ［美］杰弗里·M.霍奇逊:《制度经济学的演化》,杨虎涛等译,北京大学出版社2012年版,第258页。

入的各种费用",因此,成本一词是一个与某种收益(产品)共同组成的一对用于分析社会生产行为的概念①。而伴随着人类社会的发展以及受资源的有限性的制约,人们对成本的概念及其相关问题的关注也日益增多,因此,成本一词的内涵呈现出日渐多元化的趋势,而成本内涵的扩张必然会给从事成本问题研究的学者带来一些困难,但同时也为人们将成本的分析范式运用到其他学科领域提供了机会与可能。我们知道,在经济学上,"成本"一词被经济学家定义为"人们为了获得一定的产出或者服务而支付的可以用货币的形式来计量的各种资源投入的总和"。在经济学家对成本一词所给出的定义的基础上,管理学家将"成本"界定为"是在一定的条件下,为获得效益或产出最大化而消耗的各类资源"②。而作为以上两种"成本"内涵的延伸,社会学家将"成本"定义为"在特定的社会和经济中因为各种客观或主观方面的因素而引起的社会和经济方面的损失的累加"③,它强调成本的社会延续性和客观性。由此可见,成本的内涵已经突破了单一学科属性和可以计量的属性,正在以其独有的内涵实用性和现实分析的可操作性渗透到众多学科领域。

基于以上分析,本书所研究的"改革成本"实际上是一个"成本的综合体",因为它既包括经济学和管理学意义上的"成本",也包括社会学意义上的"成本",由此本书将改革成本定义为:某个组织为了取得某种特定的改革目标或实现某种预定的改革成效而耗费的各种资源和为此而付出的各类代价或牺牲的总和。同时,本书所定义的改革成本可以分为广义的改革成本和狭义的改革成本两大类别。广义上的改革成本指某项改革在其实施过程中所耗费的各种资源以及由此给社会造成的各种损失的总和,而狭义上的改革成本则是指某项改革在推行过程中所支付的可以用货币形式表现出来的各类资源的价值的总和。为

---

① 文宏:《改革成本分担问题研究》,吉林大学2000年博士学位论文,第30页。
② [美]彼得·德鲁克:《管理的实践》,齐若兰译,机械工业出版社2009年版,第58页。
③ 文宏:《改革成本分担问题研究》,吉林大学2000年博士学位论文,第30页。

了便于对改革成本进行计量与分析,本书借鉴一些学者(如樊纲等)研究改革成本问题的经验与做法①,拟对改革成本进行归纳与整理,并将改革成本划分为财政成本、时间成本(机会成本)、政治成本以及社会成本四大类别。

二、"公立医院的改革成本"

本书所研究的公立医院的改革成本是指:为了解决公立医院在医疗服务的"公平性、运行效率以及对患者的反应性"等方面存在的问题②,相关机构和个人付出的可以以货币形式表现出来的各种资源和社会代价的总称,主要包括公立医院改革的财政成本(如政府财政补贴,人员重组的安置费用等)、公立医院改革引起的政治成本(如公立医院改革引起的政治利益冲突、效率损失等)、公立医院改革所付出的社会成本(如公立医院改革引起的医务人员等利益相关者的社会心理和效用损失等)以及公立医院改革的时间成本(因公立医院改革缓慢而带来的机会成本的损失以及由此引发的各类衍生成本的产生等)。当然,本书主要研究公立医院改革付出的经济学意义上的成本(如财政成本),同时也涉及公立医院改革所产生的社会成本等诸多内容。

第三节　改革成本及其相关研究述评

一、国外对改革成本及其相关研究

总体上来看,国外学界倾向于从宏观经济理论的角度对改革成本及其分担等问题展开研究,同时,他们的研究也涉及医疗体制改革的转

---

① 樊纲:《两种改革成本与两种改革方式》,《经济研究》1993 年第 1 期,第 3 页。

② Harding, April & Alexander S. Preker, *A Conceptual Framework for the Organizational Reforms of Hospitals*, *Innovations in Health Service Delivery*, Washington, D.C.: The World Bank, 2003, p.168.

轨成本及其处置等问题,但囿于本书研究对象的限制,这里拟将国外学界对公立医院改革过程中改革成本问题的研究作为本书文献梳理的重点内容。

(一)关于改革成本理论的研究

1. 关于改革成本理论的研究

自第二次世界大战以来,由于新古典经济学长期处于西方国家的主流经济学地位,制度的改革成本等问题并没有引起学界的过多关注,仅有为数不多的学者对制度变迁成本等问题展开了前期研究。例如,美国社会学家彼得·M.布劳(P.M.Blau,2008)较早地提出了制度变迁中的改革成本问题。他认为,人们为了构建某种制度就需要为此投入某些特定的资源作为成本,而这种成本能够具有保存社会的特定行为和关系并使其得以固化的功能。为此,要想构建一种能让人们普遍遵守的制度或社会准则,必将涉及一定数量的成本投入以便使得新建立的某种制度得以被贯彻或实施[①]。但自20世纪70年代开始,随着西方国家经济危机的频频出现,学界开始转向寻求利用制度经济学的一些理论来"医治"西方国家存在的经济问题,再加上肇始于20世纪80年代的转型经济学的兴起,制度变迁与改革成本等制度经济学论题逐渐进入国外学者的研究视野。著名转型经济学家雅诺什·科尔奈(János Kornai,2005)按照改革引起的制度变迁成本的高低,将20世纪80年代以来的经济转型国家(地区)的改革模式划分为"代价低廉的制度改革"和"代价高昂的制度改革",并对不同国家和地区的制度改革路径下的改革成本进行了比较研究[②]。比利时经济学家热若尔·罗兰(Gerard Roland,2002)主张在经济转型过程中对改革的受损者进行补偿。他指出,如果改革的效率的增加是确定的,那么应该对改革受损

---

① [美]彼得·M.布劳:《社会生活中的交换与权力》,李国武译,商务印书馆2008年版,第315页。

② [匈]雅诺什·科尔奈:《大转型》,载《比较》(第17辑),中信出版社2005年版,第69页。

者进行补贴。同时,他对即使改革增进了效率但仍然会遇到阻力的原因进行了研究,并给出了三个方面的解释:首先,为补偿受损者而筹集资金可能产生了极高的扭曲成本;第二,不同受损者所受损失的信息可能是不对称的;第三个原因与缺乏承诺有关①。百瑞特茨和斯帕格特(G.Bertocchi 和 M.Spagat,1997)通过建立学习模型考察了在希望取消国有部门的补贴,但又害怕导致不必要的高失业率的政府所面临的问题时,他们发现,当学习的收益大于成本时,快速的激进式改革将优于渐进式改革②;世界银行(2013)对由于改革成本过高而带来的改革阻力及其应对策略进行了经验研究,该研究结果证明,某种社会或经济危机的发生在一定程度上对一国政府及其国民在改革问题上达成共识具有显著的促进作用③。但是这种缘于某种社会危机的发生而实施的改革的社会和经济成本通常较为高昂,并且这类改革的结果也难以准确预测,因为即使这种改革有助于推进整个社会的进步,但也可能因受到既得利益群体的强烈抵制而难以在改革的速度和路径选择等问题上达成共识。因此,一国政府若想在社会或经济出现某种危机的时刻推进改革,必须首先明确改革的目标,同时做好民众的沟通与协调工作,并征求人们对改革的意见以努力克服各种改革的潜在障碍。

2. 有关中国的改革成本问题的研究

与中东欧许多国家相比,中国的经济转型相对较为成功,因而引起了国外学者对中国的改革与转型成本等问题的关注。雅诺什·科尔奈(2005)将中国和中东欧的改革情况进行了比较研究,他指出"中国选择了成本很低的那部分进行改革",而中东欧一些经济转型国家的改

---

① [比]热若尔·罗兰:《转型与经济学》,张帆等译,北京大学出版社 2002 年版,第75、76 页。

② G.Bertocchi and M.Spagat, "Structural Uncertainty and Subsidy Removal for Economies in Transition", *European Economic Review*, Vol.41, No.9, September 1997, p.179.

③ 世界银行:《2030 年的中国:建设现代、和谐、有创造力的高收入社会》,中国财政经济出版社 2013 年版,第 45 页。

革属于"代价高昂的制度改革"①。同时,科尔奈(2005)的研究结果证明,东欧国家在其实施经济转型的初期阶段大都支付了较高的制度转型成本,主要表现为经济增长速度停滞、通货膨胀和工人失业问题严重等诸多问题。但是在其经济转型后期,伴随着欧盟"东扩"的步伐,东欧国家的经济形势普遍出现了好转的迹象,也即在这一时期内东欧国家大多进入了经济转轨的"丰收"时期②。但科尔奈同时也指出,"一些成本高的改革在中国还未完成,而东欧国家已经完成或者部分完成经济转型。因此,中国应该大胆借鉴东欧国家在其经济转型过程中获得的相关改革经验"③。世界银行(2004)建议一些国家为实现"千年发展目标"应承担起为"转型成本融资"的职责,其理由是"如果制度改革对于结果的可持续的改善是必要的,这些改革的成本应该被计算在内"④。德国学者韩博天(Heilmann,2010)对中国独具特色的"分级制政策试验"式改革策略下的改革成本进行了分析,他发现"先试点再推广"的改革实践是确保中国经济转型成功的"法宝"之一,因为这种"试点"的改革路径选择不仅尽可能地降低了经济转型的政治和社会风险,而且也给人们提供了较长的经济转型适应期,从而使得中国的经济改革得到了更多人的支持⑤。邹至庄通过对中国经济转型过程的研究发现,中国存在着"体制和文化因素影响改革的性质和速度"的难题,并将造成上述问题的原因归结为"中央计划下的官僚主义经济体制难

① [匈]雅诺什·科尔奈:《大转型》,载《比较》(第17辑),中信出版社2005年版,第69页。

② [匈]雅诺什·科尔奈:《大转型》,载《比较》(第17辑),中信出版社2005年版,第69页。

③ 黄锫坚:《科尔奈:经济增长不会自动带来制度改革》,《经济观察报》2005年1月23日。

④ 世界银行:《2004年世界发展报告:让服务惠及穷人》,中国财政经济出版社2004年版,第41页。

⑤ [德]韩博天:《通过实验制定政策:中国独具特色的经验》,《当代中国史研究》2010年第3期,第103页。

以消除"①,这也意味着中国在当前和未来一段时期内经济与社会体制改革的机会成本和摩擦成本必然会很高。奥瑞里克(Tom Orlik,2013)指出当前中国的改革成本是高昂的,除非中央决策层拿出足够的资金来支持改革,否则中央政府签发的"支票"将难以兑现②。

（二）关于公立医院改革成本问题的分析

20世纪60年代,发达国家在公共部门改革中开始探索分权化改革,在进入20世纪80年代以后,这些国家在其公共部门通过组织变革提高服务绩效的改革背景下,又着手公立医院改革,许多发展中国家和地区也陆续开始尝试类似的改革,这些改革举措引起学界的关注并展开了相关研究。概括起来看,国外学者关于公立医院改革成本及其分担问题的研究主要围绕以下四个论题展开:

一是公立医院改革的政治成本及其收益问题。麦肯齐(Lynne McKenzie,2011)通过对新西兰公立医院法人化改革实践的分析发现,无论表面的防范机制多么完善,试图将党派政治过程与政府角色从公立医院法人化改革模式中完全消除是十分困难的。因此,他认为应尽可能地避免政治因素对公立医院法人化改革决策的干扰③。哈丁和普力克(April Harding和Alexander S.Preker,2003)对政治家推行公立医院改革的政治成本及其政治收益进行了探讨,他们指出,即使是由完美的设计机构所设计的政策,如果政治家发现实施医疗卫生体制改革以后给其自身带来的政治风险大于他们可以从中获得的政治收益,那么这些理性的政治家们就缺乏推进医疗卫生体制改革的积极性④。霍金

---

① 邹至庄:《中国经济转型》,中国人民大学出版社2005年版,第412页。

② [美]奥瑞里克:《中国改革成本巨大》,《华尔街日报》(中文版)2013年2月28日。

③ Lynne McKenzie,"Attacking Hospital Performance:Network Corporatization and Financing Reforms in New Zealand",*Health Care Management Science*,Vol.47,No.2 February,2011,p.97.

④ Harding,April & Alexander S.Preker,*A Conceptual Framework for the Organizational Reforms of Hospitals*,*Innovations in Health Service Delivery*,Washington,D.C.:The World Bank,2003,p.56.

斯和哈姆(Chris Ham 和 Loraine Hawkins,2011)的研究结论印证了上述学者的观点,他们通过研究发现,"如果没有在政治上就公立医院改革的实施问题达成共识,或强大的利益相关者如执业医师或工会没有参与进来,或政策周期太短,继任政府废止改革或减弱推行力度,那么即使设计得很好的改革方案也会因此而导致失败"①。

二是对公立医院转制成本的处置及其衍生效应的研究。雅诺什·科尔奈(2003)等学者指出,正确而全面地衡量医疗卫生制度改革的收益及其社会成本是政府的应有职责之一,并且政府应该对在上述改革中遭受损失的利益相关者进行补偿②。瓦尔特(G.Walt,2010)的研究结论揭示,由于没有对公立医院改革所产生的转制成本进行预算以及缺乏相应的财务刺激作为"润滑剂",结果导致新西兰公立医院改革实践的部分失败③。而斯科特(Grabam Scott,2011)提议在公立医院改革过程中应该为医院员工提供继续享有改革前福利安排的"追溯条款",并指出这样做尽管增加了公立医院改革的实施成本,但却减少了改革的阻力④。洛夫莱斯(Lovelace,2003)则对新西兰公立医院法人化改革模式中的"隐性补贴"问题进行了反思,他认为尽管公立医院改革需要来自政府的融资支持,但要"避免产生改革的成本远远大于不改革的成本的问题"⑤。世界银行(2003)通过实证研究发现,一些国家由于妥善处理了公立医院的改革成本问题,从而使得这些国家的"一揽子"激

---

① [英]亚历山大·S.普力克、[美]阿普里尔·哈丁:《卫生服务提供体系创新——公立医院法人化》,李卫平等译,中国人民大学出版社 2011 年版,第 47 页。

② [匈]雅诺什·科尔奈等:《转轨中的福利、选择和一致性——东欧国家卫生部门改革》,罗淑锦译,中信出版社 2003 年版,第 65 页。

③ G.Walt, "The Effects of Hospital on Medical Productivity", *The Rand Journal of Economics*, Vol.33, No.3, March 2010, p.29.

④ Grabam Scott, "Payments for Care at Private For-profit and Private Not-for-profit Hospitals: A Systematic Review and Meta-analysis", *Canadian Medical Association*, Vol.56, No.5, May 2011, p.78.

⑤ Harding, April & Alexander S.Preker, *A Conceptual Framework for the Organizational Reforms of Hospitals*, *Innovations in Health Service Delivery*, Washington, D.C.: The World Bank, 2003, p.94.

进公立医院改革方案取得了成功①。例如新加坡、澳大利亚和爱沙尼亚等国的"公立医院全面自主加供方付费"改革方案,以及英国和突尼斯采取的更加谨慎、渐进的方法也都取得了成功。而上述国家的公立医院改革之所以取得成功,大都具有一个共同的特征:即改革方案设计上的连贯性和妥善处理改革的成本问题。同时,改革取得成功的上述国家都加大了在公立医院的能力建设(主要包括管理、合同和监管能力等)方面的投入力度,同时确保改革进程与实施能力相同步。另外,泰国和印度尼西亚等一些国家的公立医院的改革规模相对较小,只针对个别公立医院进行了治理机制方面的改革,但上述实施公立医院改革的国家也取得了一定的改革成效②。

三是关于公立医院治理机制改革经验的总结。基于对世界上许多国家公立医院治理机制改革案例的系统分析,世界银行(2010)提出了在未来的公立医院改革过程中值得借鉴的七条经验与启示:①公立医院改革是一项复杂的工作,需要保持连贯性和一致性。同时,公立医院改革要想取得成功,政府机构就必须具有强有力的执行力和在改革参与各方中的公信力;②公立医院治理机制若想成功必须全面解决以下五个基本因素:即自主决策权、市场竞争、收入结余支配权、问责制和社会功能;③组织结构改革需要政策制定和具体实施间的密切配合;④如果医院预算中缺乏约束和激励机制,公立医院改革就难以取得成功;⑤政府监管不力往往导致改革失败,而医院管理能力不足也会导致同样的结果;⑥即使改革不涉及组织结构,医院自主经营要获得成功就必须强化管理体系和管理技巧;⑦需要明确确保公立医院改革得以成功的前提条件,并制定相应的对

①　Harding,April & Alexander S. Preker,*A Conceptual Framework for the Organizational Reforms of Hospitals*,*Innovations in Health Service Delivery*,Washington,D.C.:The World Bank,2003,p.89.

②　Harding,April & Alexander S. Preker,*A Conceptual Framework for the Organizational Reforms of Hospitals*,*Innovations in Health Service Delivery*,Washington,D.C.:The World Bank,2003,p.93.

策等①。

四是对中国公立医院改革阻力问题的分析。萧庆伦(2008)指出，"政出多门"是当前中国公立医院改革的一大阻力，并且当前的医疗政策实质上是政府部门和既得利益者之间进行相互妥协的结果，因此，为了缩小公立医院改革的实施成本，应该在全国范围内推行医疗总预算制度②。帕鲁(Toomas Palu,2003)揭示了中国的一些公立医院在改制过程中转制成本的处置困境问题，他发现中国的某些公立医院在医院集团化重组过程中存在激励资金不足与人员身份转变等问题，并且上述问题给中国公立医院的改制工作带来了巨大的阻力，但没有给出具体、可行的应对方案③。世界银行(2010)指出，由于中国政府对一些被列入改革日程的公立医院的补贴能力有限，再加上以付费服务模式为主导以及市场竞争的日益加剧，结果导致公立医院的管理者所接受到的信息与政府为公立医院制定的社会目标不一致。然而更为值得注意的是，上述原因产生了相反的激励机制，造成中国的卫生资源利用不合理，成本效益低下，最终导致许多公立医院失去了进行改革的动力④。

二、国内对改革成本及其相关问题的研究

自 20 世纪 80 年代以来，伴随着中国社会经济体制的转型，一些学者对制度变迁成本及社会保障领域的改革成本等问题展开了大量的研究工作，并取得了丰硕的研究成果。概括起来看，我国学者有关改革成

---

① 世界银行:《公立医院改革综述》，见 http://www.shihang.org/zh/country/china/research/2010/06/，2010 年 6 月 20 日。

② 张遇升:《关于中国医疗卫生体制的现存问题与改革措施:访哈佛大学公共卫生学院萧庆伦教授》，《医学与哲学》2008 年第 4 期，第 79 页。

③ Harding, April & Alexander S. Preker, *A Conceptual Framework for the Organizational Reforms of Hospitals*, *Innovations in Health Service Delivery*, Washington, D.C.: The World Bank, 2003, p.102.

④ 世界银行:《公立医院改革综述》，见 http://www.shihang.org/zh/country/china/research/2010/06/，2010 年 6 月 20 日。

本及其相关问题的研究可以被划分为下述六个方面：

一是对制度的演化路径与制度变迁成本之间内在关系的研究。2000 年以来,随着中国经济转型因改革成本分担不当引致的一系列经济社会问题日益增多,学界对中国的改革路径选择及改革阻力等问题予以了高度关注,并进行了研究。王跃生(2003)论述了经济转轨过程中社会成本处理不当可能带来的潜在危害性,他指出中国社会主义市场经济体制能否最终确立在一定程度上取决于能否正确认识并有效解决改革成本问题①。尹晨(2009)从经济史的研究视角对日本的明治维新和中国的戊戌变法成败的原因进行了考察,结果发现对潜在政治失势者进行利益补偿和"赎买"等因素在某种程度上决定了中日两国上述制度变革事件的成败②。文宏(2010)则从政治学的研究视角对改革成本的基本问题、具体架构、现实形态及总体思路等问题展开了系统的论证,他指出,某种改革的成本在相当大的程度上决定了该项改革的速度和改革的最终结果,而该项改革成本的分担状况及其变化趋势对改革路径的选择和改革策略等方面都形成直接性的制约,甚至还会对改革的进程产生决定性的影响③。邓海建(2012)则提出对"改革成本"的正确共识与顶层设计同等重要,因为如果没有对改革成本的廓清,改革的路径与执行都容易在某种利益怪圈下直接"跑偏"④。黄玉龙(2012)探讨了不推行资本账户管制改革带来的潜在巨额改革成本问题及其对中国经济转型的影响。他指出,中国加快资本账户开放的条件已经基本成熟,虽然放松现行的资本账户管制政策可能会带来一些现实损失,以及需要为此支付一定的改革成本,但从长期看,不进行资本账户管制政策改革,导致的损失将来可能会更大。因此,他提醒我们

---

① 王跃生:《正确认识经济转轨的社会成本问题》,《求是》2003 年第 24 期,第 36 页。

② 尹晨:《政治失势、利益赎买与制度变革——再析明治维新与戊戌变法的成败》,《科学经济社会》2009 年第 4 期,第 81 页。

③ 文宏:《改革成本分担问题研究》,吉林大学 2010 年博士学位论文,第 47—72 页。

④ 邓海建:《平心静气地讨论"改革成本"》,《中国青年报》2012 年 7 月 10 日。

要特别关注不改革的成本问题①。苑德军(2013)指出了中国当前存在的"改革疲劳"问题。他指出,尽管中国在 20 世纪 80 年代实行了"渐进式"改革模式,较好地协调和平衡了各种利益关系,进而降低了改革的成本。但由此也造成了对"渐进式"改革模式的路径依赖,结果导致当前中国在许多领域的改革问题上"议而不决,决而不行"的现象日益盛行,最终增加了改革的成本和改革的难度②。周其仁(2013)认为改革的推进者不应该被改革触发的各种深层风险所吓倒。相反,改革者应该敢于承担因推行改革而带来的衍生风险。否则的话,由改革带来的风险可能继续积累,将来必然造成更大的危害③。

二是关于改革成本的内涵及其分类方面的研究。在国内,樊纲(2013)较早地对"激进式改革"和"渐进式改革"模式下的改革成本问题进行了探索性分析,樊纲认为,某项改革的成本可以划分为改革的实施成本和摩擦成本两大类别。改革的实施成本指由于改革的实施而引起的各种社会组织或个人之间"重新签约"而产生的各种费用和损失;而改革的摩擦成本是指起因于那些原有制度的既得利益群体对新制度的反对和抵制而引起的各种经济损失。同时,樊纲还对不同改革路径下的改革成本的大小进行了比较分析④。董辅礽(1997)则从制度变迁的视角,将改革成本定义为因实施制度变迁而支付的各种改革的代价,并将制度变迁的成本进行了归类:一类是旧制度的各种缺陷在改革进程中被揭露出来,而为了消除这些问题新制度必须承担的改革成本;另一类是在新旧制度的转型期内因新制度的暂时"缺位"而必须支付的经济和社会成本;还有一类是由于新制度的设计缺陷而造成的损失。董辅礽认为,尽管制度变迁的成本难以完全消除,但是,我们应该想方

---

① 黄玉龙:《不改革的成本》,《财经》2012 年第 6 期,第 23 页。
② 苑德军:《别让改革患上疲劳症》,《人民日报·海外版》2013 年 3 月 2 日。
③ 周其仁:《如何应对改革触发的深层风险》,《经济观察报》2013 年 1 月 25 日。
④ 樊纲:《两种改革成本与两种改革方式》,《经济研究》1993 年第 1 期,第 3 页。

设法避免因为人为因素所导致的巨额变迁成本的出现①。在上述学者研究的基础上,刘世锦(1994)对改革成本的内涵进行了扩展与细分,他认为改革的成本应由"协约成本、适应成本以及摩擦成本"三类成本构成。其中,协约成本和摩擦成本类似于樊纲提出的所谓的实施成本和摩擦成本,而"适应成本"则是指在实施新的制度以后,人们为了适应新的制度而遭受的各类经济损失②。伍装(2005)对中国经济转型的成本进行了动态分析,并将中国经济转型的成本分为认知成本、运作成本、发现成本和服务成本四个类别③。针对当前中国改革的高成本现象,李佐军(2008)对此提出了警告,他指出,"中国的改革需要成本,并且改革的失误成本和机会成本与改革中存在的问题紧密相连,而这些成本是我们有可能避免的",他将改革的这两类成本具体划分为以下五种类型:资源浪费的成本、环境破坏的成本、贪污腐败的成本、社会不公的成本和创新滞后的成本④。

三是对宏观经济改革成本分担失衡问题的考察。伴随着中国的改革开放进程,学界对改革成本分担问题的认识也存在着一定的争议。例如,有学者指出,在中国的经济转型过程中,国家和各级政府承担了许多改革的成本,而人们在分享因改革所带来的各项收益的同时,却没有承担相应的改革成本⑤,但大多数学者对上述论点持有异议。而另一些学者认为,中国在经济转型过程中的大部分转型成本是由社会公众来分担的,而非是由各级政府来承担,其理由是,尽管实施某些改革需要政府耗费一定的财政开支,但社会公众毕竟是这些财政支出的真正承担者⑥。

---

① 董辅礽:《改革的代价》,《亚太经济时报》1997 年 5 月 13 日。

② 陈昕:《社会主义经济中的公共选择问题》,生活·读书·新知三联书店 1994 年版,第 82 页。

③ 伍装:《中国经济转型分析导论》,上海财经大学出版社 2005 年版,第 361 页。

④ 李佐军:《中国的改革成本》,《中国经济时报》2008 年 4 月 1 日。

⑤ 董辅礽:《集权与分权:中央与地方政府的构建》,经济科学出版社 1996 年版,第 25 页。

⑥ 董辅礽:《集权与分权:中央与地方政府的构建》,经济科学出版社 1996 年版,第 57 页。

卢周来(2004)认同制度变迁总要付出成本的观点,但他同时也指出,改革的成本应该分阶段地由不同的利益阶层分别承担①。郎咸平和杨瑞辉(2012)提出了改革不能图利少数人,而应由全社会来承担的命题,并从宏观理论层面论证了当前中国改革成本分担失衡的原因及其现实表现②。而周其仁(2008)通过对中国改革历程的梳理,揭示了中国改革发生的基本条件,也即中国的改革一般发生在原有制度的运转或维持成本高居不下,并且这一问题已经广为人知的时候,才能产生实施改革的动力③。张维迎(2006)则从制度变迁的视角对中国宏观经济改革的成本处置方式的选择问题进行了反思,他认为,"改革不是把社会财富从一部分人手中通过某种手段无偿地转移给另一部分人,相反,而是应该在承认原有的社会经济体制下所形成的社会各成员既定利益的条件下,通过权利和财产制度的重构与优化来充分调动人们的积极性以增加社会的总财富的数量,最终达到帕累托改进的效果"④。因此,他主张用"赎买"或者利益补偿等方式破解改革成本分担的难题⑤。辛鸣(2012)提出当前深化改革要坚持科学的发展观,而坚持科学发展的前提之一是要对中国当前的各项改革成本及其分摊情况进行科学的评估,其理由是,在当前中国的社会经济转型过程中的确存在着较为严重的改革成本的承担者与改革收益的获取者之间的严重分化问题,以及改革成本的非合理转嫁等亟待解决的各种社会问题⑥。

四是对改革成本分担不当所引起的负效应的研究。随着学界对改革成本理论层面研究的不断深入,一些学者对中国改革成本分担不当所产生的负面效应等问题展开了实证研究。例如,乔榛(2008)论证了

---

① 卢周来:《边缘的言说——中国制度变迁的经济学视角》,《中国改革》2004年第5期,第15页。

② 郎咸平、杨瑞辉:《资本主义精神和社会主义改革》,东方出版社2012年版,第162页。

③ 周其仁:《改革三十年感言》,《读书》2008年第10期,第28页。

④ 张维迎:《理性思考中国改革》,《财经界》2006年第6期,第72页。

⑤ 张维迎:《理性思考中国改革》,《财经界》2006年第6期,第72页。

⑥ 辛鸣:《深化改革要关注改革成本》,《人民日报》2012年4月23日。

改革成本分担的区域差异与地区经济实力差异之间关系的内在机理，他发现改革成本在地区间分担情况的差异显著地影响了各地方政府推动市场化改革的主动性和创造性，据此他得出如下推论：为了推动中国进一步深化改革，必须实施改革成本的合理补偿和动态平衡的公共财政政策①。基于政府信任度的视角，徐彬（2011）实证分析了改革成本的分担现状对中国地区之间经济差异产生的影响，他通过研究发现政府信任、改革阻力和改革成本之间呈正相关关系②。另一些学者针对中国某个行业的改革成本问题进行了专题研究，如田汉族（2008）从教育主体的角度阐述了由于中国的教育行业中的改革成本分担不合理所导致的教育的非均衡发展问题③。张剑宇（2008）从财政学的视角对中国银行业的改革成本问题进行了开创性的分析，并指出政府适度介入银行业的监管有利于实现帕累托最优，但过度或不恰当的政府介入行为会加大银行业的道德风险④。杨莉（2011）研究了中国贸易便利化改革过程中的成本及其收益问题，并对中国贸易便利化改革过程中产生的改革成本进行了初步评估⑤。国务院发展研究中心课题组（2013）对农民工融入城市的初始成本进行了评估，其测算结果表明，使一位农民工成为城市居民、享受城市教育和保障性住房的初始费用为 2.4 万元人民币。鉴于目前中国大约有 2.6 亿农民工，仅仅将其中 10% 的农民工变成城市居民的初始费用就将达 6300 亿元人民币，相当于中国 2012 年 GDP 的 1.2%⑥。杜鹰（2012）针对当前中国农村人口户籍制度改革过程中存在的成本转嫁问题发出了预警。他指出，在当前的城市

────────────

①　乔榛：《改革成本与地区经济发展差距——写在改革开放 30 周年之际》，《学习论坛》2008 年第 9 期，第 35 页。

②　徐彬：《地方政府信任弱化、改革阻力与改革成本扩大化》，《社会科学》2011 年第 3 期，第 29 页。

③　田汉族：《教育改革的成本问题研究》，《教育发展研究》2008 年第 11 期，第 9 页。

④　张剑宇：《中国银行业改革的财政成本》，中国金融出版社 2008 年版，第 1 页。

⑤　杨莉：《中国贸易便利化改革的成本与利益分析》，经济管理出版社 2011 年版，第 13 页。

⑥　[美]奥瑞里克：《中国改革成本巨大》，《华尔街日报》（中文版）2013 年 2 月 28 日。

化过程中,中国的户籍制度应该适时地被改革,并且在推进农民工市民化的过程中,应消除那种将城市化的成本向广大农民进行转嫁的现象,以维护他们的合理权益,因此,他呼吁要警惕当前城市化改革的成本让农民工阶层来承担的改革动向①。李迅雷(2012)对城市的维稳成本和改善农民工福利的成本进行了比较研究,他指出,由于当前城市基本公共服务的非均等化发展,使得新生代农民工难以真正融入城市人的生活,结果导致新生代农民工出于谋生需要而违法乃至犯罪的案件时有发生,从而增加了城市的维稳成本。他提出应改善社会福利状况,并认为"为此而付出的成本总额应远远低于所谓的维稳成本"②。

五是社会保障领域中的转轨成本及成本转嫁问题。在国内,孙祁祥(2001)较早地对中国养老保险体制改革中的转轨成本及其如何分担等问题进行了探索性研究,并将这种转轨成本定义为"显性化的隐性债务"③。邓大松(2008)等学者对中国现行养老金制度的潜在风险进行了理论层面的评估,并提出一些应对措施④。而郑秉文(2011)则提议实行"名义账户制"来化解养老金制度的转轨成本问题⑤。赵曼(2011)揭示了中国某些公共工程和公共政策向社会保障体系进行成本转嫁的问题。她发现在中国经济体制转轨过程中,社会保障一直承担着国有企业改革的成本转嫁,而20世纪90年代以来某些重大公共工程和公共政策,诸如三峡工程、南水北调工程等,也在向社会保障体系进行成本转嫁,这些成本转嫁行为加重了现行社会保障体系的负担,为了防止把社会保障体系变成转嫁成本的"公地",她建议应该建立社会保障评估制度以便于对重大工程和公共政策实行事先的社会保障评

---

① 王鑫昕:《不要把改革成本转嫁给农民》,《中国青年报》2012年3月11日。

② 李迅雷:《穷二代现象:中国经济转型绕不过的坎》,《华尔街日报》(中文版)2012年9月24日。

③ 孙祁祥:《"空账"与转轨成本——中国养老保险体制改革的效应分析》,《经济研究》2001年第5期,第20页。

④ 邓大松:《论中国的养老保险风险及其规避》,《经济评论》2008年第2期,第87页。

⑤ 郑秉文:《欧洲危机下的养老金制度改革》,《中国人口科学》2011年第5期,第2页。

估,并对由此带来的潜在风险进行估算①。胡贲(2010)通过研究发现,中国城镇企业职工基本养老保险关系转移接续问题陷入困境的主要原因是无人愿意主动承担该项政策的改革成本,他同时也指出,尽管中国社会保障管理体制改革的许多关键问题还有待于一一突破,而现在看来最为核心的问题是"谁来承担改革成本,如何改变'碎片化'管理和谁来征收"②。唐钧(2009)对中国社会保障领域中改革成本转嫁问题产生的原因及其危害进行了初步探索,他认为,由于我们推行的是"渐进式"改革,使"双轨制"甚至"多轨制"长期并存,结果为各类"投机倒把"行为提供了可乘之机,这就增加了新体制建立的社会成本③。另外,唐钧还指出,在当前中国的改革进程中,事实上已经形成了一些既得利益集团,这些既得利益集团为了维护他们的既得利益而对改革进行全面阻挠与抵制,从而延缓了改革的整体进度,这无疑会加大中国的改革成本④。

六是有关医疗体制改革相关成本问题的争论。2000年以来,由于中国医患关系紧张局势的日益加剧,以及医疗卫生服务领域中各种腐败问题的层出不穷,公立医院的改革及改革成本的处置问题也逐渐成为部分学者关注的焦点,并展开了相关的研究工作。彭望清、朱胤(2008)提出当前导致中国医患关系紧张的根本原因是政府对医疗卫生体制改革成本分担的失衡,而导致改革成本失衡的主要原因是中国政府在医疗体制改革的过程中将高额的改革成本转嫁给了医疗机构和社会公众,并由此影响和"离间"了医患之间原本相对和谐的关系⑤。因此,为了缓解当前日益紧张的医患关系,应当尽快明确医疗卫生体制

---

① 赵曼:《社会保障成本转嫁及其自我强化机制》,《中国行政管理》2011年第9期,第45页。

② 胡贲:《拆解社保新改革》,《南方周末》2010年1月21日。

③ 郑诚:《掐算改革成本》,《南方》2009年第23期,第6页。

④ 郑诚:《掐算改革成本》,《南方》2009年第23期,第6页。

⑤ 彭望清、朱胤:《浅析医疗体制改革中的成本分摊》,《中国医疗前沿》2008年第4期,第39页。

改革的目标与方式,为医疗体制改革成本的合理分担出台一个为公众知晓的指标体系,并通过对医疗机构运行成本的科学管理以矫正当前公立医院的"逐利"行为,从而将广大医疗机构的经营目标引导到寻求"公益性"的既定目标上来①。宋燕、卞鹰(2011)从取消药品加成收入的视角对城市公立医院改革的社会成本进行了评估,并指出政府应通过改变公立医院原有的经济运行模式、明晰医疗机构的补偿方式、增设药事服务费和完善医疗保障制度改革等措施来适应社会发展的需要②。为了解决中国公立医疗服务系统的巨额负债等历史遗留难题,李玲(2010)认为应对我国公立医疗服务体系的财务状况进行全面审查,以便制定出科学的应对策略③。褚福灵和仇雨临(2012)认同由政府承担公费医疗转轨成本的举措④。但另一些学者则对补偿公立医院的做法持有异议,如刘国恩(2009)认为只能将补偿公立医院作为过渡手段⑤。曹林(2005)认为当前的医疗体制改革应该规避"赎买"式改革路径,因为通过"赎买"的方式推行医疗体制改革可能会减轻改革的阻力,但不利于体现医疗卫生事业的公益性⑥。朱恒鹏(2012)认为,当前,导致我国医疗服务领域乱象丛生的根本原因在于中国政府没有对公立医院实施真正的市场化改革,而财政投入不足只是产生这些问题的原因之一⑦,因此,他对"目前谈加大对公立医院财政投入及补偿问题"持反对意见。另一些学者如顾昕(2008)、蔡江南(2011)等甚至提出对公立医院进行经济补偿的提议本身就是一个伪

---

① 彭望清、朱胤:《浅析医疗体制改革中的成本分摊》,《中国医疗前沿》2008 年第 4 期,第 39 页。

② 宋燕、卞鹰:《从药品加成收入分析城市公立医院改革的社会成本》,《中国药事》2011 年第 12 期,第 1179 页。

③ 李玲:《健康强国——李玲话医改》,北京大学出版社 2010 年版,第 215 页。

④ 吴建华:《公务员医改成本 50 亿,仍享超国民待遇》,《投资者报》2012 年 2 月 5 日。

⑤ 刘国恩:《公立医院改革要提高效率》,《中国经济导报》2009 年 4 月 18 日。

⑥ 曹林:《医改矫正要力避"赎买式改革"路径》,《医院领导决策参考》2005 年第 16 期,第 23 页。

⑦ 朱恒鹏:《放开民营医院管制,激活公立医院改革》,《南方都市报》2012 年 4 月 15 日。

命题①。因此,在公立医院改革过程中应该规避"赎买"式公立医院改革路径②。还有一些学者对当前中国公立医院"管办不分"所引起的医院声誉的损失问题进行了探索,他们认为"管办不分"诱发了公立医院的医生对医院"集体声誉"的滥用③,而这种医院声誉的损失在某种程度上可以被视为公立医院付出的社会成本。因此,吕国营(2009)建议应该改革中国公立医院的产权制度,并建立医生的市场声誉机制来规范医生的道德风险行为④,从而为医生自由执业制度的建立提供了理论依据。

三、简要评论

现有关于改革成本以及公立医院改革成本相关问题的研究给本书奠定了理论基础,并在思维的路径和研究的技术路线方面提供了许多富有启发性的帮助。但是,由于医疗体制改革本身的复杂性以及涉及利益主体的多元性,当前学界对公立医院的改革成本及其如何分担等诸多问题的研究在如下三个领域还需要继续拓展:其一,现有研究成果大多围绕公立医院的转轨成本与财政补偿等问题展开了理论层面的分析,但有关公立医院改革成本的分类及其测度方面的文献亟待丰富;其二,以计量模型对公立医院的改革成本及其分担机制的理论研究文献相对较少;其三,关于中国公立医院的改革成本及其分担机制的设计与优化对于缓解公立医院改革阻力效应的实证研究更为罕见。这正好为本书留下了进一步研究的空间,同时,上述有待于作深入研究的三个方面所涉及的相关内容也成为本书的主要研究对象以及拟突破的关键问题。

---

① 顾昕:《走向全民医保:中国新医改的战略与战术》,中国劳动社会保障出版社 2008 年版,第 156 页。

② 蔡江南:《公立医院改革:行政与市场作用并举》,《中国医药报》2011 年 3 月 24 日。

③ 赵曼、吕国营:《社会医疗保险中的道德风险》,中国劳动社会保障出版社 2007 年版,第 183 页。

④ 吕国营:《中国公立医院改革的逻辑》,《湖北社会科学》2009 年第 7 期,第 56 页。

第四节　研究的主要内容与技术路线

一、研究的主要内容

基于制度演化的研究范式,本书试图构建出一个科学的公立医院改革阻力机制及其化解路径的理论分析框架,并拟从制度经济学的研究视角对国内外公立医院改革成本的处置模式及其扰动因素进行深入的研究。在此基础上,对中国公立医院的改革成本的现状、变动趋势以及分担路径的选择通过构建计量模型进行经验测度与评估,以揭示中国在公立医院的改革成本分担方面存在的问题及其对公立医院改革造成的阻力,并从中找寻出破解中国公立医院改革成本问题的评估工具、分担机制、优化模型及相关路径与方法。本书的逻辑遵循由一般到具体、从理论到经验的研究思路,全书共分为九个部分,每部分的主要内容安排如下:

导论对国内外有关改革成本及其分担问题(尤其是对公立医院改革及其阻力等方面的文献)进行了系统的文献梳理,并从中提出了本书关注的核心问题——尽管在中国的公立医院改革过程中有众多因素导致该项改革的动力不足,但从制度演化理论的范式来考察,当前公立医院的改革成本及其分担失衡问题是导致该项改革滞后的主要原因之一。因此,中国公立医院的改革成本及其分担问题就成为本书的对象。同时,本部分还阐述了本书的研究背景、研究方法以及创新之处等内容。

第一章从新制度经济学的视角探讨改革成本与改革进程之间的内在逻辑关系。由于改革也是一种利益再分配过程,因此,研究改革成本必然要牵涉到改革成本的合理分担及其转嫁等问题。为了更好地从理论上强化对改革成本及其分担问题的认识,本章从新制度经济学的视角对改革成本及其分担问题展开了理论层面的分析,以便于更为深入地考察制度变迁过程中公立医院改革成本的分担、转嫁以及由改革成本的非合理分担而产生的社会问题等,进而为成功化解我国公立医疗服务系统的改革成本分担困境提供科学的理论支撑。

第二章对中国公立医院改革的财政成本进行了测算。本章以中国正在实施的取消"药品加成"政策为例,通过构建经济计量模型对中国因实施公立医院改革而需要支付的财政成本进行了测算。同时,通过构建公立医院改制成本的计量模型,测算了中国公立医院的改制成本。本书发现,为了弱化上述改革阻力,我们必须通过妥善安置公立医院改制过程中产生的下岗人员,以换取这些既得利益群体对公立医院改制的理解与支持。另外,本章还对中国公立医院改革的财政成本的总体规模及其分担现状等问题进行了实证研究,并对各级政府部门、社会和个人各自分担的公立医院改革的财政成本的数量进行测度,结果发现中国公立医院改革的财政成本具有逐级转嫁的特点。

第三章是对中国公立医院改革的"时间成本"问题的研究。本章将一些国家(地区)实施公立医院改革所耗费的时间成本进行了对比,结果发现中国公立医院改革的时间成本相对较高,并从后发劣势理论的视角阐释了产生上述差异的原因,也即为了减少来自既得利益等方面的阻力,中国政府过于注重对国外公立医院改革的技术与管理等方面的学习与模仿,但却忽视了对公立医院改革的顶层设计等制度层面的学习与引进,结果导致公立医院改革处于徘徊不前的困境而难以自拔。同时,本章提出了化解中国公立医院改革的时间成本过高问题的对策与建议。

第四章是对中国公立医院改革的政治成本测算及其分担问题的研究。本章以中国五个具有代表性的公立医院改革经典模式为例,通过构建中国公立医院改革的实施者的政治成本计量模型,对中国公立医院改革的政治成本进行了测算。测算结果表明,中国实施公立医院改革的政治成本相对较高,或者说中国公立医院改革的推进者实施公立医院改革的政治风险较大,从而在相当程度上弱化了我国医疗卫生改革政策的决策者和实施者推进公立医院改革的积极性。同时,本章也分析了造成公立医院改革的政治成本过高的原因,并提出了相应的政策建议来调动决策层实施公立医院改革的积极性。

第五章是对中国公立医院改革的社会成本的研究。在本章中我们探讨了医患关系紧张与公立医院改革滞后之间的内在联系问题,结果发现公立医院改革缓慢会加剧医患关系的紧张,从而使得原本就已经存在的"看病难、看病贵"问题更为突出。除此之外,公立医院改革滞后还引起公共医疗支出增长与居民的"受益幻觉"并存等社会成本问题的产生。为了缓解这种改革的社会成本急剧膨胀势头,本章提出了构建"双中心治理机制"和实施"激进式"公立医院改革的新思路。在此基础上,本章还对中国公立医院垄断所带来的社会福利损失进行了测算。该测算结果表明,2011 年以来,中国每年因公立医院垄断而造成的社会成本损失已经超过 1000 亿元。由此可见,加快中国的公立医院改革进程已经刻不容缓。

第六章是对公立医院改革案例的实证研究。本章以洛阳市的公立医院改革为例,对"大卫生体制下的管办分开"的"洛阳样本"进行了剖析,并从中找寻值得借鉴的经验与启示。研究结果证明,正是由于洛阳市相关政府部门在改革过程中合理地分担了因公立医院改革而带来的财政成本、改制成本和政治成本,才使得洛阳市的公立医院改革取得了一定的成效。

第七章研究了中国公立医院改革的成本分担机制及其优化问题。本章通过将中国公立医院改革的财政成本、时间成本、政治成本、改制成本以及社会成本等纳入一个空间动态演化模型——公立医院改革成本的三维空间分担与优化模型,对影响中国公立医院改革的主要改革成本之间的内在逻辑关系及其动态关系进行了深入的研究与分析,并设计出科学的中国公立医院改革成本分担机制,并从中探寻中国公立医院改革成本合理分担机制及其优化路径的选择及策略等相关内容。

第八章是本书的研究发现与政策建议。该部分内容是对以上各章的概括性总结,并得出本书的主要发现与政策建议。同时,本章还对本书存在的局限和有待于继续深化的研究内容及其方向予以说明。

二、研究方法与技术路线

(一)抽样调查法

本书对郑州、洛阳、新乡、菏泽等城市公立医院改革的阻力及其改革成本的分担情况进行了实地调研,并开展一定规模的个案访谈,从而掌握了中国公立医院改革实施状况的第一手资料与相关数据。

(二)经济计量分析法

本书以经济计量理论作为技术工具,建立相关计量模型对公立医院改革涉及的利益相关者的改革成本分担现状进行测度与评估,并运用 Eviews 等统计软件对相关数据进行挖掘与分析。

(三)跨学科分析方法

本书从制度演化理论、公共选择理论与医学社会学等学科的研究视角综合分析中国公立医院改革阻力形成的内在机理、演化路径、改革成本分担的现状及其分担机制的设计与优化路径的选择等问题。

本书的技术路线可以用图 0-1 来表示。

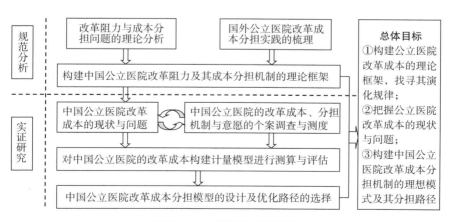

图 0-1　本书的技术路线图

三、研究的重点与难点

（一）研究的重点

一是公立医院改革成本及其变异趋势理论模型的建构。基于新制度经济学中的制度演化理论的范式，本书试图设计出一个适用于分析中国公立医院的改革成本及其变异趋势的理论框架。

二是公立医院改革成本分担机制的设计与优化问题。它包括政府对改革成本分担机制的设计和患者、医生等利益相关者对改革成本分担机制的设计等多个层面。因此，如何设计出一种能够让医院、患者与政府都比较满意的改革成本分担机制是本书的另一个重点问题。

（二）拟突破的难点问题

一是影响公立医院改革成本的关键因素的挖掘及其分担机制的设计。由于公立医院的改革成本问题涉及政治学、新制度经济学和医学社会学等学科领域，如何获得影响改革成本的关键因素、分担机制及其模型的设计是本书的难题之一。

二是中国公立医院改革成本最小化与改革收益最大化模型的构建。在充分利用现有研究条件与笔者所在研究团队的技术优势的基础上，怎样才能够设计出兼具改革成本最小化与改革收益最大化功能的公立医院改革成本分担模型是本书计划突破的另一个关键问题。

四、主要观点

（一）改革成本过高及其分担失衡导致公立医院改革动力不足

中国公立医院的改革成本过高及其分担状况的严重失衡是导致该项改革动力匮乏的主要原因。因此，公立医院改革成本的最小化及其分担机制的设计与优化已成为当前推进中国公立医院改革事业的新突破口。

（二）应重视"渐进式"公立医院改革产生的社会成本问题

中国的"渐进式"公立医院改革路径选择导致广大公众正在承受着巨大的机会成本与社会心理成本，而这种改革成本却长期没有得到政策决策者应有的重视，结果导致公众对包括公立医院改革在内的各项改革事业的疏远与冷漠。因此，我们必须对当前中国的"渐进式"公立医院改革路径选择进行认真的反思与改进。

（三）医生不应成为公立医院改革成本的主要承担者

医生职业的高度知识化、专业化以及医疗保健行业的"交易密集型"服务的特点决定了对其进行监管的有限性。医生不应成为中国公立医院改革成本的主要承担者。同时，中国的公立医院改革应该是一种能够激发起广大医生积极性的改革。

五、学术贡献

（一）将改革成本作为影响公立医院改革的关键变量

基于制度演化的研究范式，把改革成本作为影响中国公立医院改革进程的重要内生变量来考虑，为推动当前几乎陷入困境的中国公立医院改革提供跨学科的破解路径。

（二）提出了公立医院改革阻力与改革成本的内在关系问题

本书提出了公立医院改革阻力与改革成本之间的内在关系问题，同时为解决中国公立医院的改革成本及其分担问题提供了一套完备的理论分析框架、优化模型与实践路径方法。

（三）构建了破解医患关系紧张问题的"双中心治理机制"

在提出中国公共医疗支出增长与社会公众的"受益幻觉"的困境问题以及"医疗黄宗羲定律"假说的基础上，本书构建了破解医患关系紧张问题的"双中心治理机制"。

（四）对公立医院改革的政治成本及其收益进行了测度

通过构建计量模型对中国公立医院改革的政治成本及其政治收益

进行了尝试性测度,以揭示中国公立医院改革缓慢的内在体制性因素,从而为破除中国公立医院改革的政治成本过高问题提供了启发性建议。

六、有待于进一步深化的问题

由于选题的切入点过于狭窄,以及个人研究能力的局限,作为一项实务性很强的课题,本书囿于客观条件的制约,缺乏大量的一手资料作为理论支撑,只好更多地借助已有文献进行理论分析,这无疑会在某种程度上削弱本书研究结论的说服力。同时,本书提出的一些新论点有待于作深入的研究。例如,尽管本书提出了中国医疗体制改革中的"医疗黄宗羲定律"假说,但是在本书中并没有对该假说进行阐释与证明。另外,本书在进行理论分析的过程中借鉴了许多经济理论和经典模型,它们在被用于研究公立医院的改革成本分担问题时的适用性与可信度方面也值得商榷。

第一章　改革成本及其生成机理

本书的研究对象是中国公立医院的改革成本及其分担问题,而根据"改革成本"的定义,"改革成本"是指为实现一定的改革目标,达到既定的改革效果而耗费的各种资源和付出的代价的总和①。从改革成本的定义可以看出,改革成本的实质是:为提高某项制度的运行效率而对某项制度进行变革而付出的各种代价,它包括必要成本和非必要成本两个方面。同时,由于改革也是一种利益再分配过程,因此,研究改革成本必然要牵扯到改革成本的合理分担及其转嫁等问题。为了更好地从理论上强化对改革成本及其分担问题的认识,本书拟在本章中基于新制度经济学的视角,对改革成本及其分担问题展开理论层面的梳理与分析,以便于深入研究制度变迁过程中改革成本的分担和转嫁等理论问题,从而为研究中国公立医院改革过程中的改革成本及其分担与优化问题提供坚实的理论支撑。

第一节　改革成本的含义

一、成本

"成本"作为影响人类社会组织行为的重要因素之一,它的产生很大程度上可能是源于资源的相对稀缺性,因为如果资源是充足的,人们

① 文宏:《改革成本分担问题研究》,吉林大学 2010 年博士学位论文,第 33 页。

考虑成本问题似乎是多余的。或许正是因为资源的稀缺性,人们在社会经济活动中在作出某种生产决策之前,不得不将某种特定社会生产活动中所需要的各种资源的投入视作内生变量来考虑,而这些资源的投入即是我们所说的最初意义上的生产"成本"。由此我们不难看出,"成本"是一个伴随人类社会的演化而演进的概念,具有其特殊的连续性和历史继承性,其内涵的丰富与拓展也具有自身特有的内在规律。例如,在西方经济学中,"成本"是一个十分重要的概念,它的初始定义是指某个生产者为了获得更多的收益或产出而投入的各种资源的总和①。但随着技术进步和社会环境的变化,成本的含义正在被日益延伸到更多的学科领域。为此,在西方的一些会计学家看来,"成本"是一种为了确保社会生产活动得以顺利进行,而不得不作出的价值"放弃"②。在借鉴西方既有研究成果的基础上,中国学者对成本的概念也进行了界定,并且先后出现了"代价论""价值牺牲论""支出论"和"损耗论"等不同的学术观点,甚至有学者将成本的概念延伸到制度经济学领域。例如,郭磊磊(2011)认为,新制度的建立和产生需要人力、物力、财力的支出,这就形成了本书所研究的制度的变迁成本问题③。

综上所述,尽管成本的内涵具有被不断扩充与丰富的趋势,但仍然没有改变成本作为价值牺牲的本质属性,也即将成本视为特定的组织或者个人为达到某一特定的预期目标而耗费的各种资源和劳务的总和④。

二、改革成本

我们知道,受资源稀缺性的约束,做任何事情都需要付出一定的成本,而为了提高制度的效率而实施的制度改革也不例外,并且某种制度

---

① 冯英:《公众究竟要为政府支付多少成本?》,《中国社会导刊》2005 年第 20 期,第 12 页。

② 美国财务会计准则委员会:《财务会计概念公告(第 5 号)》,1984 年,第 2 页。

③ 郭磊磊:《中国经济体制改革的制度变迁成本研究》,西北大学 2011 年硕士学位论文,第 11 页。

④ 文宏:《改革成本分担问题研究》,吉林大学 2010 年博士学位论文,第 25 页。

变革的成本的数量与规模的大小受制于该项制度变革是否与广大民众的期望相吻合。同时,制度变革成本的高低在很大程度上也制约着制度变革的方向及其进度①。自 20 世纪 80 年代以来,随着东欧国家等前社会主义国家走向经济与政治转型之路,转型经济学也随之兴起,而作为转型经济学中一个极其重要的概念,改革成本问题也成为中国部分经济学家关注的焦点之一,并且一些学者对改革成本的内涵进行了阐释。例如,著名经济学家樊纲(1993)从社会成本的视角对改革成本进行了定义,他认为"改革成本"主要是指对"国民收入的合理扣除"②。李佐军(2008)提出改革成本是在推进改革的过程中产生的必要成本(包括必要的资源投入)和原本可以避免的"或然成本"(非必要的资源投入)的总和③。文宏(2010)提出改革成本从理论上讲应该包括如下三个方面的要素:其一,改革成本必须能够揭示改革进程的内在价值关系;其二,改革成本应该能够确保改革成本的内在属性得以体现出来;其三,改革成本应该能够表现出一定的经济和社会收益性④。基于上述三大标准,"改革成本"可以被定义为是为了实现某种预定的改革目标而耗费的各种经济和社会资源或者付出的代价的总和⑤。

三、改革成本的解读

通过以上分析我们知道,改革成本的内涵较为丰富,因此对改革成本的解读也是一个复杂而多元化的系统工程。鉴于此,我们不妨尝试从以下五个方面理解改革成本的内涵:①改革成本是在既定改革目标指引下的各种成本的集合,并且改革成本存在于特定的改革过程之中,具有累积和递增的特征。②改革成本的复杂性与多元性。在具体的某

①　文宏:《改革成本分担问题研究》,吉林大学 2010 年博士学位论文,第 32 页。
②　樊纲:《两种改革成本与两种改革方式》,《经济研究》1993 年第 1 期,第 3 页。
③　李佐军:《中国改革的成本》,《中国经济时报》2008 年 4 月 1 日。
④　文宏:《改革成本分担问题研究》,吉林大学 2010 年博士学位论文,第 33 页。
⑤　文宏:《改革成本分担问题研究》,吉林大学 2010 年博士学位论文,第 33 页。

项改革进程中,势必需要投入多种有形的资源,同时又需要各种无形的资源和代价的付出,并且许多改革成本是无法直接计量的。③改革成本从本质上来说是一种为推进改革不得不支付的经济或社会"代价",而这类代价的支付具有客观性和必然性。但是,人们对于这类改革的代价的评价往往存在很大的主观性和随意性,这也使得对于某项改革的评价变得更加困难。④改革成本反映的是改革过程中投入与产出之间存在一定的内在比例关系。根据制度变迁理论的观点,只有当社会公众对某项改革的预期收益远远大于推行改革需要支付的改革成本的时候,该项制度改革才有可能被顺利实施。根据新制度经济学的相关理论,一般来说,只有当人们对某项特定制度变革的预期成本小于其预期收益,才有可能实现该项制度的创新①。由此我们可以作出如下推论:一项制度改革之所以能够发生,改革的收益至少要大于或等于实施这项改革所要花费的改革成本,否则,这项改革就是失败的。⑤改革成本存在"转嫁"问题。由于改革的收益存在分散性,但在改革成本的承担方面却存在集中性,因此,改革成本的承担者具有将改革成本进行"转嫁"的动机。相应地,在改革过程中,如何科学地分担改革成本以及防范改革成本的转嫁问题成为改革决策者需要考虑的核心问题之一。

第二节　改革成本的分类及其影响因素

一、改革成本的特点

(一)改革成本存在的客观性

根据经济学原理,任何生产活动都需要一定的资源投入,而改革(或者说制度变迁)作为一种更有效益的制度生成过程也不例外②。为

---

① ［美］R.科斯、A.阿尔钦等:《财产权利与制度变迁——产权学派与新制度学派译文集》,刘守英等译,上海三联书店 1991 年版,第 338 页。

② 苗壮:《制度变迁中的改革战略选择问题》,《经济研究》1992 年第 10 期,第 72 页。

此,科斯(R.H.Coase,1991)曾指出,由于实施任何一种制度变革或制度创新必须以付出一定的制度变迁成本作为代价,因此,推进制度改革或者公共政策改革也需要支付改革成本,也即从现行的制度转变到另一种不同制度的过程是需要耗费一定的改革成本的①。在改革实践中,尽管我们可以选择使改革成本得以最小化的改革路径与策略,但却无法将改革成本压缩至零。因为某项改革尽管在经济层面付出的改革成本可能较小,但我们可能也需要为其支付另外一些成本,例如时间成本、心理适应成本等无法用货币表现出来的成本。此外,我们也必须承认,在现实的改革实践中,我们在获得新的改革举措所带来的改革的"红利"的同时,事实上我们同时也为这种改革收益付出了一定的改革成本作为代价。从经济学的视角来看,上述这种改革的"收益"与改革"成本"之间的对应关系是缘于经济学的基本假设之一——资源的稀缺性。部分学者认为,在现实生活中,人们往往为了获得利益相对均衡的目标而展开利益博弈,而改革成本则是这些参与利益博弈的人们的主观方面的价值外溢,但实施任何一种改革都需要以支付一定的改革成本作为前提条件②。基于此,我们有理由认为,改革成本在改革过程中是一种客观存在。

(二)改革成本的递增性

依据新制度经济学的相关理论,从改革的推进速度方面来讲,改革可以分为"渐进式"改革与"激进式"改革两种制度变迁类型。由于"激进式"改革耗费的时间一般较短,因此在这种改革模式下,尽管改革成本的短期支付压力较大,但这种改革模式下的改革成本的递增问题却不太明显。与之相反,在"渐进式"改革模式下却存在着较为严重的改革成本的累积与递增问题。造成"渐进式"模式下改革成本递增的原因主要有两个方面:一是由于改革推进的时间过于漫长,结果导致改革

①　[美]R.科斯、A.阿尔钦等:《财产权利与制度变迁——产权学派与新制度学派译文集》,刘守英等译,上海三联书店1991年版,第373页。
②　文宏:《改革成本分担问题研究》,吉林大学2010年博士学位论文,第40页。

过程中利益受损的既得利益集团有足够的时间联合起来共同对付新的改革政策,从而增加了改革的阻力,若要打破这种改革阻力,往往需要支付更多的改革成本。事实上,当前中国的各项改革陷入困境的现状充分证明了上述论点。二是在"渐进式"改革模式下,由于新旧两种制度同时存在,必然使得两种制度在运行过程中产生一定的"摩擦"与冲突,从而衍生出额外的"摩擦成本",尤其是在改革过程遇到具体问题需要解决的时候,新旧两种改革的冲突通常会更加剧烈,社会需要为此支付的改革成本往往也会更大。

(三)改革成本的可转嫁性

由于改革是一个社会发生的制度变迁,同时也是一个社会博弈过程①,因此本书将改革视同为制度变迁的过程。林毅夫(2004)通过研究发现,当某项制度在运行过程中出现失衡的时候,人们为了谋求自身利益的最大化而希望改变现有制度,而此时的政府机构为了获取税收和产出的最大化也具有较为强烈的推进制度变革的动机,在上述两种变革力量的协同作用下,由政府出面实施强制性的制度变革通常就会发生②。因此,政府通常是改革的推进者和实施者,但由于改革从本质上来说是一种利益再分配过程,某项制度改革也必然触及政府部门或其他强势阶层等既得利益群体的利益,同时,推进改革也需要投入巨额的财政资金作为改革成本。此时,强势利益集团和既得利益群体往往会利用其自身的信息和组织资源等优势,将改革成本全部或部分通过各种机会和手段转嫁给其他社会弱势群体。特别是对于那些所谓的改革的"外部成本"(也即改革的受益者自身不用直接分担,并且通过某种手段或途径可以规避或转嫁的改革成本③),在改革过程中这部分成本很容易被转嫁给其他弱势群体来承担。

---

① 苗壮:《制度变迁中的改革战略选择问题》,《经济研究》1992年第10期,第72页。

② 卢现祥:《新制度经济学》,武汉大学出版社2004年版,第162页。

③ 徐晓黎:《论制度变迁的成本约束》,《经济问题》2003年第5期,第1页。

二、改革成本的分类

(一)改革成本的传统分类

目前学者大多从新制度经济学的视角,并基于不同的标准对改革成本进行分类。例如,卢现祥(2004)以制度变迁理论中的制度创新为例,将改革成本划分为四类:一是新制度的设计和制度实施的成本;二是为清理原有制度而耗费的成本;三是为化解改革阻力而支付的成本;四是因实施新制度而造成的机会成本损失①。有学者从改革发生的时间和顺序的视角,将改革成本分为以下三类成本:即改革准备阶段的成本、改革过渡阶段的成本以及改革完善阶段的成本②。还有学者从引起改革成本发生变化的主导因素出发,将改革过程中产生的成本简单地归结为改革的实施成本和改革的摩擦成本两大类别,并且上述两类改革成本具有以下特点:也即实施成本的大小与改革的推进速度呈反向变化关系;而改革的摩擦成本与改革的推进速度呈正向变化关系③。基于制度安排与直接承担者的视角,一些学者又将改革成本归纳为改革的内部成本和改革的外部成本两大类别。内部成本是指某项改革的受益者为了获得这种收益而需要支付的费用,通常这种成本被视为总收益的一部分而纳入到总收益中;与内部成本不同,改革的外部成本是一种改革的受益者自身不用直接支付的,并且可以通过某种手段得以规避或者转嫁给其他人的成本④。张旭昆(2002)则将转型国家的改革成本划分为"创立成本、脱序成本、失益成本和适应成本"等四个类别⑤。

---

① 卢现祥:《新制度经济学》,武汉大学出版社 2004 年版,第 145 页。
② 刘世锦:《经济体制创新的条件、过程和成本》,《经济研究》1993 年第 3 期,第 62 页。
③ 盛洪:《中国的过渡经济学》,格致出版社 2009 年版,第 145 页。
④ 徐晓黎:《论制度变迁的成本约束》,《经济问题》2003 年第 5 期,第 1 页。
⑤ 张旭昆:《制度变迁的成本——收益分析》,《经济理论与经济管理》2002 年第 5 期,第 11 页。

（二）本书对改革成本的分类

上述学者基于制度经济学的视角对改革成本进行了分类，从而为后续学者的研究奠定了坚实的基础。但是，现有研究也存在着有待完善之处：首先，现有相关文献的研究时间相对久远，并且大多集中在2004年以前，因此没有将改革过程中出现的众多衍生改革成本等内容纳入到改革成本之中；其次，上述学者的研究大多基于转型经济学的宏观经济背景，他们当时还没有完全认识到制度变革（或者改革）实际上是人类社会演化过程中的一种"常态"。而相关研究也已经证明，改革与某个国家的特定社会制度选择及其制度变迁路径之间几乎不存在明显的因果关系，而经济学转型也只是制度变迁现象的特例之一。基于以上认识，本书将改革成本进行重新分类。

1. 改革的时间成本

改革的时间成本是指为推进某项制度改革而耗费的时间。由于时间的不可逆性，因此时间也是在实施改革时需要考虑的重要成本之一。为此，有学者提出"改革的进程是由慢变量决定的，而不是由快变量决定的。改革不仅要关注快变量，更要关注慢变量"[①]。如果"慢变量"导致改革拖延的时间太长，改革的延误成本将很高，不协调成本将会加大。特别是进入21世纪以来，随着科学技术的日新月异，时间已经被视为最为重要的不可再生资源之一，而改革的时间成本问题也引起人们的重视。例如，当前学界掀起的一股对中国"渐进式"改革模式所带来的一系列社会问题的原因的反思，实际上是对中国改革的时间成本过高问题的回应。鉴于此，我们在当前的改革过程中一定要注意改革的时间成本问题。

2. 改革的财政成本

新制度经济学认为，改革或者制度变迁的类型可以被划分为两大类别：一种是诱致性制度变迁；另外一种是强制性制度变迁。同时，由

---

① 洪银兴：《中国经济转型和转型经济学》，《经济学动态》2006年第7期，第26页。

于改革或者制度变迁的收益具有分散性和外溢性,而改革的成本则具有相对集中性,因此,一项改革措施若想获得实施,往往需要来自政府的财政资金的支持才可以获得成功,这就需要政府为改革而支付一定的财政成本。这种财政成本也被一些学者定义为"政府为获得某种活动所必须付出的财政代价"①。伴随着经济全球化的发展,人们的利益诉求也呈现出日益多元化的趋势,人们为某项改革而共担财务风险的局面很难再度出现,这就需要政府承担更多的财政风险并且支付更多改革的财政成本,"以尽快提高效率并补偿受损者,以便得到他们的支持"②。否则,许多改革难以得到实施与推广,这也是当前许多改革难以实施的"瓶颈"问题之一。

3. 改革的政治成本

从本书搜集到的现有改革成本的资料来看,有关改革的政治成本及其收益方面的文献较为罕见。并且学界大多过于局限于对改革所需要的各种成本支出的研究,但却缺乏对改革推进者由于实施某项改革而给自身带来的政治成本及其收益的研究。本书认为,一项改革能否实现固然是多种因素共同作用的结果,但是改革者对推进改革可能给自身带来的政治成本及其收益的衡量对其实施改革的决心具有较大影响。例如,以 1978 年 12 月中国著名的"家庭联产承包责任制"的开创者——安徽小岗村的 18 位农民为例,他们为了实施"大包干"土地改革,通过按下血红的手印,并承诺"如不成,我们干部坐牢杀头也甘心"的方式来承担改革可能带来的政治成本,由此才开启了中国农村经济体制改革的大幕③。

但由于医疗服务行业是一个政治敏感领域,实施医疗服务领域的

① 卢文鹏:《中国经济转型中的政府担保与财政成本问题研究》,复旦大学 2010 年博士学位论文,第 18 页。
② [比]热若尔·罗兰:《转型与经济学》,张帆译,北京大学出版社 2002 年版,第 75 页。
③ 钱江:《划时代的红手印——小岗村"大包干"契约的产生经过》,《党史博览》2008 年第 9 期,第 10 页。

改革可能需要支付较高的政治成本,因此中国的医疗服务行业的改革就相对滞后①。由此可见,在改革过程中,不但要将改革者因推进改革而给其自身带来的政治成本给予充分的考虑并予以合理的分担,同时还要采取相应的措施来尽可能地降低改革者的政治成本,似乎唯有如此,才有可能激发起改革者实施改革的决心。

4. 改革的衍生社会成本

"社会成本"一词是由著名经济学家庇古(Pigou,1920)在分析外部性侵害问题时首先提出来的,它通常是指某个厂商的生产行为所产生的外部性给其他人或者社会带来的额外成本或者损害。由于改革的本质特征在于它是"非帕累托改变"②,在具体的改革进程中必然涉及利益博弈与调适的过程,而在这一利益博弈的过程中,各种利益相关者为了获得利益就会展开博弈,除了需要付出协约成本、适应成本和摩擦成本三种必要的改革成本之外,还会产生额外的社会福利损失,我们将其称为改革的社会成本。一些学者已经对改革的社会成本问题进行了探讨。例如,王跃生(1999)对中国经济转轨过程产生的社会成本进行了探讨,并指出失业、通货膨胀、收入分配不公平都是中国经济转轨的社会成本③。李佐军(2008)将改革成本的外延适当扩大,他认为中国改革的社会成本至少应包括资源浪费成本、环境破坏成本、贪污腐败成本、社会不公成本、创新滞后成本等内容④。但由于人们将过多的注意力放在对改革的实施成本与摩擦成本等方面的研究,从而对改革衍生的社会成本的研究较为薄弱。

但是,本书认为,在改革过程中我们应特别注意改革的衍生成本对社会福利造成的负面影响,因为这类改革成本易于被人们忽视,但对社

---

① [美]本杰明·萧伯特·卢宾逊:《外国资本投资中国医疗行业为何如此之难》,《福布斯》(中文版)2013年第22期,第26页。

② 樊纲:《两种改革成本与两种改革方式》,《经济研究》1993年第1期,第3页。

③ 王跃生:《天下没有免费午餐:改革成本问题研究与国际比较》,中国财政经济出版社1999年版,第297页。

④ 李佐军:《中国改革的成本》,《中国经济时报》2008年4月1日。

会造成的潜在危害却是巨大的。因此,本书将重点研究公立医院改革缓慢所带来的衍生社会成本上升问题,这些内容主要包括改革进程缓慢所带来的时间成本急剧上升、医患关系恶化以及中国公共医疗卫生支出的剧增与居民的"受益幻觉"困境等内容。

三、改革成本的影响因素

关于改革成本的影响因素,学界已经进行了较为深入的研究。文宏(2010)将中国"渐进式"改革成本的影响因素归纳为四个方面,即制度环境、非正式约束、民众对改革的支持和改革方式的选择[①]。黄新华(2002)提出影响制度变迁成本的因素主要有四个:一是人们的知识积累程度和认知程度;二是宪法秩序;三是制度变迁方式;四是"路径依赖"[②]。洪银兴(2006)认为人们对改革预期的不确定性以及既得利益集团对于改革的抵触程度是影响改革成本的关键因素之一[③]。综合上述学者的观点,本书认为以下三个因素是影响改革成本的关键因素:一是外在的制度环境;二是改革时机的选择;三是改革路径的选择。下面逐一展开分析。

(一)外在的制度环境

本书论及的外在的制度环境主要包括一个国家(地区)的各种政治制度、法律、法规、经济社会制度等内容。理论上讲,外在的制度环境限定了一个国家(地区)的基本经济制度及其变迁的空间,同时也决定了一个国家(地区)的制度变迁可以选择与实施的深度与广度。这就意味着如果实施一种新的制度改革尽管可以提高原有制度的整体效率,但是,如果这种改革超出了一个国家(地区)的外在制度(例如宪

---

① 文宏:《改革成本分担问题研究》,吉林大学 2010 年博士学位论文,第 42 页。
② 黄新华:《制度变迁成本的特征、影响因素和降低成本的路径选择》,《吉林财税高等专科学校学报》2002 年第 2 期,第 44 页。
③ 洪银兴:《中国经济转型的层次性和现阶段转型的主要问题》,《西北大学学报》2006 年第 5 期,第 5 页。

法)规定的可以选择的空间与范围,那么这种改革就不可能被允许实施,此时改革者面临的选择通常是被迫选择效率较低的改革路径,或者通过各种方式去寻求宏观制度本身的改变。当然,对于改革者来讲,上述两种路径选择往往都是改革成本较高的改革路径。由此可见,一个国家(地区)的宏观层面的制度环境对其改革成本的大小及其变动趋势具有决定性的影响。

(二)改革时机的选择

我们知道,由于改革具有内在的利益再分配效应,再加上在改革过程中可能蒙受损失的集团可能是政治领导根基的一部分,实施改革的动议在政治上不一定会受到支持,即使在社会上存在着较强的实施变革的政治意愿。但改革的反对力量深深扎根于政府机构之中这一事实并不意味着改革是无望的①。事实上,改革的机会是存在的,它们可能出现于因某种原因造成正常秩序发生动摇的时刻,而这种时机可能是短暂的。世界银行(1997)发现,一个国家(地区)在受到外部威胁或者在发生经济危机的时刻推进改革,就会很容易粉碎对变革的反抗②,从而尽可能地降低改革成本。例如,在 18 世纪和 19 世纪,奥斯曼帝国与欧洲列强作战失利之后,奥斯曼帝国的领导人对其国内的教育以及统治方式进行了较为广泛的改革;而日本在 1868 年实施明治维新的变革动力也是出于强化对西方列强入侵之抵抗的目的。同时,经济危机也成为推动重大改革的最为重要的因素之一,因为此时随着大众对改革呼声的不断提高,政治家们也更愿意承担激烈变革的风险。中国的一些学者对改革时机选择问题的研究也证明了上述观点。例如,苗壮(1992)认为应该从"旧体制的薄弱环节首先推进改革"③;樊纲(2006)

---

① 世界银行:《1997 年世界发展报告:变革世界中的政府》,中国财政经济出版社 1997 年版,第 144 页。

② 世界银行:《1997 年世界发展报告:变革世界中的政府》,中国财政经济出版社 1997 年版,第 150 页。

③ 苗壮:《制度变迁过程中的改革战略选择问题》,《经济研究》1992 年第 10 期,第 72 页。

强调了及时把握住有利的历史时机的重要性,也即在推进改革时应从成本较低的时点开始[1];伍装(2005)则从经济学的视角考证了中国古代实施"变法"的原因,他发现中国古代所谓的"变法"大多数情况下是被迫进行的,也即是迫于当时日益严峻的社会经济领域存在的"危机形势",统治集团不得不实施"变法"以维系政权的合法性[2]。由此可见,改革时机的选择是影响改革成本的重要因素之一。

(三)改革路径的选择

改革作为一种制度变迁过程,是指用一种效率更高的制度来替代原有的制度。在假定改革的收益既定的情况下,事实上改革的决策者面临着不同的改革路径选择问题,并且不同的改革路径往往意味着不同的改革成本和不同的改革成本分担方式。这一点可以用图 1-1 予以说明。

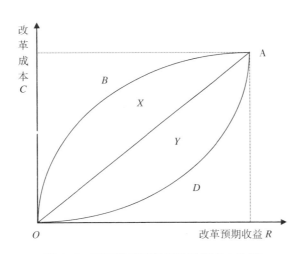

图 1-1 不同改革路径下的改革成本比较

在图 1-1 中,纵轴表示改革成本(C),横轴表示改革的预期收益(R)。假定 O 点为改革的起点,A 点代表某项改革的预期目标点,线段

---

① 盛洪:《中国的过渡经济学》,格致出版社 2009 年版,第 10 页。
② 伍装:《中国经济转型分析导论》,上海财经大学出版社 2005 年版,第 266 页。

OA 表示某项改革的成本—收益曲线。那么从该项改革的全过程来看，对于改革的决策者来说，实际上存在着弧线 $\overset{\frown}{OBA}$ 和弧线 $\overset{\frown}{ODA}$ 两种不同的改革路径的选择问题，并且改革路径 $\overset{\frown}{ODA}$ 明显要优于改革路径 $\overset{\frown}{OBA}$ ，因为若选择改革路径 $\overset{\frown}{OBA}$ ，则会增加改革成本 X（即由弧线 $\overset{\frown}{OBA}$ 和线段 OA 围成的面积）；若选择改革路径 $\overset{\frown}{ODA}$ ，则会节约改革成本 Y（即由弧线 $\overset{\frown}{ODA}$ 与线段 OA 围成的面积）。

由此可以看出，同样是为了完成改革目标，事实上存在着改革路径的选择与优化问题。在现实的改革路径选择上，存在着"激进式"改革与"渐进式"改革两种路径。从理论上讲，"激进式"改革的短期改革成本较高，但其远期改革成本较小；与其相反，"渐进式"改革的短期改革成本相对较小，但其远期改革成本较大，这是因为"渐进式"改革将改革成本的支付期限人为地拉长了，但改革的总成本并不小于"激进式"改革[①]。至于上述两种改革路径究竟哪种改革模式的改革成本最小，尽管学界存在一定的争议，但从世界范围内转型国家的实践及其长期发展的前景来看，实施"渐进式"改革国家的改革成本应大于实施"激进式"改革国家的改革成本。

第三节　改革成本的生成机理——基于制度演化理论的视角

由于人们对改革成本问题的研究大多源于经济学家对制度变迁问题的研究，因此，本书拟从制度演化理论的视角对改革成本的生成机理进行解读。根据新制度经济学相关理论，为了实现某种特定制度的创新，人们需要为此投入一定数量的制度变迁成本，因此，制度变迁也是

---

① 樊纲：《两种改革成本与两种改革方式》，《经济研究》1993 年第 1 期，第 3 页。

一种较为昂贵的投入产出过程①。而在制度演化理论研究文献中,存在两种对改革成本生成机理的权威解释,一是樊纲提出的静态"体制创新成本"的观点②。二是部分学者提出的"制度均衡"论③。樊纲(1993)认为,正像任何"创新"活动都要付出成本一样,体制改革也要支付成本。该理论的依据是物理学中的熵增加定律,该定律表明,"如果一个由许多个体组成的总体不能从外部输入能量和信息,它将逐步退化到混乱状态;当重新输入能量和信息后,该总体在一定条件下自行组织起来,演化到高级形态"④。为便于理解,樊纲设计了一个简单的理论模型来说明改革成本的生成问题。他指出,在一定的条件下,过高的制度变革成本会使制度变革本身变得不可行。因此,改革实际发生的前提条件不仅是新制度运营起来之后所能提供的净收益要大于旧制度的净收益,而且还必须满足式(1.1)的条件:

$$R_n - TC > R_0 \qquad\qquad (1.1)$$

其中,R_n代表实施制度变迁后新制度可以带来的预期收益;TC代表人们为实施制度变迁而付出的各种改革成本;R_0代表旧制度原本可以带来的净收益。上述不等式说明,在实施某项制度变革时,只有将"改革成本"也纳入到新制度的收益之后的净收益仍比原有制度的净收益大时,改革才有可能发生。而在给定R_n和R_0不变的情况下,TC越大,推进改革的难度也越大。因此,在某种程度上说,改革的问题就可以归结为"改革成本"的最小化问题⑤。

在诺斯(North,1991)等人提出的制度演化理论的基础上,另一些

---

① ［美］R.科斯、A.阿尔钦等:《财产权利与制度变迁——产权学派与新制度学派译文集》,刘守英等译,上海三联书店1991年版,第373页。

② 樊纲:《两种改革成本与两种改革方式》,《经济研究》1993年第1期,第3页。

③ 卢现祥:《新制度经济学》,武汉大学出版社2004年版,第146页。

④ 许正中:《社会医疗保险——制度选择与管理模式》,社会科学文献出版社2002年版,第235页。

⑤ 樊纲:《两种改革成本与两种改革方式》,《经济研究》1993年第1期,第3页。

学者提出了"制度均衡"理论视角下改革成本的生成机理①,也即把制度变迁视为一种"均衡——非均衡——均衡"的过程②。他们认为预期收益与制度变迁过程中的成本一个是时点的概念,一个是时段的概念,两者不具有可比性。并且在改革过程中除了成本以外,还可能有收益的存在③。因此,他们认为,改革路径的选择取决于改革过程中过渡性制度安排在各个时点所带来的各种收益的累积与各种成本累积的差额④。该观点的最大贡献是将改革成本与改革收益作为内生变量成功地纳入到动态模型之中进行考察,从而更为科学地阐释了改革成本的生成机理。上述模型可以用图1-2加以描述⑤。

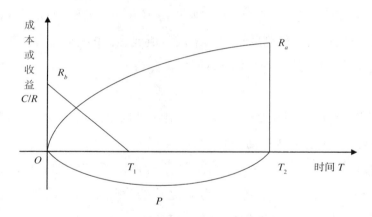

图1-2 改革成本的生成机理图解

在图1-2中,纵轴代表某项改革的成本(C)或收益(R),横轴代表改革所耗费的时间(T),图1-2中曲线的含义是相对于时间T的成本或收益的轨迹。根据制度变迁的均衡理论,某项制度改革的收益$R = OR_bT_1 + OR_aT_2 - OPT_2$,其中$OR_bT_1$是旧制度在消亡过程中带来的总收

① 卢现祥:《新制度经济学》,武汉大学出版社2004年版,第146页。
② 卢现祥:《新制度经济学》,武汉大学出版社2004年版,第146页。
③ 吕炜:《转轨的实践模式与理论范式》,经济科学出版社1991年版,第128页。
④ 冯舜华等:《经济转轨的国际比较》,经济科学出版社2001年版,第9页。
⑤ 冯舜华等:《经济转轨的国际比较》,经济科学出版社2001年版,第12页。

益,OR_aT_2是制度改革过程中由于实施新制度而带来的累积收益,OPT_2是改革过程中累积的改革成本。

通过以上分析可以看出,改革成本是一种客观存在,或者说是一种在实施某种制度变迁或改革的过程中我们必须支付的成本。当然,某种特定制度的改革成本的大小及其变化趋势往往受到多种因素的制约,我们的任务是尽可能地缩小改革成本,同时增加改革的收益。

第四节 降低改革成本的策略及其路径选择

以上分析表明,实施改革必须付出一定的改革成本,而改革成本过大势必会影响改革的绩效。当然,在改革过程中我们也不能单纯追求改革收益的最大化而过于盲目地追求降低改革的成本,因为"该支付的成本必须支付"[1],我们能做的就是尽可能地缩小改革成本。与此同时,我们应合理地选择分担主体,将改革成本在不同的分担主体之间进行科学的分配,这对推进改革和社会经济的正常发展具有十分重要的意义,也是改革的核心问题之一。因此,我们将对改革成本及其分担问题进行系统的研究。

一、改革成本的分担原则

改革成本的合理分担是一种公众之间的权利和义务的交换,并且这种交换并不取决于个体的选择,而是由社会进行分配。因此,为了确保某项改革的成本能够被合理地予以分担,本书认为应该贯彻如下原则:首先,应坚持"能力"原则,也即在进行改革成本分担时应充分顾及改革成本承担者的现实承受能力,并且要对那些处于社会底层的人群给予合理的减免;其次,应坚持权利和义务对等的原则,也就是说某个人承担的改革成本的多少应该与其从该项改革中获得的收益的多少呈

---

[1] 洪银兴:《转型经济学》,高等教育出版社 2008 年版,第 216 页。

正比关系;最后,应坚持社会成本优先补偿原则,也即在某项改革成本的分担过程中,要将改革引起的社会成本予以优先合理分担或者支付①。

二、中国的改革成本分担实践

在国际上,中国的经济转型改革总体上被认为是成功的,而其分担经济转型成本的做法也值得我们研究。总的来看,中国在经济转型过程中分担经济转型成本的主要做法可以被归结为"分步""平均"和"后推"三种改革成本的分担策略②。所谓"分步"是指中国在改革过程中实施的"先经济后政治""先农村后城市"的渐进式改革模式,这种改革模式的最大优点是能够降低改革带来的系统性风险;"平均"是指在中国的改革历程中,通常采用中央政府的权威来调控和分担改革的成本,从而使得改革成本的总量被控制在一定范围内;而"后推"策略则是中国政府在经济转型过程中在改革成本的分担方面常用的方法之一,这种改革成本分担方法的特点是将改革成本向后(未来)进行分担与转嫁,其本质是力图运用未来的改革增量所带来的收益来弥补或分担当前的改革成本,或许正是得益于上述三种改革成本的分担方式的合理运用,从而使得中国的经济改革从某种程度上说取得了巨大的成功。

当然,在取得经济转型改革总体成功的同时,中国在改革成本分担方面也存在一些不容忽视的问题,并且这些问题所产生的负效应当前已经凸显出来,主要表现为在改革的过程中由于上述三种改革策略的实施而造成的改革的社会成本的过度累积问题没有得到应有的重视,以及改革的成本分担失衡较为严重等诸多问题③。令人欣慰的是,上述问题已经引起部分学者的注意。例如,王跃生(2000)对中国改革的

---

① 徐彬、李琼:《中国经济转型成本分摊的现实演进与公正性检验》,《改革》2010年第5期,第123页。

② 徐彬:《中国经济转型成本分摊的合理性探讨》,《改革》2003年第6期,第12页。

③ 徐彬:《中国经济转型成本分摊的合理性探讨》,《改革》2003年第6期,第12页。

社会成本日益上升问题进行了专题研究,并将中国的改革社会成本归纳为五个方面:一是社会生产的可持续性被破坏。二是在改革过程中出现了数量庞大的失业人群。三是通货膨胀问题严重。四是社会财富的分配出现两极分化。五是腐败问题严重①。而文宏(2010)则提出中国在经济转型过程由于各项改革成本分担不当,从而导致改革成本被不断地累积,并且公共领域与私人领域之间的分工演化进程也受到一定的抑制,结果导致在改革成本分担方面存在着较为严重的"区域失衡、阶层失衡、城乡失衡以及官民失衡"等现象②。

三、改革成本分担策略的选择

总的来看,尽管中国现行的改革成本的分担策略在解决改革成本的分担方面已经发挥了重要的作用,但由于仍存在一些亟待解决的问题而有待于进一步完善,学界已经提出了一些具有实践价值的观点与思路。例如,有学者认为一种"可容许的改革必须是一种意味着能够付出补偿的改革,显然还有净收益的改革"③;洪银兴(2008)提议应该通过采用恰当的改革次序,并辅以合理的经济利益补偿手段来适度降低中国的改革成本④;在对中国的经济转型案例研究的基础上,伍装(2006)提出了有关中国"经济转型成本的倒 U 型曲线假说"。他认为,从经济学原理上讲,随着时间的推移,中国经济转型成本的走势是:在转型初期,经济转型的成本较小,随着时间的推移,该转型成本会逐渐递增,但该转型成本的走势应当是逐渐趋向于一个最大值,随后,该转型成本就会出现下降的态势,从而使得中国经济转型成本的整体走势

---

① 王跃生:《计划经济转轨国家的社会成本分析》,《当代世界与社会主义》2000 年第 2 期,第 28 页。

② 文宏:《改革成本分担问题研究》,吉林大学 2010 年博士学位论文,第 73 页。

③ [美]鲍莫尔:《福利经济及国家理论》,郭家麟译,商务印书馆 1982 年版,第 124 页。

④ 洪银兴:《转型经济学》,高等教育出版社 2008 年版,第 218 页。

呈现出倒 U 型曲线的形状,并且给出了降低经济转型成本的具体思路①。本书认为,伍装提出的倒 U 型曲线假说对于解决改革成本的分担问题具有重要的启发性作用,因此,本书拟在倒 U 型曲线假说的基础上,提出了化解改革成本分担问题的新思路——分阶段补偿的改革成本分担机制,以实现对现行改革成本分担机制的优化。

(一)倒 U 型曲线假说

根据伍装提出的中国经济转型成本的倒 U 型曲线假说,我们可以将中国的经济转型周期划分为初始时期、期中时期和完成时期三个时间区间。相应地,中国经济转型成本的变化趋势可以被划分为以下三个相对独立的时段:即经济转型成本迅速上升的初级阶段、经济转型成本上升缓慢的中期阶段以及经济转型成本迅速减少的下降阶段。

在这里,我们不妨将中国经济转型的全过程假定为是一个发生在不同利益群体之间的利益博弈与演化的动态过程,并且中国的经济转型成本如上文所述还存在一个最大值 L。但从整体来看,自 1978 年实施改革开放政策以来,我国的经济转型成本变化呈现出如下态势,也即在改革初期经历了很长一段时期的经济转型成本的相对较低阶段;然后,我国的经济转型成本上升到较高阶段(甚至到达峰值);最后,随着我国各项改革措施的日臻完善,我国的经济转型成本必将呈现出逐渐下降的趋势②。我国这种经济转型成本的动态演化过程可以用图 1-3 来表示。

在图 1-3 中,纵轴代表我国的经济转型成本 C,横轴代表我国经济转型耗费的时间 T,曲线 OA 表示起初阶段的经济转型成本的走势。在这一段,经济转型采用的是诱致性制度变迁模式,因而经济转型成本的总量不是很高,但在这一阶段改革成本的上升速度却呈现递增态势,并且大部分改革成本是经济转型的启动成本和过渡期支付的各种费用。

---

① 伍装:《中国经济转型分析导论》,上海财经大学出版社 2006 年版,第 363 页。
② 伍装:《中国经济转型分析导论》,上海财经大学出版社 2006 年版,第 364 页。

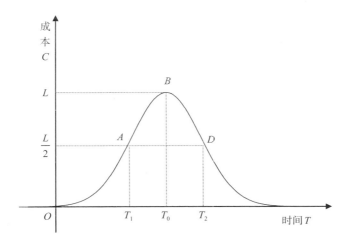

图 1-3 改革成本的倒 U 型曲线走势图

由于在这一阶段降低改革成本的潜力很小,因此需要来自政府更多的财政成本的投入以推动改革的实施;与第一阶段相反,经济转型第三阶段的成本则呈现出下降的趋势,而导致该阶段成本下降的原因可能是由于政府和公众经历了漫长的改革过程以后,推进改革的压力或者期待更加强烈。但是,由于存在既得利益集团对改革事业的阻挠,尽管第三阶段初期阶段改革成本的下降速度很快,但总体的改革成本仍然很高。这一阶段改革成本的走势在图 1-3 中可以用曲线 BD 表示。

伍装认为第二阶段是降低经济转型成本的最为关键的阶段。因为这一阶段的转型成本在改革过程中出现急剧上升并且形成经济转型后期的高成本平台阶段,由于第二阶段采用的是强制性制度变迁模式,其改革成本也非常高。在这一阶段,若想降低改革成本,我们可以从两个方面着手:缩短改革攻坚阶段的时间和降低改革攻坚阶段的改革成本的增长速度①。这一阶段改革成本的走势在图 1-3 中可以用曲线 AB 表示。

---

① 伍装:《中国经济转型分析导论》,上海财经大学出版社 2006 年版,第 367 页。

（二）分阶段补偿——优化改革成本分担机制的新路径

伍装提出的中国经济转型成本的倒 U 型曲线假说已经被一些学者的研究结果证实。例如,陈丹丹(2010)通过设计经济转型成本的测度指标体系,对中国的经济转型成本进行了测度,其测算结果表明,当前中国的经济转型成本总体上看仍然处于上升的阶段,但其上升的幅度和速度处在趋于平缓阶段[①]。因此,本书认为经济转型成本的倒 U 型曲线假说可以被我们用于解决一般意义上的改革成本分担问题。基于上述假说,本书提出了分阶段解决改革成本分担问题的新思路——分阶段补偿策略。本书的分阶段补偿是指,在改革的初始阶段,由于改革处于启动和改革的"试点"阶段,此时人们一般会对改革充满疑惑和持观望态度,在这一阶段政府要承担更多改革的财政投入成本,而不是将改革成本转嫁给其他组织或个人。同时,社会也要尽可能地降低改革推进者的政治成本,以便于改革能够顺利实施。而在改革的第二阶段,由于该阶段改革要被大面积实施,可能面临更多的来自既得利益集团的阻力。因此,这一阶段耗费的改革的时间成本和财政成本往往较多。同时,由于改革在此阶段耗费的时间成本较多,也可能会产生更多的意想不到的各种衍生改革成本问题。例如,各种极端社会现象与问题的出现,以及社会阶层矛盾激化等。为了推动改革,此时需要政府承担更多的财政成本来"赎买"或者说"补偿"改革过程中的利益受损者,以换取他们对改革的支持。而在改革的第三阶段,由于该项改革已经得到整体推进,政府也要为了适应新的改革而调整原有的生产关系和分配关系,以便于迅速形成"小政府、大社会"的基本格局[②]。

---

① 陈丹丹:《中国经济转型成本的测度:1978—2007 年》,《数量经济技术经济研究》2010 年第 2 期,第 41 页。
② 伍装:《中国经济转型分析导论》,上海财经大学出版社 2006 年版,第 367 页。

第二章　公立医院改革的财政
成本及其分担问题

自 2010 年以来,中国政府开始实施公立医院改革试点工作,并先后出台了诸如取消药品加成、完善治理机制和推广基本药物制度等一系列旨在解决其国民"看病难、看病贵"问题的公立医院改革举措。诚然,政府出台这些政策的初衷是好的,但是,上述改革措施都需要付出一定的财政成本作为该项改革的"润滑剂"。尽管在实际运作过程中,我们也看到政府已经为此支付了一定数量的财政成本,但是仍不能满足公立医院改革的现实需要。据统计,2009 — 2014 年,中国政府虽然用于医疗改革的花费已超过 3710 亿美元,但迄今为止只动用了这笔经费的 2% 来推行国家基本药物制度①,这远远不足以弥补中国的公立医院因执行这项制度所面临的潜在经济损失。据估算,中国的公立医院因实施国家基本药物制度而产生的损失大约是目前政府投入资金的 10 倍。我们知道,中国公立医院总营业收入的 45% 来自于药物销售,而且医疗总支出仍在以每年 10% 的速度增长②。这在一定程度上影响了公立医院改革的顺利实施。为此,本书以取消药品加成和中国公立医院改革产生的"改制成本"为例,来考察中国公立医院改革的财政成本及其分担问题,并从中找寻影响中

---

① ［美］黄彦忠:《中国医疗改革问题出在哪》,《福布斯》(中文版)2014 年第 7 期,第 45 页。

② ［美］黄彦忠:《中国医疗改革问题出在哪》,《福布斯》(中文版)2014 年第 7 期,第 45 页。

国公立医院改革的财政成本分担问题的关键因素。同时,本章还对中国公立医院改革的财政成本的规模及其分担失衡问题进行了实证研究。

为了研究的需要,本书首先对公立医院改革的财政成本的内涵进行界定。我们通过文献梳理发现,尽管尚未对公立医院改革的财政成本的内涵进行界定,但部分学者已对相关问题进行了探索。例如,有学者将医改成本分为直接成本和间接成本[1],还有学者认为医改成本是医疗改革不可避免的成本[2]。由此可以看出,医改成本具有以下特点:一是医改成本包括显性成本和隐性成本两类。二是医改成本是一种客观存在,只要实施医改就会产生医改成本。基于以上认识,我们所研究的中国公立医院改革的财政成本是指:为了取得既定的公立医院改革成效,中国政府和其他部门(个人)在公立医院改革过程中支付的各类资金的总和。

第一节 公立医院改革的财政成本问题

2012 年 6 月,中国政府出台了《关于县级公立医院综合改革试点的意见》,该意见明确指出,自 2012 年开始,国家决定在国内全面推广县(市、区)级公立医院医院综合改革试点工作,并将在全国范围内选取 300 个左右的县(市、区)级公立医疗服务机构作为首批先行改革试点单位。根据相关改革进度安排,我国政府决定在 2015 年将在全国所有的县(市、区)级公立医疗服务机构全面执行取消"药品加成"政策。上述文件还同时作出如下规定,由于当前中国的县(市、区)级公立医疗服务机构在执行取消药品加成政策以后,它们的日常运行资金的主要来源应该由当前的主要依靠药品销售收入、医疗服

---

① 刘巍:《医改成本寻解》,《中国医院院长》2010 年第 6 期,第 57 页。
② 彭望清:《浅析医疗体制改革中的成本分摊》,《中国医疗前沿》2008 年第 4 期,第39 页。

务收入和少部分财政资金补助三个资金来源,变成其资金来源仅限于其开展医疗服务的合理收费(简称为"医事费")和来自中央、地方政府的公共医疗财政补助资金。这也就是说,在实施公立医院全面改革以后,公立医院因实施中国政府的相关改革政策而损失的业务收入,可以运用适当调整当前的相对过低的医疗服务的收费标准和加大各级政府对公共医疗服务机构财政投入力度等方式予以合理解决。而中国三十余年以来公立医院改革失败的教训告诉我们,获得合理的公共医疗财政补贴是确保中国公立医院回归"公益性"目标的前提条件之一。因此,科学、合理的财政补贴是推动中国公立医院改革的核心要素,然而令人遗憾的是,尽管中国公立医院改革已经试点改革了三十余年,但是从本书掌握的文献来看,直到目前尚没有有关公立医院改革的财政成本方面的文献,并且政府相关部门也没有出台或者制定公立医院改革需要付出的财政成本的数量方面的预算,由此导致部分公立医院的管理层和社会公众开始怀疑各级政府实施公立医院改革的决心,进而引发了人们对各级政府是否具有与推进公立医院改革相匹配的财政补偿能力的担心。基于以上考虑,本书将以中国政府正在实施的取消药品加成政策改革为例,对中国公立医院改革所耗费的财政成本的规模进行估算,并构建出合理的公立医院改革财政成本的分担机制与策略。

一、问题的提出

概括起来看,以下三个方面的问题成为了当前国外相关学者的研究焦点:一是有关政治家在医疗服务机构改革过程中的政治风险及其潜在政治收益的权衡问题。哈丁和普力克(April Harding 和 Alexander S.Preker,2003)对政治家推行公立医院改革的政治成本及其政治收益进行了探讨,他们指出,即使是由完美的设计机构所设计的政策,当公共政策的决策者发现推进公立医疗机构改革给自己带来的政治风险大于其相应的政治收益的时候,这些公共政策就不会被公共决策层所青睐而予以实施①。而哈姆（Chris Ham, 2011）和霍金斯（Loraine Hawkins, 2011）通过研究发现，"如果没有在政治上就公立医院改革的实施问题达成共识，或强大的利益相关者如执业医师或工会没有参与进来，或政策周期太短，继任政府废止改革或减弱推行力度，那么即使设计得很好的改革方案也会失败"②。二是对公立医院转制成本的处置及其衍生效应的研究。雅诺什·科尔奈（2003）等学者的相关研究证实，对公立医疗服务机构的转轨成本和转轨收益进行科学的评估不仅是政府的应有职责之一，而且政府机构还应该给予公立医疗服务机构改革的利益受损者（特别是医务人员）合理的经济补偿，以减小改革的摩擦成本③。基于对新西兰公立医疗机构改革案例的研究，瓦尔特（G. Walt, 2010）发现，由于没有对公立医院改革所产生的转制成本进行预算以及缺乏相应的财务刺激作为"润滑剂"，结果导致新西兰公立医院改革实践的部分失败④。斯科特（Grabam Scott, 2011）提议在公立医院改革过程中应该为医院员工提供继续享有改革前福利安排的"追溯条款"，并指出这样做尽管增加了公立医院改革的实施成本，但却减少了改革阻力⑤。洛夫莱斯（James Christopher Lovelace, 2003）则对新西兰公立医院法人化改革模式中的"隐性补贴"问题进行了反思，他认为尽管公立医院改革需要来自政府的融资支持，但要"避免产生改革的成本远远大于不改革的成本

① Harding, April & Alexander S. Preker, *A Conceptual Framework for the Organizational Reforms of Hospitals*, *Innovations in Health Service Delivery*, Washington, D. C.: The World Bank, 2003, p.56.

② ［英］亚历山大·S.普力克、［美］阿普里尔·哈丁:《卫生服务提供体系创新——公立医院法人化》，李卫平等译，中国人民大学出版社2011年版，第47页。

③ ［匈］雅诺什·科尔奈等:《转轨中的福利、选择和一致性——东欧国家卫生部门改革》，罗淑锦译，中信出版社2003年版，第65页。

④ G. Walt, "The Effects of Hospital on Medical Productivity", *The Rand Journal of Economics*, Vol.33, No.3, March 2010, p.29.

⑤ Grabam Scott, "Payments for Care at Private For-profit and Private Not-for-profit Hospitals: A Systematic Review and Meta-analysis", *Canadian Medical Association*, Vol.56, No.5, May 2011, p.78.

的问题"①。三是对中国公立医院改革成本问题的分析。萧庆伦（2008）指出，"政出多门"是当前中国公立医疗服务系统改革的一大阻力，并且中国当前正在运行的公共医疗卫生政策实际上是政府部门和公立医疗服务系统的既得利益者之间相互妥协的产物，而为了压缩公立医疗服务系统的改革成本，在全国范围内推广医疗总预算制度是可行的现实策略之一②。世界银行（2010）指出，由于中国政府对一些被列入改革日程的公立医院的补贴能力有限，造成中国的卫生资源利用不合理，成本效益低下，最终导致许多公立医院失去了进行改革的动力③。

2000 年以来，伴随着我国公立医疗服务系统中各种医疗腐败丑闻的频繁爆发，我国的医患关系也出现了迅速恶化的趋势，公立医疗服务机构的改革问题及其改革成本的分担问题也逐渐成为人们关注的焦点，并展开了相关的研究工作。彭望清、朱胤（2008）指出，当前导致中国医患关系紧张的根本原因是政府对医疗体制改革成本分担的失衡，而导致改革成本失衡的主要原因是政府将高额的改革成本转嫁给了医疗机构与患者，由此影响并"离间"了医患之间的关系④。宋燕、卞鹰（2011）从取消药品加成收入的视角对城市公立医院改革的社会成本进行了评估，并指出政府应通过改变医院原有的经济运行模式、明晰医疗机构的补偿方式、增设药事服务费和完善医疗保障制度改革等措施来适应社会发展的需要⑤。李玲（2010）认为彻底而全面地查清我国公

---

① Harding, April & Alexander S. Preker, *A Conceptual Framework for the Organizational Reforms of Hospitals*, *Innovations in Health Service Delivery*, Washington, D. C.: The World Bank, 2003, p.94.

② 张遇升：《关于中国医疗卫生体制的现存问题与改革措施：访哈佛大学公共卫生学院萧庆伦教授》，《医学与哲学》2008 年第 4 期，第 79 页。

③ 世界银行：《公立医院改革综述》，http://www.shihang.org/zh/country/china/research/2010/06/，2010 年 6 月 20 日。

④ 彭望清、朱胤：《浅析医疗体制改革中的成本分摊》，《中国医疗前沿》2008 年第 4 期，第 39 页。

⑤ 宋燕、卞鹰：《从药品加成收入分析城市公立医院改革的社会成本》，《中国药事》2011 年第 12 期，第 1179 页。

立医院的负债情况是实施公立医院改革的前提条件之一[①]。褚福灵和仇雨临(2012)等认同由政府承担公费医疗转轨成本的举措[②]。然而部分学者则认为,当前我国公立医院改革的核心问题是积极推进公立医疗服务系统的市场化改革,因为导致我国公立医院系统中各种医疗乱象产生的根源即在于此,而非是政府的财政经费投入多少的问题[③]。另一些学者对取消药品加成政策及其影响进行了讨论,如张妍(2012)指出,"以药养医"这个说法不够准确,其理由是根据相关测算结果,当前中国的药品加成收入的约73%被公立医疗服务机构用于发放药房医务人员的工资以及药品的日常维护等各项经费支出,而真正被医疗服务机构用于"养医"的药品加成收入不到药品加成收入总额的27%[④]。顾昕(2012)则指出,为了从根本上治理当前的药价虚高问题,我国政府应该在实施取消药品加成政策的同时,还应该废除当前正在实施的药品价格管制政策,因为这样做可以使"患者、公立医疗服务机构和医保基金"都能够从中获得收益[⑤]。周生来(2012)对当前试图单纯依靠取消药品加成政策的实施来解决"看病难、看病贵"问题的有效性提出了质疑,并提议在适当弥补因实施取消药品加成政策而引起公立医院的日常收入减少的同时,还应该对当前公立医院的运行机制进行重构,从而使得这些公立医院能够更好地适应市场经济运行规律[⑥]。另一些学者对取消药品加成政策的负面影响进行了分析。例如,丁强(2009)认为,"医生的积极性若不高,落实医改很难"[⑦]。但也有部分学者对当前中国各级政府所拥有的医疗财政补偿能力提出了质疑。例

---

① 李玲:《健康强国——李玲话医改》,北京大学出版社2010年版,第215页。
② 吴建华:《公务员医改成本50亿,仍享超国民待遇》,《投资者报》2012年2月5日。
③ 朱恒鹏:《放开民营医院管制,激活公立医院改革》,《南方都市报》2012年4月15日。
④ 张妍、郑思:《深圳公立医院将取消药品加成,称一年能省两亿》,《医院领导决策参考》2012年第10期,第38页。
⑤ 顾昕:《应取消15%药品加成》,《中国医院院长》2012年第1期,第48页。
⑥ 王君平:《取消公立医院药品加成,医院怎么补偿》,《人民日报》2012年4月26日。
⑦ 丁强:《将取消药品加成是休克疗法》,《南风窗》2009年第9期,第22页。

如,有学者指出,尽管目前加大各级政府对公立医疗服务机构的财政补贴力度已成为多数学者的共识,但遗憾的是我们很难发现政府机构制定的相关财政预算,这或许是因为政府的财政医疗支付能力有限所致①。更有学者对中国于 2015 年在全国范围内全面推广取消药品加成政策之后,由于相应的政策财政补偿缺位而可能引发的公立医疗服务机构的财务危机问题发出了预警②。

综上所述,现有关于公立医院改革成本相关问题的研究给本书奠定了理论基础,并在思维的路径和研究的技术路线方面提供了许多富有启发性的帮助。但是,由于医疗体制改革自身的复杂性以及涉及利益主体的多元性,国内外相关学者对公立医疗服务机构的改革成本等问题的研究在如下两个问题的研究方面有待深入挖掘:其一,既有文献大多是围绕公立医疗服务机构的转轨成本及其财政补偿等问题展开了理论层面的规范性分析,但在公立医院的改革成本估算及其计量模型的构建等方面亟待丰富;其二,学界对中国公立医院改革成本分担模式方面的研究相对较少。以上两个方面的内容构成了本书拟突破的关键问题。

二、公立医院改革的财政成本测算——以取消药品加成为例

尽管自 2012 年开始,国家先后出台了一些政策,并选择一些地区开展取消药品加成政策改革试点工作,但令人遗憾的是,当前却没有相关的测算方法可供本书参考。为此,本书只好依照下述思路来完成对我国公立医院改革成本的测算:本书首先对 2011 年以来我国公立医院获得的药品加成收入的总体数量及其变化趋势进行科学的估算与预

---

① 贾岩:《取消药品加成,财政补贴持续性成最大考量》,《医药经济报》2012 年 7 月 30 日。

② 王敏瑶:《取消药品加成的"后遗症"难以估量》,《中国卫生》2010 年第 11 期,第 26 页。

测,以便从中发现我国公立医院的药品加成收入的现状及其变化规律;然后,我们再估算我国公立医院在2012年以后实施取消药品加成政策之后可能减少的药品加成收入情况。

(一)我国公立医院的改革成本计量模型

1. 相关假设及其解释

假设I:本书假定公立医院的药品费用的价格是固定不变的,并且本模型仅将我国公立医院的年均住院患者的数量、每次住院花费的药品费用情况、每年的次均门诊数量以及年次均门诊药品费用等四个方面的因素纳入公立医院的改革成本计量模型,并且假设上述4个变量之间互不影响,也即它们都是相互独立的变量。

假设II:出于简化计算程序的需要,本书假定目前我国公立医院的药品加成率为一个特定的常数,也即药品的加成率为15%。

2. 我国公立医院的药品加成收入计量模型

在上述假设的基础上,我国公立医院的药品加成收入模型可用式(2.1)来表示:

$$I = F(C, Z, F_1, M, F_2) \tag{2.1}$$

在式(2.1)中,Z、F_1、M、F_2分别表示一组能够对我国公立医院的药品加成收入产生重要影响的4个关键变量:年入院患者的总人数、次均入院患者的药品费用、年均门诊患者的数量和次均门诊药品费用的数量等4个核心指标,并且假定常数C表示中国政府规定的公立医疗服务机构的药品加成率。在式(2.1)的基础上,我们根据以上4个关键变量各自能够对我国公立医院的药品加成收入产生作用的大小,构建出了我国公立医院的药品加成收入的计量模型,见式(2.2)。

$$I = (Z \times F_1 + M \times F_2) \times C \tag{2.2}$$

3. 公立医院因取消药品加成政策而减少的药品加成收入的测算模型

为了消除不确定性对公立医疗药品加成收入测算模型可能产生的不利影响,我们决定采用以下方案对我国公立医院的药品加成收入的数量进行计算:也即我们将 2011 年我国公立医院的药品加成收入视为参照系。同时,我们利用 2007—2011 年我国公立医院的药品费用的年均增长速度来测度 2012 年以后每年可能取得的药品加成收益。最后,再将采用上述方法测算出每年相应数值分别乘以药品加成率 15%,我们就可以计算出 2012 年以后各个年份我国公立医院因实施取消药品加成政策而付出的改革成本的数量。如果我们将上述测算思路予以模型化,则本书构建的我国公立医院的药品加成收入测算模型可以用式(2.3)的函数式来表示:

$$I_t = Y_{t-1} \times (1 + q) \times C \quad (t = 1,2,3,\cdots,T) \quad (2.3)$$

其中,I_t 表示第 t 年我国公立医院获得的药品加成收入,Y_{t-1} 代表第($t-1$)年我国公立医院的药品费用总收入,q 代表 2007—2011 年我国公立医院的药品费用年均增长率,C 代表我国政府规定的公立医疗服务机构的药品在销售过程中的平均加成率。

(二)关键变量的选取及其解释

1. 代表公立医院年入院患者人次数的变量:年均入院患者的人数(Z)

我们将 2007—2011 年 5 年期间我国公立医院的住院人次数视为可以代表每年入院患者人次数的指标。上述变量相关数据的主要来源是《2013 年中国卫生和计划生育统计年鉴》[1]。

2. 代表年入院患者次均药品费用的变量:出院患者年次均药品费用(F_1)

我们将 2007—2011 年 5 年期间我国每年住院患者的次均药品费用花费作为计量年次均药品费用数量的指标。上述变量相关数据的主要来源是《2013 年中国卫生和计划生育统计年鉴》[2]。

---

[1]　国家卫生和计划生育委员会:《2013 年中国卫生和计划生育统计年鉴》,中国协和医科大学出版社 2013 年版,第 126 页。

[2]　国家卫生和计划生育委员会:《2013 年中国卫生和计划生育统计年鉴》,中国协和医科大学出版社 2013 年版,第 101 页。

3.代表公立医院年门诊人次数的变量:年门诊人次数量(M)

受相关数据较为匮乏的影响,我们决定运用如下方法来计算我国公立医院的年门诊人次的数量:也即以 2007—2011 年 5 年期间我国公立医院的总诊疗人次数量作为"被减数"[1],而将 2007—2011 年 5 年期间我国公立医院年入院患者的数量作为"减数"。在上述假设的基础上,我们分别求出 2007—2011 年每年对应的"被减数"和"减数"的"差",该差值就是我国公立医院每年的门诊人次数量。

4.代表公立医院门诊药品费用的指标:年均门诊人次药品费用(F_2)

该指标的相关数据来源于《2013 年中国卫生和计划生育统计年鉴》[2]。

(三)我国公立医院改革的财政成本测算

1.实证结果与分析

在以上所作的中国公立医院药品加成收入测算模型及各变量指标选取的基础上,将所选的各个变量代入(2.2)式,可以得到中国公立医院 2007—2011 年的药品费用收入情况及相应年份的药品加成收入的估计值,见表 2-1。

表 2-1　我国公立医院的药品加成收入测算结果

年度	年入院患者人数(Z)		年均门诊数量(M)		年次均药费数量(元)		药品收入数量		药品加成收入数量	
	人数(万人)	增长率(%)	人次(亿)	增长率(%)	门诊(F_2)	住院(F_1)	年药费(亿元)	增长率(%)	加成收入(亿元)	增长率(%)
2007	6078.8	15.2	14.7	10	64.2	2069.6	2199.0	—	329.9	—
2008	6872.5	13.2	15.8	7.8	72.3	2349.1	2757.1	25.4	413.6	25.4

---

① 国家卫生和计划生育委员会:《2013 年中国卫生和计划生育统计年鉴》,中国协和医科大学出版社 2013 年版,第 116 页。

② 国家卫生和计划生育委员会:《2013 年中国卫生和计划生育统计年鉴》,中国协和医科大学出版社 2013 年版,第 100 页。

续表

年度	年入院患者人数（Z）		年均门诊数量（M）		年次均药费数量（元）		药品收入数量		药品加成收入数量	
	人数（万人）	增长率（%）	人次（亿）	增长率（%）	门诊（F₂）	住院（F₁）	年药费（亿元）	增长率（%）	加成收入（亿元）	增长率（%）
2009	7809.8	13.7	16.9	7.0	80.0	2573.0	3362.1	21.9	504.3	21.9
2010	8724.3	11.6	17.9	5.7	87.4	2784.3	3990.5	18.7	598.6	18.7
2011	9707.6	11.4	19.6	9.5	92.8	2903.2	4633.6	16.1	695.0	16.1
均值	7838.4	13.1	17.0	8.0	79.3	2535.9	3388.4	21.1	508.3	20.5

（表头中门诊为 F_2，住院为 F_1）

根据表 2-1 中得出的相关数值，我们假定 2011 年我国公立医院的药品加成收入情况为本书的参照系，也即令 Y_1 的取值为 4633.6 亿元；并且令 q 的取值为 21.2%，我们将相关数据分别代入式（2.3），就能够测算出自 2011—2020 年我国的公立医疗服务机构由于执行取消药品加成政策而带来的日常业务收入的减少数量情况，详见表 2-2。

表 2-2　我国公立医院的改革成本测算结果

年度	药品费用收入估算值		改革成本	
	年均药费（亿元）	增长率（%）	改革成本（亿元）	增长率（%）
2011	4633.60	21.2	695.04	—
2012	5615.92	21.2	837.50	20.46
2013	6806.50	21.2	1020.98	20.46
2014	8249.48	21.2	1237.42	20.46
2015	9998.37	21.2	1499.76	20.46
2016	12118.02	21.2	1871.70	20.46
2017	14687.04	21.2	2203.06	20.46
2018	17800.69	21.2	2670.10	20.46
2019	21574.44	21.2	3236.17	20.46
2020	26148.22	21.2	3922.23	—

2. 我国药品加成收入的测算结果与分析

我们将表 2-1 和表 2-2 结合进行分析，就可以发现我国公立医院的药品加成收入是其极其重要的日常收入来源之一,因为根据表2-2中的测算结果,我国公立医院的药品加成收入自2011年开始就已经达到了695亿元以上,而当年我国公立医院的数量是1.32万家①,以此数据进行推算,2011年我国平均每家公立医院通过药品加成而取得的日常收入达到527.31万元;而另一组相关数据则更能够充分证明药品加成收入对于当前我国公立医院是何等的重要。例如,在这里我们将原国家卫生部统计的2007—2015年期间我国公立医院的整体财务收支情况(见表2-3)和我们在上文中所估计出来的同等年份的我国公立医院取得的药品加成收入情况(见表2-2)进行对比和分析。通过上述比较可以看出,即使是在允许实施药品加成的条件下,在2007—2011年这一时期我国的公立医院虽然每年都可以取得一定数量的药品加成收入,但是在此期间每年我国公立医院的医疗收支余额却仍然是负数。比如说,我国公立医院在2011年取得的药品加成收入的数量是695亿元,但是由于当年我国公立医院的医疗收支结余是-552.5亿元,将上述两项财务指标进行收支相抵以后,可以计算出2011年我国公立医院药品销售收入的毛利润仅为142.5亿元。如果我们再将当前我国公立医院的药品加成收入的约73%是被用来作为维持药房正常运转,而仅有不到27%的药品收入是被当作"养医"经费的实际情况②,则我国的公立医院从药品加成收入中获利的可能性将会更小。

表2-3　我国公立医院的财务收支结构情况　　　(单位:亿元)

年度	收入数额	支出数额	收支结余额	收支结余率(%)	医疗收入	医疗支出	医疗收支结余	医疗结余率(%)
2007	4902.1	4786.2	116.3	2.4	2378.3	2711.7	-333.0	-14.0
2008	6090.2	5895.2	194.8	3.2	2914.3	3278.6	-364.0	-12.5

---

① 国家卫生部:《2012年中国卫生统计年鉴》,中国协和医科大学出版社2012年版,第97页。

② 张妍、郑思:《深圳公立医院将取消药品加成,称一年能省两亿》,《医院领导决策参考》2012年第10期,第38页。

续表

年度	收入数额	支出数额	收支结余额	收支结余率(%)	医疗收入	医疗支出	医疗收支结余	医疗结余率(%)
2009	7457.7	7115.1	342.5	4.6	3544.1	3911.2	-367.0	-10.4
2010	9011.4	8603.3	408.9	4.5	4330.4	4723.8	-394.0	-9.1
2011	11641.2	11231.2	410.0	3.4	5669.2	6221.6	-552.5	-9.7
2012	14212.7	13548.1	664.6	4.7	7917.6	8408.2	-490.6	-6.2
2013	16430.1	15675.9	754.2	4.6	9354.1	9931.3	-577.2	-6.2
2014	18842.8	17978.2	864.6	4.6	11802.1	11596.6	-205.5	-1.7
2015	20842.6	20208.4	634.2	3.0	13017.4	13263.2	-245.8	-1.9

资料来源:由笔者根据《2012年中国卫生统计年鉴》和《2016年中国卫生和计划生育统计年鉴》中的相关数值整理并计算而得。

对于这一问题,我们通过表2-2和表2-3中我国公立医院的历年收支余额及其变化趋势就可以看出来。比如说,2010年我国公立医院的收支结余和同期的药品加成收入分别是408.9亿元和598.6亿元,而2015我国公立医院的收支结余及其同期的药品加成收入则分别是634.2亿元和1499.76亿元,这充分说明来自药品销售的药品加成收入在维持我国公立医疗服务机构的正常运转方面发挥着相当重要的作用! 总而言之,我们认为当前在我国推行取消药品加成政策改革是存在一个隐含的前提条件的:那就是在实施取消药品加成政策改革的同时,必须出台相应的财政政策来对公立医疗机构由此减少的收入损失给予足额的财务补偿。否则的话,我国的取消药品加成政策改革将难以获得真正的成功。同时,我国一些地区的公立医院改革实践也已经证实,如果在公立医院改革过程中广大医务人员的积极性没有被充分调动起来,那么此项改革将难以取得预期的改革效果[1]。

三、公立医院改革的财政成本分担实践

为便于对我国公立医院改革的财政成本分担实践进行深入研究,

---

① 丁强:《将取消药品加成是休克疗法》,《南风窗》2009年第9期,第22页。

本书以我国 5 个具有代表性的取消药品加成改革案例及其补偿模式进行比较(见表2-4),从中找寻这些公立医院在改革的财政成本分担方面的经验与问题。

表 2-4　我国实施取消药品加成政策改革模式比较

试点地区及时间	改革成本分担举措	覆盖范围	实施效果
深圳市:2012 年 7 月	①政府财政兜底,但无直接财政补贴;②新增诊疗费由医保支付,2012 年支付 2.09 亿元,占医院收入的 17%;③增设医事服务费,门诊费用平均提高 12 元,住院费平均每日提高 37 元	仅限"医保"目录药品	2012 年 7 月,门诊次均药费下降 10.8 元
北京市:2012 年 7 月	①医保基金对医事服务费给予定额报销,每人次 40 元;②门诊的医事服务费分为 42、60、80、100 元四个等级。其中 60%用于增加医生收入,其中 30%分配给医生;③没有明确政府补贴	仅限"医保"目录药品	患者次均药费比改革前下降 100.44 元,下降约 30%
河南省洛阳市:2012 年 7 月	①县级财政对公立医院投入每年不低于 500 万元;②医保基金对调整后医疗服务费进行支付;③增设医事服务费,将价格调整总量控制在因取消药品加成收入的 80%	仅限基本药物(中药饮片除外)	基本药物的价格略有下降
山东省聊城市东阿县:2011 年 1 月	①县级财政补助资金 1800 万元,并且每年给予县医院 720 万元的贴息;②医保基金对调整后的医疗服务收费进行支付;③医疗服务提价增幅不得超过 2011 年药品合理价差的 80%	仅限基本药物(中药饮片除外)	住院药费比上年下降 17.7%,次均门诊费用增加 9%
云南省昆明市:2011 年	①计划于 2010 年 6 月至 12 月取消药品加成,按公立医院实行零差率销售金额的 15%进行补助;②由市财政以 2011 年采购金额为基数,并以 20%递增速度预留安排资金	仅限基本药物(中药饮片除外)	基本药物的价格比改革前略有下降
安徽省:2012 年 11 月	①收取诊察费(含挂号费);②增加政府财政投入	仅限基本药物(中药饮片除外)	次均药品费下降约 20%;医生无积极性

(一)中国一些试点地区分担改革的财政成本方面的主要做法

2003 年以来,由于人们对医疗改革呼声的日益高涨,我国政府决定在全国范围内选择一定数量的公立医院实施取消药品加成政策改革试点,其主要做法是对被纳入取消药品加成改革试点计划的公立医疗服务机构的收入来源结构进行适当调整。在实施药品加成政策改革前,我国公立医疗服务机构的收入来源主要包括医疗服务收入、药品加成收入和少量的政府财政补偿收入;而在实施取消药品加成政策改革之后,被确定为实施取消药品加成政策改革试点的公立医疗服务机构的收入来源将变成两个:即医疗服务业务收入和财政补偿收入。许多地方已经实施取消药品加成在内的公立医院改革,但由于中国目前在公立医院改革思路选择方面遵循的是渐进式改革路径,也即先选择一些地区进行试点,在取得一些经验后再推广开来的改革思路,我们很难取得整体的公立医院改革成本的分担模式,本书根据表 2-4 列出的中国一些地区实施药品加成政策后所采取的消化改革成本的做法进行了整理,可以得出中国目前在分担由于实施取消药品加成政策而带来的改革成本的主要做法如下:一是增设药事服务费,也即在取消药品加成政策的同时,增加药事服务费来弥补实施药品加成政策所导致的机会成本。深圳、北京、洛阳等地均采取此项政策来分担因实施取消药品加成政策带来的损失,如深圳市增设医事服务费,门诊诊金平均提高 12元,住院诊查费平均每住院日提高 37 元;北京市门诊的医事服务费分为 42 元、60 元、80 元和 100 元四个等级,其中的 60% 用于增加医生收入,其中 30% 直接分配给医生。二是将新增加的医事服务费纳入相关"医保"基金的报销范围。如深圳市明确规定,新增诊疗费由医保支付,2012 年支付 2.09 亿元,该项支出占当年医院总收入的 17%[①];北京市也规定"医保"基金对医事服务费给予定额报销,每人次 40 元。河南、山东等在实施取消药品加成政策时也将新增加的医事服务费纳入"医保"的报销范围。三是地方财政给予一定的补偿,但实施该项政策

---

① 张妍:《深圳公立医院将取消药品加成,称一年能省两亿》,《医院领导决策参考》2012 年第 10 期,第 21 页。

很多地方缺乏可持续性。例如,在表2-4中,山东省东阿县规定将取消药品加成后的医院损失的补偿额度列入县级财政预算,并在2012年县级财政对实施取消药品加成政策试点的公立医院给予补助资金1800万元;昆明市2011年市级财政安排900万元给予补助。

(二)现行的财政成本分担模式存在的问题

通过以上分析我们已经知道,药品加成收入是当前我国公立医疗服务机构维持其正常业务运转最为重要的收入来源之一。例如,本书的测算结果表明,2011年我国平均每家公立医院获得的药品费用加成收入高达527.31万元。而取消药品加成政策的实施必将使得公立医院减少该笔收入。为了弥补公立医院由此支付的改革成本,许多实施取消药品加成政策改革的地方已经采取一些政策来积极应对由此带来的损失。但是,总的来看,中国在分担公立医院的改革成本方面存在以下几方面的问题:

1.各级政府对公立医院改革的财政成本的分担职责定位问题

按照国家相关规定,财政部门应给予实施取消药品加成试点的公立医院一定的财政补偿,但本书发现,该项政策在贯彻过程中存在财政补偿不足或缺位问题。例如,在表2-4所列出的6个试点地区中,只有山东省东阿县明确规定将取消药品加成后的医院损失的补偿额度列入县级财政预算,并在2012年县级财政对实施取消药品加成政策试点的公立医院给予补助资金1800万元,同时承诺每年给予公立医院720万元的财政贴息;尽管昆明市2011年市级财政安排900万元给予补助,并承诺每年以20%的速度递增,但并没有将该项开支列入政府预算。而其他4个实施取消药品加成试点地区则没有对此作出明确规定,如深圳市尽管承诺政府财政兜底,但无直接财政补贴;北京市也没有出台相关的财政补贴规定。但由于中国公立医院的药品加成收入在其正常业务收入中占有较高的份额,因此,一旦取消药品加成而又不给予公立医院适当的财政补助,势必会影响其正常运营。相关专家已对该问题深表担忧。例如,部分已经实施取消药品加成政策的公立医院的院长普遍认为,在执行国家的取消药品加成政策的过程中,公立医院的药品销售业务从原来的"创收大项"变成了现在的成本支出项目,因为在取消药品加成的情况下,医院正常经营所需要的药品的储运和日常管理等项费用还得由医院自身来承担,而来自医疗服务诊疗费用的适量增加所带来的收入增量也仅可补偿公立医院因实施取消药品加成政策而造成的部分损失,由此造成的收支缺口急需政府的财政补贴来弥补①。广东省卫生厅副厅长对公立医院取消 15% 的药品加成会给医院带来的压力进行了测算,他指出,对于一个年均总收入为 4 亿元的公立医院来说,假定该医院的药品收入占其总收入的比率为 42%,并且将药品加成的比率假定为是 15%,那么该公立医院每年可以获得约 2400 万元的药品销售利润。但如果实施取消药品加成政策,该医院每年遭受的直接经济损失也就是 2400 万元。显然,实施取消药品加成政策改革无疑会在一定程度上对公立医院的正常运营带来巨大的经济压力②。更为值得关注的是,从发达国家的经验看,公立医院的发展必须有政府财力的支持。而中国在实施公立医院取消药品加成政策的试点过程中则没有明确中央和地方财政对公立医院的财政补偿责任问题,相反,却由试点地区根据自己的实际情况自行制定相关政策。为此,取消药品加成、财政补偿不到位所带来的"后遗症"难以估量,因为"不要说各级政府补不起,即便补得起,补偿定义在虚高药价基础上的加成是没有可续性的"③。现实中却经常发生实施取消药品加成的公立医院补偿不足甚至缺位现象。例如,山东省就是如此,该省主要领导在专题会议上甚至为此现场点名批评了个别县(市、区)④。因此,国务院医改专家咨

---

① 张妍、郑思:《深圳公立医院将取消药品加成,称一年能省两亿元》,《医院领导决策参考》2012 年第 10 期,第 38 页。

② 许定河:《取消药品加成困陷泥沼》,《中国医院院长》2009 年第 5 期,第 32 页。

③ 王敏瑶:《取消药品加成的"后遗症"难以估量》,《中国卫生》2010 年第 11 期,第 26 页。

④ 李钢:《山东 30 县试点取消药品加成,诊疗服务费将提高》,《齐鲁晚报》2012 年 10 月 25 日。

询委员会委员、上海复旦大学公共卫生学院教授胡善联曾指出,破除"以药养医"机制,最大的难点在于建立新的补偿机制①。

2. 公立医院改革的财政成本的转嫁问题

本书通过对一些实施取消药品加成政策的公立医院在化解该项改革成本实践的研究发现,许多公立医院在贯彻取消药品加成政策的同时,为了确保公立医院财务方面的收支平衡,将由此产生的改革成本进行了部分转嫁,归纳起来,目前中国实施取消药品加成政策试点的公立医院进行成本转嫁的途径主要表现为以下三个方面:

一是将以新增设的医事服务费形式表现出来的改革成本转嫁给"医保"基金。我们知道,国家允许设立医事服务费的初衷是使得"医疗服务的价格既能体现医务人员的技术劳务价值,又能有效调动医务人员的积极性"②。但来自山东省东阿县的实践结果却显示,"诊疗费提高后,部分新农合将实行全额报销,提高的服务收费或给新农合和医保带来巨大的压力"。③ 针对上述问题,北京市人力资源和社会保障局副局长指出,如果全市都施行医事服务费,医保要多支出 13 个亿④。可见,如果不能妥善处理该问题,由此产生的结果却可能是,一些公立医院在迫于来自政府的压力而执行取消药品加成政策的同时,想方设法将由此带来的损失通过各种更为隐蔽的手段向患者转嫁,从而难免落入"拆东墙补西墙"的公共政策困境⑤。

二是诱发了公立医院检查费用的陡然提高问题(也即将改革成本转嫁给患者)。统计数据显示,2012 年以来,随着中国在一些地区的公

---

① 李钢:《山东 30 县试点取消药品加成,诊疗服务费将提高》,《齐鲁晚报》2012 年 10 月 25 日。

② 曹凤芹:《山东药品加成取消后,医疗技术服务费纷纷提高》,《经济导报》2012 年 12 月 5 日。

③ 曹凤芹:《山东药品加成取消后,医疗技术服务费纷纷提高》,《经济导报》2012 年 12 月 5 日。

④ 黄水来:《多地医院拒收医保病人称挣不到钱》,《中国青年报》2013 年 1 月 11 日。

⑤ 许定河:《取消药品加成困陷泥沼》,《中国医院院长》2009 年第 5 期,第 32 页。

立医院推行药品零加成率政策,在药费占比略有下降的同时,检查费用在患者的医疗总费用中所占的比率却呈现出明显上升的态势①。而最近媒体揭露的相关数据也印证了本书的论断。据报道,"胸透"是目前医学检查常用的辅助诊断方法,中国的使用率高达61%,但在美、日等发达国家均已淘汰,英国的使用率仅为0.2%②。徐凌忠的调研结果则证实,不少试点取消药品加成改革的县(市)要想做到补偿及时到位还是有困难的,再考虑到"医患双方的信息不对称,哪些检查该做、哪些不该做,患者自己很难分辨"③。因此,当医院收入不能保障,并且医院对医生考核办法不变的情况下,医院和医生势必想出各种"增收"办法,以弥补收入减少的部分。"所以,政府财政补贴及时到位才是最重要的,否则,很难有效降低患者负担。"④

三是一些试点取消药品加成的地区将改革成本转嫁给下级政府或单位。由于长期以来中国中央与地方的"财权"与"事权"的关系还未理顺,许多地方政府在取消药品加成政策需要承担的财政补偿方面的职责不积极作为,因为该项政策试点项目往往不能立即给地方精英带来好处,因此地方政府缺乏积极推动该项改革的动力。下面我们以安徽某县2010年公共医疗财政支出预算为例佐证上述观点。2011年以来,曾经轰动一时的安徽"综合医改模式"事实上就面临着地方财政支出力度不足问题。安徽省在"医改"过程中推行了对基层医疗机构因实施"零加成"药品销售而带来的收支差额进行财政补助的制度,但中央政府在该类财政补贴的责任分担方面相对欠缺。相关调查数据表明,该县计划用于所辖乡镇公立医疗机构的财政补

---

① 国家卫生部:《2012年中国卫生统计年鉴》,中国协和医科大学出版社2012年版,第102页。

② 董彩红:《医院放射检查潜规则,经济利益作祟致检查泛滥》,《东方今报》2012年12月24日。

③ 李钢:《山东30县试点取消药品加成,诊疗服务费将提高》,《齐鲁晚报》2012年10月25日。

④ 李钢:《山东30县试点取消药品加成,诊疗服务费将提高》,《齐鲁晚报》2012年10月25日。

贴预算数是 2628.54 万元,该项支出占所有乡镇公立医疗机构当年总收入的 32.53%,但当年来自中央财政的医疗公共支出的比率却小于 31.82%①。由此可见,在中央和地方的关系方面存在着较为严重的"财权"和"事权"不对等利益博弈问题,因为中央政府在该博弈中居于优势地位。相应地,地方政府为了减轻自身的财政压力,也效仿中央政府的做法而将其所承担的医疗财政支出的压力向更为基层的机构进行转嫁。例如,安徽某县推进基层公立医疗机构综合改革所需要的总经费为 3185.16 万元,其中,省级财政、市级财政、县级财政和乡镇财政各自分担的经费额分别是 1112.28 万元、121.7 万元、1907.29 万元和 43.7 万元,显然,可以看出省级和市级别政府承担的支付比例明显过小,而县级政府承担的比率相对过高,因而存在财政责任向下转嫁的迹象。但是目前许多地方政府却缺乏分担来自上级政府的财政成本转嫁的财政能力,即便是相对发达地区的基层政府也存在类似问题。例如,深圳市若要推行取消药品加成政策,市级和区级财政需要共同承担 6 亿元的财政资金来弥补公立医院由此导致的药品收入损失,尽管市级政府具有分担该笔财政补贴的能力,但是一些相对落后的地区级政府则显得财力不足②。

3. 公立医院改革中由于财政成本分担失衡引发衍生改革成本急剧上升

自 2012 年 7 月中国开展公立医院改革取消药品加成试点工作以来,尽管一些地区在分担改革成本等方面已进行了一些有益的尝试,但是从整体上来看,我国公立医院改革的进程极其滞后是一个不争的事实,而医疗卫生政策的决策层在公立医院改革过程中所采用的"时间赎买"改革策略是导致当前我国公立医院改革极其缓慢的主要原因之一。所谓的"时间赎买"策略是指在财政约束的条件下,尽量把难度和

---

① 许定河:《取消药品加成困陷泥沼》,《中国医院院长》2009 年第 5 期,第 32 页。
② 许定河:《取消药品加成困陷泥沼》,《中国医院院长》2009 年第 5 期,第 32 页。

阻力较大的改革步骤往后顺延①,其实质是一种财政上的机会主义行为。这种行为缓解了政府在转型初期的财政融资压力,有助于较为平稳地推进渐进式改革的进程。但是,这种"时间赎买"策略尽管可以使得政府部门在短期内取得财政成本最小化的改革目标,然而相关研究也已经证明,从长期来看,"时间赎买"策略也加大了政府部门在未来出现财政风险的可能性②。对此,中国医药企业管理协会会长于明德将公立医院改革缓慢的原因归结为"很多部门之间的利益纠葛于其中"③。诚然,于明德的观点有一定道理,但本书认为,由于我国医疗卫生政策的宏观决策层在如何推进公立医院改革问题上没有取得一致性的意见,因而只得采用"分级制试验"的折中策略,并且"分级制试验"是中国公共政策决策层长期以来在缺乏改革共识情况下的一贯做法。自然,关于卫生政策的决策也不例外。例如,根据美国著名的中国问题专家兰普顿(David Lampton,2006)的研究,即便是在"大跃进"这样非常"激进"的时期,当时中国国内的公共政策决策方面仍是"政出多门",并且在医疗卫生政策的决策权的分割等问题上存在着众多的利益冲突和政治上的相互妥协等问题④。由此可见,中国的决策层在医疗保健政策制定方面的确存在非一致性问题。而为了化解这种观点冲突,实施政策实验则是必然选择。德国学者韩博天(2010)也指出,"分级制试验"是理解中国政策制定过程的关键⑤。中央决策层在缺乏改革共识的情况下,只得允许各地选择若干个城市先进行公立医院改革

------

① 卢文鹏:《中国经济转型中的政府担保与财政成本问题研究》,复旦大学 2003 年博士学位论文,第 78 页。

② 卢文鹏:《中国经济转型中的政府担保与财政成本问题研究》,复旦大学 2003 年博士学位论文,第 78 页。

③ 黄佩:《公立医院改革慢如牛,基药招标"变味"绊住医改》,《广州日报》2011 年 11 月 30 日。

④ [美]大卫·M.兰普顿:《"大跃进"时期的医疗政策》,《科学文化评论》2006 年第 1 期,第 41 页。

⑤ [德]韩博天:《通过实验制定政策:中国独具特色的经验》,《当代中国史研究》2010 年第 5 期,第 103 页。

试点。世界银行(2010)曾指出,中国公立医院改革的主要动力来源是地方(省市级)官员,而不是在中央指导、控制或评估下进行的。这些改革措施很少推广到其他省份,并且对政策的评估不足①。但是,在中国目前的政治体制内进行这种分级制的政策实验存在一个关键的难题,也即如果实验项目不能立即给地方精英带来好处,用实验推动改革的成功机会为零②。这也许是中国公立医院改革进展缓慢的主要原因。为此,韩梅颖(2011)指出,"我们的改革,顶层设计是非常重要的。第一,坚定不移地推进改革。第二,改革一定要有顶层设计,杜绝改革的部门化和碎片化"③。针对上述问题,郑秉文(2012)也指出,国家应该实施"一揽子"改革。就是说先进行制度的顶层设计,然后从某个时点开始运行,"不要今天弄了这个,明天再弄那个,不要没完没了的所谓试点,没那个必要"④。由此可以推断,为了推动中国的公立医院改革进程,尽快形成改革共识,进而解决"顶层设计"缺乏问题是当前面临的主要问题。

四、破解公立医院改革的财政成本的对策

(一)尽快明确政府应承担的公立医院改革的财政成本的数量

通过以上分析我们已经知道,在当前实施的取消药品加成政策改革过程中,选择何种方法才能够妥善解决我国公立医院的改革成本问题已经成为影响该项改革进度的关键问题之一。本书通过文献梳理发现,当前有以下三种方法可以为解决上述问题提供参考:一是增加政府财政转移支付的数量;二是将国有资产私有化;三是由政府负责公开发

---

① 世界银行:《如何解决公立医院系统存在的问题》,见 http://www.shihang.org/zh/country/china/research/2010/,2010 年 6 月 20 日。

② [德]韩博天:《中国经济腾飞重点分级制政策实验》,《开放时代》2008 年第 5 期,第 31 页。

③ 周海滨:《改革不能部门化碎片化》,《中国经济周刊》2011 年第 27 期,第 42 页。

④ 郑秉文:《养老金制度不能继续"打补丁"》,《新京报》2012 年 12 月 26 日。

行认购券①。由于采用后两种方法极易带来较大的政治风险和金融风险,因此,采用第一种方法(增加财政转移支付)来化解当前我国公立医院的改革成本支付难题较为稳妥。但是令人忧虑的是,直到目前为止,中央政府相关部门仍没有出台相关的文件来明确划分各级政府应当承担的因实施取消药品加成政策改革而产生的改革成本的数量及其比例。而在全国各地的取消药品加成改革试点过程中,各个地区之间的相关政府部门各自分担的该项改革成本的比例和数量也存在较大的差别,甚至出现了部分地区在实施取消药品加成改革试点过程中将改革成本向外转嫁的现象。从本书所获得的相关资料来看,除了少数地区外,很多试点地区将实施该项政策的改革成本转嫁给"医保"基金或者仅仅承担部分财政补贴成本,这样做的结果往往是挫伤了公立医院以及公众支持改革的积极性。显而易见,由国家相关部门出面制定相关文件,并以立法的形式来厘清各级政府在公立医院改革过程中应当分担的改革成本的比例与数量已经迫在眉睫,其确定原则可以按照"事权"与"财权"对等以及"收益"与"成本"对等的原则来实施。当然,本书发现,由于中央政府是公立医院改革的最大间接受益者,因此中央政府理所应当是该项改革的改革成本的最为重要的承担主体之一。但在推行取消药品加成政策改革试点过程中,一些地方政府却将改革成本的分担责任通过各种方式向医疗服务机构或者"医保"基金转嫁,上述做法在实践中势必遭到来自公立医疗服务机构的各种变相抵制,甚至引发部分医疗服务机构"拒收医保病人"②。由此可见,妥善解决我国公立医院改革的财政成本分担问题已刻不容缓。基于以上考虑,我们建议采取如下措施来破解公立医院改革的财政成本分担难题:其一,中央政府应该明确规定各级政府各自应当分担的财政成本的比例及其具体的数值,并且要严禁各级政府将该项成本通过各种方式变

① 王卫国:《专家谈养老改革,建议事业单位和公务员同时进行》,《南方都市报》2013年1月8日。

② 黄水来:《多地医院拒收医保病人称挣不到钱》,《中国青年报》2013年1月11日。

相地向公立医疗服务机构或"医保"基金转嫁。同时,上述改革成本转嫁问题的发生,说明一些地方政府已经开始采用"弱者的武器"("虚假顺从")①来规避公立医院改革的财政成本支付责任,虽然它们不敢公开反对公立医院改革,但是它们可以运用"不合作和欺骗"等方法来弱化该项改革的推行,结果使得我国公立医院改革的目标难以实现。其二,应拓展我国公立医院改革成本的筹资渠道。比如说,可以适度提高国有企业上缴中央财政的税收和利润的比率,并将该笔增加的财政收入全部用来解决公立医院改革的财政成本补偿不足问题。本书提出的相关建议已经获得部分学者的一致认同②。

(二)应警惕渐进式改革引发的衍生成本增加问题

早在 2000 年,中央政府在《关于推进城镇职工医疗与卫生体制改革的若干指导意见》中就提出了解决公立医院的"以药养医"问题,从而开启了中国"渐进式"公立医院改革的进程。若从历史学的角度来考察中国的公立医院改革进程,我们可以发现中国的公立医院改革实际上已经陷入"钱穆制度陷阱"之中③。也即是说,当某个制度在运行过程中出现某个问题之后,再出台一个新的制度来弥补原有制度的缺陷,如此这样循环下去的结果必然是,"制度越容易出现漏洞,而且也越容易失去效率"④。事实的确如此,根据不完全统计,自 1979 年原国家卫生部提出"只给政策不给钱"公立医疗服务机构改革思路开始算起,到 2016 年年底为止仅由中央政府发布的有关公立医院改革的文件数量就达到 70 个以上,但是公立医院的改革效果仍然欠佳,并且改革的时间成本也已经耗费了 37 年,但这样做的最终结果却是使得原有的公立医院改革方案变成了被打了很多"补丁"的新衣服。为了确保公

---

① [美]詹姆斯・C.斯科特:《弱者的武器》,郑广怀等译,译林出版社 2007 年版,第35 页。

② [美]鲍勃・戴维斯:《中国收入分配改革方案一再难产》,《华尔街日报》(中文版)2013 年 1 月 8 日。

③ 代志明:《新医改热中的若干冷思考》,《现代经济探讨》2008 年第 1 期,第 88 页。

④ 何乐:《再起步:医改路途维艰》,《中国市场》2006 年第 11 期,第 22 页。

立医院改革能够跳出"钱穆制度陷阱"问题,我们必须抛弃在各类改革过程中常用的"渐进式"改革思路,而采用"激进式"的改革思路来推进我国的公立医院改革进程。其理由是,"渐进式"改革容易导致公立医院改革陷入"钱穆制度陷阱",并且还极易患上"试点成瘾"症,结果使得公立医院改革往往错过了改革的最佳机会,而当前我国公立医院改革面临的现实困境即是很好的证明;而"激进式"改革则具有节省改革时间以及各种核心的制度安排能够及时到位等优点,从而克服了"渐进式"改革模式存在的上述致命性缺陷。基于以上情况,本书认为应采用"激进式"改革模式来防范"渐进式"改革所引发的公立医院改革的各种衍生改革成本迅速累积的问题。否则的话,若等到当前公立医疗服务系统中的既得利益集团的利益分配格局被固化,就会对公立医院改革带来较强的"钳制力"①,我国的公立医院改革将更加难以推进。

(三)应确保公众在公立医院改革进程中的参与权和知情权

相关研究证明,在公共政策制定过程中,公众参与程度的大小直接关系到该项公共政策能否被顺利实施②。而公立医院改革政策也是如此。让他们充分了解公立医院改革的流程及其最终结果,从而消除公众对改革的诸多顾虑,这也在一定程度上弱化了公立医院改革的阻力。郑永年指出,中国要推动改革,就必须"要打开'城门',走向社会"③。由此可见,确保公众特别是公立医院职工对改革的知情权、参与权是改革成功的前提。基于以上考虑,我们认为中国政府应建立相应的公立医院改革政策的参与机制和参与渠道,以便于让广大医务人员能够真

① 熊志军:《经济转轨时期政府职能转变的难点与对策》,《中国党政干部论坛》2014年第10期,第46页。

② [美]韦默:《公共政策分析:理论与实践》,刘伟译,中国人民大学出版社2013年版,第45页。

③ 郑永年:《中共可以重拾人民的信心和信任吗?》,《联合早报》2013年1月8日。

正参与到中国公立医院改革的相关政策设计过程之中,以激发起他们参与公立医院改革的积极性①。

然而我国的公立医院改革实践却恰恰相反。例如,在我国公立医院的取消药品加成改革的政策制定及其试点过程中,包括广大医务人员在内的社会公众并没有真正参与到该项政策的制定过程之中。众所周知,当前能够有机会参与或者影响公立医院改革政策设计的大多为所谓的"社会精英",而社会公众却被排除在该项改革政策的制定过程之外。由于缺乏相应的利益制衡和利益分享机制,再加上广大医务人员和社会公众被排除在该项政策设计过程之外,由此产生的结果往往是,这种由政府和社会精英领导的公立医院改革必然出现体制性腐败问题,其原因是在缺乏社会公众参与的情况下,公共政策的制定者凭借其对政策的主导权和执行权将最大化其自身的利益,其惯用做法是通过各种手段将公共资源转变成机构利益或者个人利益②。结果导致广大社会公众的利益诉求很难得到有效的保障。为此,陆定一之子陆德最近指出,"改革不能单纯利用党内的力量,还要让人民参与其中"③,否则就会形成既得利益集团。有学者通过研究发现,卫生行政部门和规模较大的公立医院是我国现行的医疗卫生政策的两个最为主要的利益集团,并且上述两个利益集团出于维护自身利益的需要,它们在公共医疗卫生政策制定过程中经常相互支持。事实上,卫生行政部门和大型公立医疗机构已经变成我国公立医院改革的最大"阻碍力量"④。而当前我国正在实施的取消药品加成政策改革难以取得预期效果,就与上述两大利益集团通过各种手段实施的变相抵制有很大的关系。因

---

① Lancet,"Chinese Doctors Are under Threat", *Lancet*, Vol.376, No.9742, August 2010, p.657.

② 程诚、闫东玲:《新医改背景下我国医疗腐败的新动向及其防治策略》,《医学与社会》2014年第4期,第50页。

③ 陆德:《经济转型的瓶颈是政改滞后》,《炎黄春秋》2012年第6期,第25页。

④ 蔡江南:《政府回购民营医院与医改背道而驰》,《中国社会保障》2010年第12期,第84页。

此,将广大医务人员等社会公众吸纳到我国公立医院改革的政策设计及其执行过程之中已势在必行。

第二节　公立医院的"改制"成本及其分担问题

一、研究背景

2009 年以来,随着中国经济体制改革的不断深入,中国的医疗体制改革也在缓慢推进。同时,为了适应医疗服务多元化供给的需要,以及减轻地方政府的公共医疗财政支出负担,一些地区已经实施了旨在提高医疗服务供给效率的公立医院"改制"(所谓公立医院改制:是指以公立医院的所有权、使用权、收益权和处置权等产权的变更为核心,并且以转让公立医院的所有权或者对公立医院实施股份制改造为主要特征的公立医院改革形式①。一般来说,公立医院改制通常会带来以下三种"改变":一是改变公立医院的形态,即改变医院的资本组织关系和治理结构;二是改变公立医院的股权结构;三是改变公立医院的内部激励机制及其相关制度等②)试点工作。在这些公立医院改制模式中,又以宿迁市、洛阳市、新乡市和菏泽市等 4 个城市推行的公立医院改制实践在全国产生的影响最大。为了对上述 4 个城市的公立医院改制实践进行深入分析,我们不妨将它们分别简称为"宿迁医改""洛阳医改""新乡医改"和"菏泽医改"。相关研究已经证明,推进公立医院改革具有以下三个方面的优点:一是可以提升被改制医院的医疗服务质量及其服务效率;二是可以降低地方政府的医疗财政支出压力;三是为私营医疗服务机构的发展提供了机会,因为改制可以拓宽医疗服务

---

① 和经纬:《中国公立医院民营化的政治经济学逻辑》,《中国行政管理》2010 年第 4 期,第 117 页。

② 谢玉凤、曹健:《医院产业资本运作与集群化》,中国青年出版社 2013 年版,第 191 页。

的供给渠道①。但是,在中国现有的行政管理体制下,地方政府官员实施公立医院改制的政治风险较大,因为面临被改制的公立医院大多数是计划经济时代的产物,若对这些公立医院实施改制必然触及国有资产变更以及医院职工安置等社会敏感问题。因此,尽管实施公立医院改制的主要目的是通过引入竞争机制来提高被改制公立医院的服务效率,以便于更好地满足社会公众日益增长的医疗服务需求②,但是中国公立医院改制的整体进度仍然较为迟缓,并且已经远远不能满足人们多样化医疗服务需求的现实需要。为此,在 2013 年年底,党的十八届三中全会审议并通过了《中共中央关于全面深化改革若干重大问题的决定》,该决定明确指出,在未来的一段时期内,建议对中国的公办事业单位进行去行政化改革,并提出要稳步推进事业单位的改制工作;该决定还提出了鼓励社会力量参与医疗服务体系的建设,允许社会资本以各种适当的方式参加各类公立医院的改革与优化、重组工作。与此同时,该决定还提议允许各级政府将各种民营医疗机构纳入到"医保"定点范围之内。而在 2014 年 4 月 9 日,国家发展与改革委员会、国家卫生和计划生育委员会以及国家人力资源和社会保障部共同签发意见,明确规定民营医疗服务机构按照市场需求状况可以自行制定其提供的医疗服务的价格,并再次强调要采取多种有效方式来激发社会资本投资医疗服务领域的积极性③。上述文件已经激发起一些企业家投资医疗服务行业的兴趣,以下两个标志性事件的出现足以说明中国的医疗服务领域将迎来新一轮的变革:一是著名民营企业家刘永好计划实施产业战略转型,并积极介入到医疗服务供给领域④;二是全国最大的民营医疗集团——凤凰医疗集团的股票于 2013 年 11 月 29 日成功

---

① 朱晓红:《公立医院民营化中的政府责任》,《华南理工大学学报》2013 年第 1 期,第 39 页。

② 夏金彪:《公立医院面临改制难题》,《中国经济时报》2004 年 6 月 30 日。

③ 林火灿:《民资办医之门再拓宽》,《经济日报》2014 年 4 月 11 日。

④ 贺骏:《刘永好看好大数据发展空间,发力医疗产业效仿马云做平台》,《证券日报》2014 年 6 月 23 日。

在中国香港挂牌上市并受追捧,从而引起较大的"羊群效应"①。为此,有学者指出,未来五年是中国公立医院改制与并购的窗口期,中国将迎来新一轮公立医院改制的热潮②。制度演化理论表明,推进任何一项改革都需要耗费一定的改革成本,而公立医院改革也应遵循这一制度演进规律。同时,我们通过对我国三十多年以来公立医疗服务机构改制实践的研究发现,只有妥善解决好公立医院改制过程中的改革成本问题,特别是那些留存于原来公立医院中的冗员的安置问题,公立医院改革或改制才有可能顺利进行。否则的话,公立医院改革或改制可能会因为引起这些公立医院冗员的强烈抵制和反对而无法顺利实施。但目前学界有关中国公立医院改制成本的总体规模及其测度方面文献相对不足,尤其是对公立医疗服务机构由于实施改制而产生的富余人员安置费用测度方面的资料更为少见。基于此,本书以公立医疗服务机构因实施改制而产生的富余人员的安置费用为例,对当前我国公立医疗服务机构实施改制而需要支付的改革成本进行系统的研究。

二、公立医院"改制"问题研究述评

我们知道,世界上几乎所有的国家和地区都有数量不等的公立医院,但这些公立医院都不同程度地存在着效率低下和质量低劣等问题。随着人们健康意识的逐渐提高以及新公共管理运动在西方国家的迅速发展,医疗服务体制改革自 20 世纪 80 年代起就成为学界关注的焦点之一。例如,有学者提议将民营化改革思路引入到对公立医疗服务机构的治理机制改革之中③。还有学者建议应该打破政府对公立医院服务机构的垄断,并主张运用竞争机制来提升公立医疗服务机构的服务

---

① 张泉薇:《押中政策,凤凰医疗上市大涨》,《新京报》2013 年 11 月 30 日。
② 吕宁:《对公立医院改制的几点思考》,《卫生经济研究》2015 年第 4 期,第 16 页。
③ [美]E.S.萨瓦斯:《民营化与公私部门的伙伴关系》,周志忍译,中国人民大学出版社 2002 年版,第 238 页。

质量及其运行效率。因此,分散化、集中所有制形式并存,以及工作的更大选择性和组织之间的竞争,可以调动医生和其他医务工作者的积极性①。基于对新西兰和英国公立医院改革案例的研究,西纳(Ian Thynne,1995)发现,由于公立医院法人化(公司化)改革在增加组织运营的灵活性的同时,也保持着一定程度的政治问责与控制机制;由于公立医疗服务机构的法人化过程的实质是向私营化转变的中间环节,因此对于部分暂时无法私营化的公立医疗服务机构来说,可以考虑对其实施法人化改革②。哈丁等(April Harding 等,2003)提出了实施公立医疗服务机构民营化改革的三个方法:其一,如果外部的监管条件较好,可以考虑引入现有的民营机构来推进公立医疗服务机构的民营化;其二,采取有效措施以促进现有的民营医疗服务机构的快速发展;其三,将医疗服务机构从官办向民营转变。除此之外,他们也给出了医疗服务机构从公立向民营转变的具体的交易类型③。而当代杰出的管理学大师詹姆斯·钱皮(James Champy,2013)认为,“医疗服务行业重组势在必行,而且必须由临床医生实施。倘若没有临床医生的努力和领导,任何政府人员(即便是在‘国家医疗改革’的支持下)均无法降低成本、提高服务质量”④。但也有学者提出应当警惕过度的公立医疗服务机构民营化可能带来的潜在危害,其依据是“私有化也存在缺陷”⑤。同时,美国哈佛大学的萧庆伦(1994)也指出,对供方(保险、医疗机构)实行民营化改革将导致医疗服务机构的双重化,这种双重体制不仅不

① [匈]雅诺什·科尔奈等:《转轨中的福利、选择和一致性——东欧国家卫生部门改革》,罗淑锦译,中信出版社 2003 年版,第 21 页。

② Ian Thynne, "Basic Concepts and Issues", in Ian Thynne (eds.), *Corporatization*, *Divestment and the Public - Private Mix*, Hong Kong, International Association of Schools and Institutes of Administration, 1995, pp.6–8.

③ Harding, April & Alexander S. Preker, *A Conceptual Framework for the Organizational Reforms of Hospitals*, *Innovations in Health Service Delivery*, Washington, D.C.: The World Bank, 2003, p.19.

④ [美]詹姆斯·钱皮、哈里·格林斯潘:《再造医疗——向最好的医院学管理》,张丹等译,机械工业出版社 2013 年版,第 13 页。

⑤ [德]魏伯乐等:《私有化的局限》,周缨等译,上海三联书店 2006 年版,第 2 页。

能削减医疗服务成本,反而促使医疗服务成本升高,并降低其服务效率①。

在国内,学界对公立医院产权改革的讨论源于 20 世纪 90 年代。1999 年 4 月,在一次主题为"中国卫生改革理论与政策"的学术研讨会上,部分学者提出了对我国的公立医疗服务机构实施产权改革的政策建议②,但是,由于医疗保健服务天然蕴含的公益性特征,结果导致学界在公立医院改制这种高度市场化的改革路径问题上存在较大的争议,并在公立医院改革问题上形成了"政府主导派"和"市场主导派"两大不同的学术观点。李玲(2006)等学者对一些地方的公立医院"改制"实践持质疑态度,他们认为医疗服务行业具有特殊性。因此,我国一些地方政府将公立医疗服务机构民营化的做法不符合社会经济发展的内在规律③。还有学者提出在公立医院改革路径的选择问题上,当前要警惕对产权改革过度"迷信"可能引发的社会风险,尤其要防范"暴力改制"现象的发生④。针对当前"医疗服务的民营化是医疗费用高涨的罪魁祸首"的论断,一些学者则进行了批驳。例如,顾昕(2008)认为,公立医疗服务机构的民营化是未来国际范围内治理机制改革的客观趋势,但是,当前我国一些地方政府在推进公立医院改制过程中对部分公立医疗服务机构"一卖了之"的做法似乎欠妥,因为在实施公立医院改制过程中,政府必须设立准入标准⑤。朱恒鹏(2012)提出了公立医院转为营利性医院存在制度性壁垒问题,他建议政府应在"医保"定点和土地性质的产权变更等方面给予民营医院同等的国民待遇。尽

---

① Hsiao,W.C. "Marketization:the Illusory Magic Pill", *Health Economics*, Vol.6, No.4, November 1994, pp.351-357.

② 谢玉凤、曹健:《医院产业资本运作与集群化》,中国青年出版社 2013 年版,第 189 页。

③ 李玲:《北大课题组宿迁医改调研报告》,《中国青年报》2006 年 6 月 22 日。

④ 夏小林:《所有制结构、公立医院改制和劳工权益》,《管理世界》2005 年第 11 期,第 111 页。

⑤ 顾昕:《走向全民医保——中国新医改的战略与战术》,中国劳动社会保障出版社 2008 年版,第 269 页。

管如此,朱恒鹏通过对江苏省宿迁市公立医院改制效果的评估后指出,宿迁市的医疗卫生体制改革取得较好的改革效果,因此,公立医院的民营化改革应当是当前中国公立医院改革的主要方向①。刘国恩(2013)通过研究发现,按照中国每日诊断量和医务人员总数计算,每人每天只需诊断7—8个病人;而"美国则是十几个病人,这说明中国大量的医务人员在行政岗位上,并没有真正从事医疗服务工作,而行政人员过多则会造成公立医院的财务负担过重,因此不得不将更多的经济压力分担到从事医疗服务的人员身上"。刘国恩据此认为,中国公立医院的行政管理人员过多,"去行政化会直接减轻医院负荷"②。蔡江南(2015)对中国需要"改制"的公立医院的合理比例关系进行了估算,他认为中国未来较为合理的分配格局是"社会医院能够占到中国所有医院的50%,而公立医院大约占30%,民营医院占20%"③。另一些学者在公立医院改制问题上持中立的态度。石光、谢欣(2004)等学者基于实证调查的数据,揭示了公立医院改制的内在动力机制,并提醒政府决策部门要注意转换医院职工的身份,减少改革的成本④。杜乐勋(2004)总结了中国各地实施公立医院产权改革的经验与教训⑤。针对当前中国公立医院民营化过程中出现的一些问题,詹国彬(2009)认为应当对中国公立医院改制过程中出现的一些亟待解决的问题进行理性的思考,但是,我们不能因此而彻底地否认实施公立医院产权改革所具有的"工具性价值"⑥。王雁红、詹国彬(2011)对我国公立医院民营化

① 朱恒鹏:《公医转营利需闯重关》,《中国医院院长》2012年第9期,第91页。
② 刘国恩:《提高医疗服务供应不能只走公立体系一条道》,《中国卫生政策研究》2013年第9期,第41页。
③ 蔡江南:《取消编制,解放医生》,《中国卫生》2015年第7期,第32页。
④ 石光、谢欣:《公立医院改制的动力、特点与相关政策》,《中国卫生资源》2004年第11期,第267页。
⑤ 杜乐勋等:《中国医院产权制度改革操作技巧》,中国协和医科大学出版社2004年版,第412页。
⑥ 詹国彬:《公立医疗机构民营化改革的模式及其比较》,《公共管理学报》2009年第4期,第61页。

带来的公共价值和道德风险问题进行了探讨,并提出了应对上述改革风险的措施①。

现有文献关于公立医院改制问题研究,在为中国当前的公立医院改制问题提供理论指导的同时,也对本书具有许多富有启发性的借鉴意义。但是,现有研究大多局限于理论研究,或者仅仅是基于某个公立医院改制个案所进行的分析,从而缺乏针对全国范围内的公立医院改制成本问题的度量与评估。基于此,本书拟以公立医院改制中需要安置的下岗人员为例,对中国公立医院冗员的安置成本进行测度,并提出相应的改制成本分担策略。本书的写作计划如下,首先是对全国范围内实施公立医院改制时可能产生的公立医院冗员的数量进行测算;然后,再对中国在公立医院改制实践中安置上述冗员的做法进行梳理;最后,提出解决公立医院改制成本的路径与策略。

三、中国公立医院的改制成本测算——以下岗人员的安置为例

在传统的公立医院管理体制下,国家的医疗保健制度将医疗服务人员变成了庞大的中央集权的官僚层级机器中的一个“齿轮”②,这也为政府官僚“寻租”以及采取其他非正当手段干预医疗服务机构的人事安排等提供了可乘之机。因此,公立医疗服务领域的腐败问题较为严重,其中公立医院普遍存在的冗员问题就是一些政府官员插手公立医院人事安排的结果之一。随着公立医院冗员的日益增多,这一问题已经引起人们的注意。例如,国家卫生部原副部长黄洁夫于 2008 年 11 月在广东省佛山市对医疗体制改革实施情况进行专题调研时就曾指出,中国当时有约 1.9 万家的公立医院在今后的若

---

① 王雁红、詹国彬:《公立医疗机构民营化改革的风险及其控制》,《卫生经济研究》2011 年第 2 期,第 9 页。

② [匈]雅诺什·科尔奈等:《转轨中的福利、选择和一致性——东欧国家卫生部门改革》,罗淑锦译,中信出版社 2003 年版,第 204 页。

干年内需要进行"改制"以提高这部分公立医院的运行质量和效率①；刘国恩也发现,当前中国有大量的医务人员在行政岗位上,并没有真正从事本职工作,而行政人员过多造成公立医院负担过重,从而不得不把更多的经济压力分担到医务人员身上②。但令人遗憾的是,截至目前,有关中国公立医院冗员的规模及其分流与安置等问题,学界鲜有涉及。因此,本书拟构建一个计量模型对中国公立医院改制过程中需要安置的冗员的数量进行估计,然后再测算出中国公立医院的改制成本。

（一）数据来源与测算方法

1. 数据来源与说明

由于缺乏全国性的数据,对于如何测算中国公立医院冗员的状况及其规模等问题,本书目前尚没有发现可以直接借鉴的资料与方法,但为了对中国公立医院冗员的数量进行估算,本书依据 2010—2016 年《中国卫生统计年鉴》和《中国卫生和计划生育统计年鉴》中依照医疗卫生服务人员所在的医疗服务机构的经济性质,对我国医疗卫生服务人员的相关资料进行了整理与分析,具体数据见表 2-5。

表 2-5   按经济类型划分的各类医院医疗卫生服务人员数量

（单位:万人）

年度	公立医院				非公立医院				私营医院			
	人员总数	管理人员	工勤人员	其他人员	人员总数	管理人员	工勤人员	其他人员	人员总数	管理人员	工勤人员	其他人员
2009	642.8	31.7	49.4	24.8	135.3	4.6	6.4	2.6	93.1	2.5	3.8	1.4
2010	680.0	32.1	51.1	25.9	139.7	5.0	6.8	3.1	98.8	3.0	4.3	1.9
2011	709.5	32.1	52.7	27.2	151.1	5.4	7.8	3.4	106.3	3.3	4.9	2.1

---

①   陈芷伊:《卫生部副部长:民营医院管理佛山做得最好》,《南方日报》2008 年 11 月 8 日。

②   刘国恩:《提高医疗服务供应不能只走公立体系一条道》,《中国卫生政策研究》2013 年第 9 期,第 41 页。

续表

年度	公立医院				非公立医院				私营医院			
	人员总数	管理人员	工勤人员	其他人员	人员总数	管理人员	工勤人员	其他人员	人员总数	管理人员	工勤人员	其他人员
2012	748.9	31.7	55.3	28.2	161.9	5.6	10.1	3.7	114.7	3.5	6.4	2.3
2013	804.1	35.7	60.4	31.7	173.9	6.4	11.4	4.3	124.3	4.0	7.2	2.8
2014	837.7	38.0	62.6	33.5	184.7	7.1	12.9	4.5	131.4	4.4	8.2	2.9
2015	863.7	38.4	63.5	34.6	204.7	8.7	14.7	5.4	144.2	5.5	9.3	3.4

资料来源：笔者根据 2010—2016 年《中国卫生统计年鉴》和《中国卫生和计划生育统计年鉴》中的有关资料计算并整理而得。

由表 2-5 可以看出，我国当前的医疗卫生服务人员依照他们各自所在的医疗服务机构的性质不同，可以被划分为公立医院的医疗卫生服务人员、非公立医院的医疗卫生服务人员以及私营医院的医疗卫生服务人员三个类别。与此同时，如果我们依照医疗卫生服务人员各自所在岗位类型的差异对之进行归类，那么医疗卫生服务人员则可以被分为以下四个类别：即行政管理人员、医疗工勤技能人员、医疗卫生技术人员以及其他技术人员等（见表 2-5）①。按照国家卫生和计划生育委员会对上述人员划分标准的解释，行政管理人员是指担负医疗服务机构领导职责或者管理任务的工作人员，这类行政管理人员主要包括从事医疗保健、卫生监督、疾病防控、医学教学和医学科研等各类业务管理工作的人员，以及在医疗服务机构中专门从事党政事务、人事管理、财务管理、信息维护、安全保卫等各类管理工作的人员等；医疗服务机构的工勤技能人员是指那些承担医疗服务机构的技能操作和维护、各类后勤保障服务等任务的工作人员。同时，依照上述人员所从事工种的差异，工勤技能人员又可以被划分为技术工与普通工两类；医疗卫生技术人员包括执业（助理）医师、药剂师（士）、注册护士、医学影像技师（士）、医学检验技师（士）、卫生监督员和见习医（药、护、技）师（士）

①　国家卫生和计划生育委员会：《2013 年中国卫生和计划生育统计年鉴》，中国协和医科大学出版社 2013 年版，第 24 页。

等医疗卫生专业人员,但不包括兼职从事行政管理工作的医疗卫生技术人员(例如,公立医院的院长、副院长、党委书记等);医疗服务机构的其他技术人员是指专门从事医疗器械修配、科研、卫生宣传、教学等专业技术工作的非医疗卫生专业人员①。为了简化计算过程,本书将我国公立医院各个类别的行政管理人员、医疗工勤技能人员以及其他医疗专业技术人员视为极有可能存在富余人员问题的人群进行重点研究。

2. 研究假设和计算方法

(1)研究假设及其解释

假设I:本书假定在医疗卫生服务行业的人力资源配置效率方面,私营医疗服务机构的人力资源配置效率最高,也即私营医院医疗卫生服务人员的使用数量达到了人力资源的最优配置。因为在世界范围内,尽管人们对公共服务领域的民营化一直存在很大的争议,但事实上,在公共服务改革领域,民营化的改革思路已经摆脱了意识形态的约束以及人们在政策偏好方面存在的差异,因而变成了一种被广泛认可的公共服务机构的治理机制②。当前,将竞争机制通过某种制度设计运用到公共医疗服务领域已经成为改善公立医疗服务机构效率低下问题的一种共识。基于以上情况,本书假定我国私营医疗服务机构的医疗卫生服务人员的配置情况达到了人力资源配置的最优状态。

假设II:本书假设当前我国有50%左右的公立医疗服务机构需要进行改制。对于中国未来各类医院的合理比例关系问题,目前学界尚无定论,但一些学者已对此进行了估计。例如,根据蔡江南(2015)的相关测算结果,未来我国各类性质的医疗服务机构的最优占比应当是:

① 国家卫生和计划生育委员会:《2013年中国卫生和计划生育统计年鉴》,中国协和医科大学出版社2013年版,第24页。

② [美]E.S.萨瓦斯:《民营化与公私部门的伙伴关系》,周志忍等译,中国人民大学出版社2002年版,第238页。

由各类社会资本举办的非营利性医院占到中国所有医院总数的 50%，由政府举办的公立医院占 30%，而民营医院占 20%[①]；著名医改专家朱恒鹏（2014）也预测未来 3—5 年将会出现一个公立医院并购的大潮，并有 40% 的公立医院会被收购[②]。由于目前缺乏相关的数据作为依据，本书结合上述两位学者对未来中国公立医院总量的判断，将未来中国各类别医院的最佳比例关系假定为：非公立医院能够占到中国所有医疗机构的 50%，公立医院大约占 30%，私营医院占 20%。在这种假设条件下，将有约 50% 的公立医院需要进行改制，因此，也将会有约 50% 的公立医院富余人员面临着再就业或者转岗问题。

假设 III：假设中国因实施公立医院改制而下岗的原公立医院职工的经济补偿标准为人均 20 万元。本书作出上述假设的依据是，在现有的公立医院改制实践中，被改制医院的经济补偿标准大多是参照当地国有企业改制人员的安置费用的标准制定的，而这些国有企业下岗人员的经济补偿标准普遍较低，并且这些标准的制定时间大多是在 20 世纪 90 年代前后，如果继续采用这类标准来确定未来中国公立医院改制过程中产生的下岗人员的安置费用，显然不太合理。鉴于此，本书认为应该将我国公立医疗服务机构中的工作人员的"事业单位"身份所暗含的各类社会福利因素也纳入到上述经济补偿标准之中。同时，再考虑到通货膨胀等诸多现实因素，本书认为缘于公立医疗服务机构改制而产生的医疗卫生服务人员下岗的经济补偿金额至少应当在 20 万元以上。

（2）测算方法

在上述三个假设的基础上，本书提出了以下我国公立医院改制成本的测算思路：首先，我们估算出我国的公立医院、私营医院以及非公立医院的行政管理人员、医疗工勤技能人员和其他医疗技术人员的实

---

① 蔡江南：《取消编制，解放医生》，《中国卫生》2015 年第 7 期，第 32 页。

② 朱恒鹏：《医院改革：以民营发展促公立破局》，《中国医药报》2014 年 4 月 28 日。

际人数各自占其医疗卫生服务人员总量的百分比(见表2-6)。其次,我们再对表2-6中的相关数据进行比较与分析,以便于从中找寻出上述三类医疗服务机构各类人员的使用比率在数值方面存在的差别。最后,我们再以蔡江南提出的我国未来各类性质的医疗服务机构的各自占比情况为参照系,以求出目前我国公立医疗服务机构中存在的富余人员的总体规模。

表2-6 我国医疗服务机构各类人员占比情况

年度	行政管理人员占比(%)			医疗工勤人员占比(%)			其他技术人员占比(%)		
	公立	非公立	私营	公立	非公立	私营	公立	非公立	私营
2009	4.9	3.4	2.7	7.7	4.7	4.1	3.9	1.9	1.5
2010	4.7	3.6	3.1	7.5	4.9	4.4	3.8	2.2	1.9
2011	4.5	3.6	3.1	7.4	5.2	4.6	3.8	2.2	1.9
2012	4.3	3.5	3.1	7.4	6.2	5.5	3.8	2.3	2.0
2013	4.4	3.7	3.2	7.5	6.6	5.8	3.9	2.5	2.3
2014	4.5	3.8	3.4	7.5	7.0	6.2	4.0	2.4	2.2
2015	4.4	4.3	3.8	7.4	7.2	6.2	4.0	2.6	2.3
平均	4.5	3.8	3.3	7.5	6.5	5.7	3.9	2.4	2.1

由表2-6可知,在当前我国公立医院的人力资源配置总量中,其行政管理人员的数量、工勤技能人员的数量以及其他医疗技术人员的数量各自占我国公立医院人数总量的百分比分别是4.5%、7.5%、3.9%;在非公立医疗服务机构中,其行政管理人员的数量、工勤技能人员的数量以及其他医疗技术人员的数量占该类医疗服务机构人数总量的百分比分别为3.8%、6.5%、2.4%;而作为本书的参照系——私营医疗服务机构的人力资源配置状况显然要好于前两类医疗服务机构。例如,我国私营医疗服务机构的行政管理人员的数量、工勤技能人员的数量以及其他医疗技术人员的数量占该类医疗服务机构人数总量的百分比分别为3.3%、5.7%、2.1%。为了更为深入地了解上述各类别医疗

服务机构的人力资源配置状况，我们分别选择行政管理人员、工勤技能人员以及其他医疗技术人员各自占其所属的医疗服务机构类别的人数总量的百分比作为衡量指标，分别对上述三类医疗服务机构的人力资源配置效率进行分析。通过对比上述指标可以看出，在行政管理人员数量、工勤技能人员数量以及其他医疗技术人员数量各自占其人数总量的百分比 3 项指标中，我国的公立医院的上述 3 项指标均处于最高水平，而我国私营医院的上述 3 项指标均处于最低水平，相应地，我国非公立医院的上述 3 项指标则介于公立医院和私营医院的上述 3 项指标的中间水平。由此我们可以得出以下推论：当前我国的公立医疗服务系统中的确存在一定数量的冗员，如果采用改制的办法对我国的公立医院进行治理机制改革，那么这部分冗员就将面临着下岗或者分流的问题。但是，由于当前在公立医院工作的人员的文化层次普遍较高，即便是部分被视作"冗员"的人员也是如此，并且他们大多具有"事业编制"的身份，因此，在公立医院改制过程中如何妥善安置这部分人员是一个较为棘手的现实问题。对于上述问题，有学者发现，同工人群体和农民群体相比，知识分子群体的政治敏感性和社会影响力远远大于前两者[1]。为此，改制医院必须处理好劳资关系，由于医院女性职工较多，她们的维权、生存和再就业能力较弱，对其合法权益的保护尤应加强[2]。而我国部分公立医疗服务机构的改制实践也已经证明，实施公立医疗服务机构改制必然会引起被改制公立医疗服务机构的部分人员下岗。因此，绝大多数医疗卫生服务人员对改制持反对或者抵制的态度。与此同时，一些在公立医院改制过程中被分流或下岗的部分原公立医院的医疗卫生服务人员为了谋生而可能开办私人诊所，而私人诊所的迅速增加可能引发原有医疗服务市场的恶性竞争，结果导致整个

---

①　夏小林：《所有制结构、公立医院改制和劳工权益》，《管理世界》2005 年第 11 期，第 111 页。

②　夏小林：《所有制结构、公立医院改制和劳工权益》，《管理世界》2005 年第 11 期，第 111 页。

社会的福利遭受损失①。基于以上情况,本书认为,我国政府应高度警惕实施公立医疗服务机构改制带来的被改制公立医疗服务机构冗员的下岗或者分流问题,而为了解决上述问题,我们首先应该测算出当前我国公立医院在未来的改制过程中可能引起的下岗(或者分流)医疗卫生服务人员的规模。

(二)我国公立医院改制引发的下岗人员数量测算

基于上述 3 个基本假设,我们利用相关数据来测算我国公立医院系统中的富余人员的数量。本书的具体测算思路是:首先,我们将某一特定年份(如 2015 年)我国公立医院系统所拥有的员工数量作为基数,然后再将 2009—2015 年我国私营医院所拥有的行政管理人员的数量、工勤技能人员的数量和其他医疗技术人员的数量分别占私营医院人员总数的年均百分比率作为参照标准;其次,我们将 2009—2015 年我国公立医院的行政管理人员、工勤技能人员和其他医疗技术人员各自占公立医院总员工数量的相应年份的年均百分比作为"被减数",与此同时,我们将私营医院相应年份的对应指标作为"减数"。在此基础上,我们用上述"被减数"去减"减数",所得的"差值"就是我国公立医院的各类冗员占其员工总量的百分比;再次,我们用 2015 年我国公立医院的人员数量与我国公立医院的各类冗员占其员工总量的百分比分别相乘以后,并累加求和;最后,将上述各个步骤所得的结果再乘以我国需要实施改制的公立医院的百分比,就可以估算出我国公立医院系统现存的富余人员的具体数值。为了便于理解上述内容所涉及的各个变量之间的内在数理关系,我们可以用式(2.4)的计量模型来描述在实施改制之后我国公立医院可能产生的下岗人员的总数量:

$$P_R = K \times \sum_{i=1}^{n} (Y_i - X_i) \times P_t \quad (i = 1, 2, 3) \quad (2.4)$$

在式(2.4)中,P_R 代表第 t 年实施大规模的公立医疗服务机构改制

---

① 詹国彬:《公立医疗机构民营化改革的模式及其比较》,《公共管理学报》2009 年第 4 期,第 61 页。

以后,我国的公立医疗服务机构可能产生的冗员的总人数;i代表医院人员的类别($i=1$代表医院的行政管理人员;$i=2$代表医院的工勤技能人员;$i=3$代表医院的其他医疗技术人员);Y代表公立医院某种类别的人员数量占其人员总量的百分比;X代表私营医院某种类别的人员数量占其人员总量的百分比;P_t代表第t年我国公立医院所拥有的医疗卫生人员的总量;而由上述假设Ⅱ可知,K是一个常数($K=50\%$),该常数代表我国未来需要实施改制的公立医院的数量占公立医院总数量的百分比。

下面我们利用计量模型(2.4)来测算我国公立医院存在冗员的数量。其具体做法是,我们分别将表2-5以及表2-6中的相关数据分别代入计量模型(2.4),然后令t的取值为"2015年",由此得出的计算结果是20.73万人,该数据即是2015年我国公立医院系统中存在的冗员的数量。另外,如果将非公立医院的相关指标作为参照系,然后再重新计算2015年我国公立医院的冗员数量,仍然可以得出2015年我国公立医院的冗员人数是13.82万人。显然,当前我国公立医院的冗员数量过多问题是公立医院改革过程中亟待解决的棘手问题之一,并且或许正是由于中国公立医院的冗员相对过多,而国家相关职能部门又缺乏相应的化解策略,结果使得我国公立医院改革的进程长期停滞不前。

(三)我国公立医院的改制成本测度

在以上内容中,本书利用计量模型(2.4)对我国公立医院存在的富余人员的数量进行了匡算。在此基础上,我们就可以计算出我国政府在实施公立医院改制时需要为此支付的改制成本的数量。而依照数理知识可知,如果我们将因实施公立医院改制而下岗的公立医院冗员的安置成本视为改制成本,那么这些改制成本可以按照以下方法予以算出,也即用因改制而引起的下岗医务人员的数量与其所需的人均安置费用相乘,二者的乘积就是我国政府需要支付的公立医院的改制成本。在这里,若用B表示我国政府需要支付的公立医院的改制成本的数量,而用 F 表示因实施公立医院改制而需要重新安置的下岗人员的经济补偿资金的数量(根据假设 III,F 的取值应为"20 万元/人"),那么我们就可以采用式(2.5)的数理模型来表示上述各个变量之间的数理关系:

$$B = F \times P_R \qquad\qquad (2.5)$$

在此基础上,我们分别将 P_R(P_R 的取值为 20.73 万人)和 F(F 的取值为 20 万元/人)的相应数值代入式(2.5),二者的乘积就是 2015 年我国公立医院因实施改制而应付出的改制成本的数值。经过计算,该数值等于 414.6 亿元。同时,在对该项改制成本进行测算时,出于简化计算过程的需要,我们忽略了通货膨胀和公立医院冗员的事业编制身份所附着的各种隐性社会福利等因素对改制成本的影响。因此,从理论上说,2015 年我国公立医院的改制成本的真实数值应该远远大于414.6 亿元。

四、改制成本分担案例研究

通过以上分析我们已经知道,如果实施公立医院改制,仅 2015 年我国为此需要妥善安置的公立医院的冗员人数至少有 20.73 万人。而相关研究已经证明,在公立医院改制过程中,如何妥善安置下岗人员对推动公立医院改制的地方政府官员来说是一个极大的挑战。比如,有学者通过调查发现,轰轰烈烈的江苏宿迁医改造成数千医院职工的下岗,而裁员问题是公立医院民营化改革中非常棘手的问题[①]。因此,在未来的中国公立医院改革或改制过程中,我们必须积极应对因公立医院改革所带来的公立医院冗员的下岗问题,这也是公立医院改革成本的一部分。然而,令人欣慰的是,在如何妥善安置在公立医院改制过程产生的冗员问题上,一些地方政府已经进行了卓有成效的探索,并且积

---

① 詹国彬:《中国公立医院民营化改革:模式、风险与路径选择》,上海交通大学 2010年博士学位论文,第 93 页。

累了一定的实践经验。本书将这些做法归纳出来,并找寻各个安置模式的成功经验及其不足之处。

我国的公立医院改制工作起始于 20 世纪 90 年代末期。当时国内一些地方政府的主要领导为了缓解日益严峻的医疗财政支出的压力,开始筹划在地方政府所管辖的部分公立医院实施各种形式的改制工作,其推进公立医院改制的动机主要有两个:一是通过推进公立医院改制可以减轻地方政府的财政负担;二是这些地方政府试图通过实施公立医院改制的方式来"盘活"留存于这些公立医院的数额不菲的国有资产,以达到变现这些国有资产的目的。除此之外,被改制的医院在其享受的免税期过后,其缴纳的税收也会增加地方政府的财政收入①。于是,在上述两个改革动机的共同作用下,一些地方政府的主要领导尽管冒着较大的政治风险,但仍然积极推进公立医院改制工作,其主要做法是仿照当时我国国有企业的改制实践而对一些地方政府所属的公立医疗服务机构开展多种形式的产权变更改革。而在这轮公立医院改制热潮中,曾先后出现了部分在国内比较有代表性的公立医院改制案例。出于研究的需要,我们在表 2-7 中详细列出了 6 个在当时比较有影响的公立医疗服务机构改制案例,以便于从中找寻这些公立医院在其改制过程中是如何解决改制成本问题的。

表 2-7　我国公立医院改制安置冗员的措施比较

名称	安置原则	安置举措	改制效果
2003 年瓦房店市公立医院改制②	①推行买断工龄政策以完成人员的身份变换;②实施员工持股方式套现国有资本	用职工月均收入乘以其工龄来估算补偿额;市政府为所有员工办理养老、医疗等社会保险,并出资 8000 万元作为其安置费用	改制后医院药品价格下降;医生收入上升

① 王世玲:《江苏医改模式:提高医生收入减少收红包现象》,《21 世纪经济报道》2007 年 10 月 25 日。

② 赵华、葛素红:《瓦房店公立医院改制:价值数千万卖了几十万》,《经济参考报》2006 年 8 月 4 日。

续表

名称	安置原则	安置举措	改制效果
2010 年洛阳市公立医院改制①	①改制后的医院要全员接收原单位职工;②对于未与新单位签订劳动合同的职工给予经济补偿	买断工龄:经济补偿年限以截至改制基准日职工在医院工作年限为准,每 1 年补偿 1 个月的工资,工作年满 6 个月但不满 1 年补偿 1 个月的工资	医疗服务、患者的满意度、医院效率等方面均实现了较大增长
2008 年长沙市湖湘肿瘤医院改制②	①被改制医院的所有员工都必须参与身份置换,解除与医院劳动合同关系;②固定工和合同工身份置换经济补偿标准不超过 2 万元	①符合内部退养条件并走入社会就业的一次性领取其相应的补偿金;②不符合内部退养条件且不参加新岗位竞聘的,一次性领取相应的经济补偿金,并 1 次性奖励 5000 元	医院运转正常,但改革的效果不明显
2001 年宿迁沭阳县公立医院改制③	改制后医院人员的原有"身份"、工资、职称、社会保险等都保持不变	①改制的医院在 1 年内不应辞退职工,在第 2 年的员工聘用率应高于 90%;②医院应为被清退的人员代缴第 1 年的养老金	医院改制后各项业务运转正常
2004 年山东省菏泽市公立医院改制④	①不允许任何一个职工离开单位,除非自愿;②工资不能低于历史的最高水平;③职工原有身份不变,并且要按法定的年龄退休	个别医院在改制后的第 2 月,就将在职人员的工资下调 30%;要求年龄超过 50 岁的人员要办理"内退",并将这类人员的工资水平下调 70%。上述做法遭到改制医院职工的强烈反对⑤	改制后的公立医院在 1 年后被政府收回
1994 年浙江省温岭市骨伤科医院改制⑥	参照温岭市《关于进一步完善企业改制中职工工龄置换的意见》确定职工工龄置换的实施方案	①与医院解除聘用合同的职工,按其工龄每满 1 年发给 1 个月的经济补偿;②医院改制后的下岗待业人员,不再保留原岗位待遇,但医院需为其提供不低于市政府规定的职工基本生活费	改制较为成功。在提高职工和病人的满意度方面积累了经验

---

① 吴凤清:《洛阳改制尘埃未定》,《中国医院院长》2012 年第 7 期,第 26 页。

② 陈历宏:《湖湘中医肿瘤医院改制方案研究》,湖南大学 2009 年硕士学位论文,第 35 页。

③ 邵洁:《宿迁市公立医院拍卖始末》,《医院领导决策参考》2003 年第 6 期,第 25 页。

④ 马晓华:《山东菏泽医改四大疑问,二院改制为何得贱卖》,《第一财经日报》2005 年 6 月 21 日。

⑤ 石破:《菏泽医改经受成败拷问》,《南风窗》2005 年第 16 期。

⑥ 章仪:《温岭骨伤科医院改制前后医院运营效果比较分析》,浙江大学 2004 年硕士学位论文,第 10 页。

　　本书对 1994 年以来中国实施公立医院改制较为典型的案例进行了总结,并将上述案例在解决公立医院原有冗员问题上的做法进行了归纳(见表 2-7)。通过表 2-7 可以看出,国内在公立医院改制过程中妥善安置医院富余人员问题上已经进行了卓有成效的探索,并为配合公立医院改制,许多地方政府也先后出台了一些针对改制过程中下岗与分流人员的保护性安置措施。例如,浙江省萧山市在 1994 年的公立医院改制的相关文件中就明文规定,公立医院在改制后的两年内,原在编职工的"下岗比例"应控制在 5% 以内①。这一点在表 2-7 中列出的6 个公立医院改制案例中也得到一定的体现。

　　例如,为了照顾那些因实施公立医院改制而下岗的医疗卫生服务人员,辽宁省瓦房店市在其 2003 年的公立医院改制方案中明确规定,对因改制而下岗的医疗卫生服务人员实行"买断工龄"式的经济补偿举措,也即将这部分下岗人员的"工龄"按照一定的标准折算成现金给予一次性的现金补偿。其具体的折算办法是:按照被改制医院上一年度的职工的月均工资收入再乘以每个职工的工龄加以测算,测算结果显示,瓦房店市被改制公立医院的人均补偿金额约为 3 万元。同时,该市政府还承诺为被改制医院的所有人员办理相应的社会保险;另外,该市还出资 8000 万元用于支付那些因公立医院改制而下岗的人员的安置费用②。江苏省宿迁市的沭阳县在推进公立医院改制时,为了确保被改制医院工作人员的正当权益得到应有的保护,宿迁市沭阳县陆续出台了一系列的安置政策。一是提出了"四个不变"的政策——承诺被改制医院的原职工的"事业单位身份"、原有岗位工资水平、技术职称的等级、评定渠道以及原有的社会保险待遇等四项内容都保持不变;二是被改制医院的医院名称、医院所占土地的产权属性以及医院职工的原有房产不得变更或转让。沭阳县还明确规定,被改制医院的管理

①　孟再励:《萧山部分公立医院即将改制》,《萧山日报》2004 年 9 月 8 日。
②　赵华、葛素红:《瓦房店公立医院改制:价值数千万卖了几十万》,《经济参考报》2006 年 8 月 4 日。

层在改制的第一年内不得擅自将原来医院的人员清退,而在改制的第二年内改制医院对原有医院人员的使用比率应高于90%①。洛阳市和长沙市在公立医院改制时也制定了类似的针对改制医院下岗人员的安置方案。当然,也有一些地方政府在实施公立医院改制时由于对原公立医院的冗员安置不当,从而影响了公立医院的改制进程,其中以菏泽市2004年公立医院改制失败的案例最为突出。尽管菏泽市在公立医院改制过程中也出台了以下三条公立医院改制原则:①不允许任何一个职工离开单位,除非自愿;②工资不能低于历史的最高水平;③职工原有身份不变,并按法定年龄退休②。但由于该项改制原则在改制过程中没有被很好地贯彻与实施,再加上被改制医疗机构的职工对改制的抵制过于强烈等原因,在推进公立医疗服务机构改制的初始阶段,菏泽市的个别公立医疗服务机构出现了医疗卫生服务人员的流失问题。另外,由于部分面临下岗的被改制公立服务机构的医疗卫生服务人员采用了集体上访等在政治上较为敏感的方式对公立医院改制进行反击,最终导致该市的公立医院改制失败。与菏泽市的上述做法相反,作为我国第一家实施公立医疗服务机构改制的浙江省温岭市骨伤科医院,其在开展改制的初始阶段就制定了相对完善的政策来妥善安置在改制过程中面临下岗的医疗卫生服务人员,如鼓励下岗人员开展再就业活动,并给予相应的经济补偿等。浙江省温岭市的上述做法得到了在改制过程中下岗的多数医疗卫生服务人员的理解与支持,从而确保了温岭市骨伤科医院股份制改造工作的顺利开展。

五、降低中国公立医院改制成本的对策

本书以我国的公立医院在改制过程中需要妥善安置的冗员为例,构建了我国公立医院改革成本的测算模型,并利用该模型测算出了我

---

① 邵洁:《宿迁市公立医院拍卖始末》,《医院领导决策参考》2003年第6期,第25页。
② 马晓华:《山东菏泽医改4大疑问,二院改制为何得贱卖》,《第一财经日报》2005年6月21日。

国公立医院在改制过程中需要支付的改制成本的数量。根据本书的推算结果,当前我国公立医院富余人员的总数量约为 57 万人;如果把现有我国公立医院总数的 50%的公立医院进行改制,那么由此产生的下岗人员的总数在 28.5 万人左右,中国各级政府为此需要承担的人员安置成本(改制成本)至少要在 414.6 亿元以上。同时,本书对中国过去的三十多年以来在实施公立医院改制过程中安置公立医院冗员的实践进行梳理后发现,由于公立医院的冗员是一个文化层次总体较高的特殊利益群体,并且他们往往具有较大的政治话语权,当这部分人员意识到其既得利益(或者潜在利益)在公立医院改制过程中将要遭受损失的时候,他们倾向于运用各种极易引起各级政府注意的方式来抵制公立医院改制进程,并借机表达自己的利益诉求。另外,这一群体的大部分成员拥有较多的社会资本,或者说他们中的一些人与地方政府官员之间存在千丝万缕的"关系"。关于这一问题,2004 年菏泽市公立医院改制的主导者之一、时任菏泽市副市长何某曾指出,"对一些公立医院的既得利益群体来说,推进改革就意味着动他们的后院,因为他们的很多关系户为解决就业问题而被安插在公立医院;同时,还有他们的就医问题;另外,实施公立医院改革还动了一些在医院混日子人的安乐生活,他们当然不愿意改革,干多干少都一样的"①。另外有学者也发现,当前对中国改革事业带来实质性障碍的主要表现为:一是来自意识形态领域的阻力;二是来自既得利益集团的阻挠和抵制;三是来自官僚主义的路径依赖。而在上述三个影响改革进程的核心因素中,又以既得利益集团对改革的阻力为最大②。而公立医院的冗员和地方政府官员即是中国传统公立医疗体系的既得利益群体之一。据此我们认为,目前公立医院改制的最大阻力就是公立医院的富余人员和某些政府部门的官员。出于降低因实施公立医院改革而可能引发的潜在社会风险的

---

① 马晓华:《山东菏泽医改 4 大疑问,二院改制为何得贱卖》,《第一财经日报》2005 年6 月 21 日。

② 刘胜军:《中国改革如何破除既得利益藩篱?》,《联合早报》2013 年 12 月 20 日。

需要,本书认为我国政府应高度重视公立医院改制过程中下岗人员的安置问题,特别是那些缺乏专业技术的工勤人员和非技术人员,以及业务能力相对较差的"老人"和"中人"等,以换取这部分现行公立医院体系的既得利益群体对公立医院改制工作的理解与支持。而相关研究也证明,"稳步改制、温情操作"的改革原则是确保我国的公立医院改制工作得以顺利实施的前提条件之一①。基于以上情况,本书认为应采取下述举措来解决当前我国公立医院的改制成本问题:

(一)应对公立医院的改制成本的数量进行估算

根据制度演化理论,制度变迁是需要支付成本的,公立医院改制作为一种医疗保健制度变迁的具体类型之一,自然也不能例外。总的来看,在一些地方政府主要领导的强力支持下,虽然国内部分地区的公立医疗服务机构已经进行了改制,但到目前为止,我国的公立医疗服务机构改制工作仍然没有大范围展开。然而,随着中国新一轮经济体制改革的来临,未来几年中国可能迎来公立医院改制或并购的高潮,对此,著名医改专家朱恒鹏预测,在未来的 3—5 年将会出现一个公立医院并购的大潮,并有 40% 的公立医院会被收购,形成一个民营医院占主导、竞争性医疗服务供给市场②。可想而知,即将到来的公立医疗服务机构改制(或者并购)浪潮势必要牵扯到被改制公立医疗服务机构的富余人员的安置以及在职人员的身份转换等各类改革成本的补偿及其分担问题。但令人忧虑的是,当前有关我国公立医疗服务机构改制成本的测度,以及这些改革成本的筹集、支付及其分担方式等方面的研究不足。而一旦等到我国的公立医疗服务机构改制工作全面推开,上述情况的存在势必会对公立医疗服务机构的改制进程造成不利影响。由此可见,对当前我国医疗卫生体制改革政策的决策者来说,强化对公立医疗服务机构的改制成本问题的重视程度,并且制定出科学的改制成

---

① 代志明:《中国公立医院的改制成本测算及其分担优化研究》,《现代经济探讨》2014 年第 7 期,第 88 页。

② 朱恒鹏:《医院改革:以民营发展促公立破局》,《中国医药报》2014 年 4 月 28 日。

本分担策略已是当务之急。

（二）公立医院改制过程中产生的下岗职工应得到妥善安置

由表 2-7 可以看出，在我国的公立医院改制实践中，地方政府大多是采用类似国有企业改制的做法（如"买断工龄"、鼓励再就业等）来安置因改制而下岗的医疗卫生服务人员。例如，浙江省温岭市骨伤科医院在其改制过程中，就是将该市有关国有企业改制人员的安置方案作为蓝本来制定该医院下岗人员"买断工龄"的实施方案①。这也就是说，在对待公立医院的冗员问题上，地方政府把公立医院的下岗人员当作企业下岗职工来对待，本书认为这样做似乎有点不妥，毕竟企业职工与事业单位的职工存在较大的差异。其一，一般来说，在企业单位工作的人员的整体文化水平要低于在事业单位工作的人员的整体文化水平；其二，在企业单位工作的人员对于其企业单位身份的重视度一般来说要低于在事业单位工作的人员对其事业单位身份的重视度，因为对于在事业单位工作的人群来说，拥有事业单位身份可以享受一些企业单位直到目前为止仍无法享受的隐性社会福利。在当前的中国，市场机制已经日益成为主要的资源分配机制，并且"单位"和"个人"之间传统的强制性依附关系也已经在不同程度上发生了松动甚至解体，但由于"单位"具有功能合一性、非契约性、资源的不可流动性等特质②，因此在现实生活中，我国居民的"工作单位的社会地位代表着个人的社会地位，而居民个人又依附于其工作单位"的就业理念直到目前为止仍然没有发生显著的变化③，尤其是对于当前仍在我国政府部门和事业单位工作的人们来说更是如此。相关案例也证实了上述论点。例如，一些改制医院的医生指出，由于医疗卫生服务人员特别在意公立医

---

① 章仪：《温岭骨伤科医院改制前后医院运营效果比较分析》，浙江大学 2004 年硕士学位论文，第 10 页。

② 路风：《单位：一种特殊的社会组织形式》，《中国社会科学》1989 年第 1 期，第 71 页。

③ 李路路：《"单位制"的变迁与研究》，《吉林大学学报》2003 年第 1 期，第 11 页。

院的职工所拥有的"事业单位身份"及其相应的职称晋级机会,所以他们更倾向于到公立医疗服务机构工作。而一旦实施公立医院改制,被改制医院的医生最担心以下两种情况的发生:一是原来拥有的事业编制身份被取消;二是来自财政拨款的工资被停发①。鉴于此,我们认为,在推进公立医院改制工作的过程中,政府相关部门应对公立医院的改制成本以及由改制而引起的下岗人员的数量与规模进行科学的测算,并且要妥善安置这部分下岗与分流人员,从而尽可能地将由于实施公立医院改制而带来的潜在社会风险降低到最小程度。

(三)应给予公立医院改制的利益受损者适度的经济补偿

通过以上分析可知,实施公立医院改革或改制必然会引起部分医院职工的下岗,为了减少这部分医院职工的损失,我们必须对其进行适当的补偿,以减少改制的阻力。关于这一问题,一些学者已经证明了经济补偿的重要性。卫生经济学家哈丁和普力克(April Harding,2003)(Alexander S.Preker,2003)的相关研究已经证明,来自政府的实施成本和转轨成本是确保公立医院改革得以顺利实施的"润滑剂",因为这种"润滑剂"在化解公立医院改革的利益相关者的"疑虑或者阻力"方面效果显著②。石光等学者也指出,被改制医院的净资产出售所得应该首先被用来支付医院人员的安置费用,并且要预留一定资金作为医院改制的风险基金。如果出售被改制医院的净资产所得难以满足人员安置费用支出的需要,则应由被改制医院的股东和政府财政来共同分担这部分人员的安置成本③。我国一些地方的公立医院改制案例也印证了给予改制过程中的下岗医疗卫生服务人员适度的经济补偿的必要

---

① 金喆:《华润医疗收购公立医院步履维艰,配套政策有待完善》,《每日经济新闻》2013 年 11 月 11 日。

② Harding, April & Alexander S. Preker, *A Conceptual Framework for the Organizational Reforms of Hospitals*, *Innovations in Health Service Delivery*, Washington, D.C.: The World Bank, 2003, p.53.

③ 石光、谢欣:《公立医院改制的动力、特点与相关政策》,《中国卫生资源》2004 年第 11 期,第 267 页。

性。例如,浙江省温岭市和河南省洛阳市在其各自的公立医院改制进程中都给予了下岗(或者分流)职工相应的安置费用,结果大大减少了上述两个城市实施公立医院改制的阻力。但是,我们也必须承认,在我国公立医院改制的经济补偿标准问题上,仍然有许多问题亟待完善,这其中又以下岗(或者分流)人员的安置费用的标准较低以及人员安置费用来源单一问题最为严重。我们通过文献整理和实地调查发现,净资产出售资金是当前我国被改制医疗服务机构的下岗人员经济补偿经费的主要来源,而上述做法的实质是,由被改制公立医疗服务机构的在职人员变相出资来分担下岗职工的安置费用。从经济伦理学的视角来考察,被改制公立医疗服务机构的上述做法明显欠妥。为此,有学者发出如下倡议,"在社会中下层各个阶层、群体已经承担了改革成本之后,该轮到改革中的既得利益者,尤其是权力——资本阶层来承担改革的成本了"[1]。本书认为中国公立医院改制的最大受益者是中国的各级政府部门,因为在公立医院改制以后,地方政府不但可以通过产权变更以盘活留存于原公立医院的国有资产,并且还可以获得来自被改制医院按照相关规定缴纳的税收[2]。据此我们认为,主动承担公立医疗服务机构在改制过程中产生的下岗人员的安置成本是政府部门的应有职责。

第三节　公立医院改革的财政成本
分担问题实证研究

一、公立医院改革动力的生成机理

依照制度变迁理论,公立医院改革是一种制度变迁过程,因此,本

---

① 石勇:《谁承担未来改革的成本》,《南风窗》2013 年第 22 期,第 22 页。
② 王世玲:《江苏医改模式:提高医生收入减少收红包现象》,《21 世纪经济报道》2007
年 10 月 25 日。

书从改革成本分担的视角来阐明公立医院改革阻力的生成机理。从理论上说,由于良好的医疗体制在增进人们的医疗服务福利水平的同时,也能够强化政府的合法性和凝聚力①。因此,中央政府具有推进公立医院改革的动力。而作为一种制度变迁过程,公立医院改革需要耗费一定的费用,并且是一种费用昂贵的过程②,也即公立医院改革需要支付一定的成本,并且只有当改革的收益大于其成本时,公立医院改革才会得以顺利实施。也就是说,公立医院改革应满足式(2.6)所示的基本条件:

$$R_1 - (C_1 + C_2) > R_0 \tag{2.6}$$

在式(2.6)中,R_1为公立医院改革的预期收益,C_1为政府部门支付的改革成本,C_2为其他部门支付的改革成本,R_0为旧医疗体制的净收益。假定R_1和R_0为常数,则C_1和C_2越大,公立医院改革的阻力就越大。而对于由中央政府主导的中国公立医院改革来说,改革的阻力主要取决于C_2的大小,因为地方政府和公众普遍存在"搭便车"心理,他们既要获得改革收益,但又不愿意分担过多的改革成本。因此,非中央政府部门分担的成本越多,则改革的阻力就越大。我们用图2-1来描述公立医院改革阻力与改革成本分担之间的关系。在图2-1中,横轴C_1代表中央政府分担的医改成本数量,纵轴C_2代表其他部门分担的医改成本数量,OB和OA分别代表中央政府和其他部门能够分担的改革成本的最大值。AB为改革预算线,OE和OL分别代表中央政府和其他部门愿意分担的改革成本的最小值。显然,公立医院改革成本的合理区域应在线段BC上,但考虑到中央政府是我国公立医院改革的潜在最大受益者,因此该项改革成本的绝大部分份额就应该由中央政府来承担。据此我们认为,我国公立医院的改革成本的最优分担均衡点

① [美]维克托·R.福克斯:《谁将生存?——健康、经济学和社会选择》,罗汉等译,上海人民出版社2000年版,第221页。

② [美]R.科斯、A.阿尔钦等:《财产权利与制度变迁——产权学派与新制度学派译文集》,刘守英等译,上海三联书店1991年版,第373页。

应在线段 CD 上,也即中央政府应分担更多的改革成本,以减少其他部门或公众对公立医院改革的阻力。

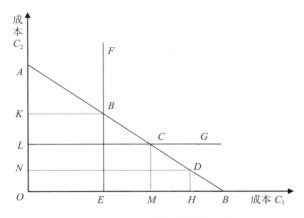

图 2-1　公立医院改革动力的生成机理

二、公立医院改革的财政成本测度

由以上分析可以看出,公立医院改革的财政成本是一种必须支付的成本,并且此类成本的大小及其分担状况通常受到诸多因素的影响。同时,鉴于我国的改革成本将会以逐渐累积或者向后推移的方式在改革的后期阶段显现出来,并且是一项在改革过程中必须支付的改革费用[1]。因此,我们应估算中国公立医院改革的财政成本的数量。

(一)中国公立医院改革的财政成本测算模型

由于医疗服务行业的复杂性以及中国的特殊国情,目前在公立医院改革的财政成本测算方面存在一些现实困难。然而令人欣慰的是,部分学者已对相关问题进行了前期探索。例如,王健(2012)从经济学的视角对某省医疗保障体系的改革成本进行了估算[2];还有学者以取

---

① 吕炜:《经济转轨理论大纲》,商务印书馆 2008 年版,第 25 页。
② 王健:《显性医改成本计量研究》,载《第二届中国卫生政策研究论坛论文集》(未出版),北京,2012 年 6 月,第 45 页。

消药品加成为例对中国公立医院的改革成本进行了评估①。但是,现有研究都是以中国现有的医疗体制改革框架为基础进行的,而非基于中国居民的实际医疗服务需求以及其他国家医疗改革的财政投入现状,从而使得上述学者的测算结果难以反映中国公立医院改革的财政成本的真实情况。鉴于此,本书以我国居民的现实健康需求和良好的社会效益为目标,并以国际上通行的健康投入指标对我国公立医院改革所需的财政成本的真实规模进行测度。基于以上考虑,本书构建出我国公立医院改革需要支付的财政成本的测算模型,见式(2.7)。其中,C_i 代表中国公立医院改革的财政成本的数量,GDP_i 代表第 i 年中国的国内生产总值的数量,K 代表中国的医疗卫生费用占其 GDP 的比率,F 代表第 i 年我国医疗卫生费用总额。

$$C_i = GDP_i \times K - F_i \tag{2.7}$$

(二)相关假设

按照世界银行(2011)的衡量标准,中国已经成为中等收入国家,而中等收入国家的医疗卫生费用占 GDP 的比重一般为 7.5%②;而《"健康中国 2020"战略研究报告》中也指出,中国居民的主要健康指标要基本达到中等收入国家水平,总医疗卫生费用占 GDP 比重应在 7%左右③。为此,我们假定 2004—2015 年中国的医疗卫生费用应占 GDP 的比重为 7%,也即令 K 等于 0.07。

(三)数据来源与测算结果

本书的相关数据来自 2005—2016 年《中国卫生统计年鉴》《中国卫生和计划生育统计年鉴》和《中国统计年鉴》。依据式(2.7)及相关假设,我们测算出中国公立医院改革的财政成本情况(见表 2-8)。由

---

① 代志明:《中国公立医院的改革成本测算研究》,《现代经济探讨》2013 年第 7 期,第 38 页。

② 姜葳:《中国被列入中上等收入国家 或面临"中等收入陷阱"》,《北京晨报》2011 年 12 月 13 日。

③ "健康中国 2020"战略研究报告编委会:《"健康中国 2020"战略研究报告》,人民卫生出版社 2012 年版,第 69 页。

表 2-8 可以看出,中国公立医院改革的财政成本呈现出逐渐增加的态势。例如,2008 年中国公立医院改革的财政成本为 7447.77 亿元,而到了 2013 年则上升到 7950.20 亿元。同时,据测算,2018 年中国公立医院改革的财政成本将达到 16657.27 亿元。显然,中国公立医院改革越是缓慢,需要支付的财政成本也将越高。因此,加快公立医院改革进度并合理分担财政成本问题是当前中国政府必须解决的紧迫问题。

表 2-8　中国公立医院改革的财政成本

年份	GDP（亿元）	医疗费用占 GDP 比重 K	医疗费用 F（亿元）	财政成本 C_i（亿元）
2004	159878.34	0.07	7590.29	3601.19
2005	184937.37	0.07	8659.91	4285.71
2006	216314.43	0.07	9843.34	5298.67
2007	265810.31	0.07	11573.97	7032.75
2008	314045.31	0.07	14535.40	7447.77
2009	340902.81	0.07	17541.92	6321.28
2010	401512.80	0.07	19980.39	8125.51
2011	473104.07	0.07	24345.91	8771.38
2012	519470.10	0.07	28119.00	8243.90
2013	568845.00	0.07	31868.95	7950.20
2014	636463.00	0.07	35312.40	9240.01
2015	676708.00	0.07	40974.64	6394.92

三、财政成本的分担现状及其支出缺口分析

出于对我国公立医院改革的财政成本的分担情况进行测算与分析的需要,我们必须对各个分担主体按照一定的标准进行分类。而依照筹资来源的不同,国家卫生和计划生育委员会将中国的医疗卫生支出

划分为政府医疗卫生支出、社会医疗卫生支出和个人医疗卫生支出三类[①]。受上述有关医疗卫生支出分类方法的启发,我们认为中国公立医院改革的财政成本也应该在上述三个医疗卫生支出主体之间进行分担。为此,我们重点考察公立医院改革的财政成本在各级政府、社会和个人之间的分担情况。

(一)中央与地方政府分担的公立医院改革的财政成本

1.各级政府分担的公立医院改革的财政成本规模

以 2003 年 SARS 事件的爆发为标志,中国的公立医院改革可以被划分为两个阶段,也即 2003 年以前的公立医院改革阶段(中国政府对公立医院改革的投入严重不足)和 2003 年后的公立医院改革阶段(中国政府逐渐加大对公立医院改革的投入力度)。为此,我们将 1993—2002 年中国政府的医疗卫生支出的年均增长率作为参照系来重新推算 2004—2015 年中国政府的医疗卫生支出,然后将 2004—2015 年中国政府的实际医疗卫生支出作为"被减数",并将采用 1993—2002 年中国医疗卫生支出的年均增长率重新估算出来的 2004—2015 年中国政府的医疗卫生支出作为"减数",上述"被减数"与"减数"的"离差",即是在此期间中国政府分担的公立医院改革的财政成本,其具体测算模型如式(2.8)所示:

$$L_i = (\overline{H} - \overline{I}) \times Z_i \qquad (2.8)$$

在式(2.8)中,L_i 代表第 i 年中国政府分担的公立医院改革的财政成本的数量,$\overline{H}$ 代表 2004—2015 年中国政府的医疗卫生支出的年均增长率,$\overline{I}$ 代表 1993—2002 年中国政府的医疗卫生支出的年均增长率,Z_i 表示第 i 年中国政府的医疗卫生支出。我们将相关数据代入上式,即可推算出 2004—2015 年中国政府分担的公立医院改革的财政成本情况(见表 2-9)。

---

① 国家卫生和计划生育委员会:《2013 年中国卫生和计划生育统计年鉴》,中国协和医科大学出版社 2013 年版,第 91 页。

表 2-9　中国政府分担的公立医院改革的财政成本

年份	医疗支出增长率 $I(\%)$	年份	医疗支出增长率 $H(\%)$	政府医疗支出 Z_i(亿元)	财政成本 L_i(亿元)
1993	19.01	2004	15.81	1293.58	101.16
1994	25.81	2005	20.02	1552.53	121.41
1995	13.16	2006	14.56	1778.86	139.11
1996	19.17	2007	45.13	2581.58	201.88
1997	13.42	2008	39.21	3593.94	281.05
1998	12.70	2009	34.01	4816.26	376.63
1999	8.63	2010	19.02	5732.49	448.28
2000	10.70	2011	30.21	7464.18	583.70
2001	12.84	2012	12.97	8431.98	659.38
2002	13.84	2013	13.21	9545.81	746.48
—	—	2014	10.83	10579.23	827.30
—	—	2015	17.92	12475.28	975.57
均值	14.93	均值	22.74	—	—

由表 2-9 可以计算出 2004—2015 年期间,中国政府分担的公立医院改革的财政成本的总额为 5461.95 亿元,但同表 2-8 中我们估算出的同期的中国公立医院改革的财政成本的数量相比,在此期间中国政府每年支付的公立医院改革的财政成本的数量明显偏少。例如,2004 年、2006 年和 2009 年中国政府分担的公立医院改革的财政成本分别为 101.16 亿元、139.11 亿元和 376.63 亿元,而 2015 年中国政府分担的公立医院改革的财政成本也仅为 975.57 亿元,因而难以满足中国公立医院改革的实际需要。

2. 中央和地方政府分担的公立医院改革的财政成本

在考察中央和地方政府分担的公立医院改革的财政成本状况时,首先应确定它们各自分担的公立医院改革的财政成本的比例。为此,我们用 2008—2014 年地方医疗财政支出占中国政府总医疗财政支出比例的均值作为中央和地方政府分担公立医院改革的财政成本的分担比例(见表 2-10)。

表 2-10　中央和地方政府的医疗财政支出情况(2008—2014 年)

年份	中央财政支出情况		地方财政支出情况		财政支出的总金额以及地方财政支出占比	
	金额(亿元)	环比增长(%)	金额(亿元)	环比增长(%)	总金额(亿元)	地方支出占比(%)
2008	827	24.50	1930	45.60	2757	70.00
2009	1273	53.90	2721	41.00	3994	68.13
2010	1485	16.70	3319	22.00	4804	69.09
2011	1748	17.70	4682	41.10	6430	72.81
2012	2048	17.20	5197	11.00	7245	71.73
2013	2588	26.40	5692	9.50	8280	68.74
2014	2931	13.26	7154	25.70	10086	70.94
均值	—	24.24	—	29.80	—	70.21

资料来源:由笔者根据《中国医疗卫生事业发展报告 2014》中的相关资料整理并计算而得①。

通过表 2-10 可以看出,近年来地方医疗财政支出占中国政府总医疗财政支出的比例平均为 70.21%。同时,我们还可以发现,2009 年以来,尽管中央政府逐渐加大了推进公立医院改革的力度,并要求各级地方政府予以积极配合。但由于地方政府承担了过多的医疗财政支出,从而弱化了其实施公立医院改革的动力。例如,2008—2014 年地方政府的医疗财政支出占政府总医疗财政支出的比例平均为 70.21%,仅 2014 年地方政府的医疗财政支出就达到 7154 亿元;而同期中央政府的医疗财政支出仅占总医疗财政支出的 29.79%。另外,由表 2-10 还可以发现,随着公立医院改革的不断推进,地方政府承担的医疗财政支出呈现迅速增加的趋势。

为了更为深入地研究中央和地方政府的公立医院改革的财政成本的分担状况,我们将表 2-10 中地方医疗财政支出占政府总医疗财政支出的比例(70.21%)作为中央和地方政府公立医院改革的财政成本的分担比例来测算 2004 年以来各级政府的财政成本分担情况(见表

① 方鹏骞:《中国医疗卫生事业发展报告 2014》,人民出版社 2015 年版,第 45 页。

2-11）。由表2-11可以看出,在2004年至2015年期间,中央和地方政府各自分担的公立医院改革的总财政成本分别是1627.11亿元和3834.84亿元。显然,地方政府分担了过多的财政成本,从而在一定程度上抑制了地方政府实施公立医院改革的积极性。这或许可以解释公立医院改革在一些地区遭到抵制的原因:在现行的公立医院改革政策约束下,公立医院改革越深入,地方政府就要为此分担更多的财政成本。

表2-11　中央和地方政府的医疗财政成本分担情况(2004—2015年)

年份	财政成本 L_i(亿元)	地方政府财政成本分担率(%)	中央政府财政成本(亿元)	地方政府财政成本(亿元)
2004	101.16	70.21①	30.14	71.02
2005	121.41	70.21	36.17	85.24
2006	139.11	70.21	41.44	97.67
2007	201.88	70.21	60.14	141.74
2008	281.05	70.21	83.72	197.33
2009	376.63	70.21	112.20	264.43
2010	448.28	70.21	133.54	314.74
2011	583.70	70.21	173.88	409.82
2012	659.38	70.21	196.43	462.95
2013	746.48	70.21	222.38	524.10
2014	827.30	70.21	246.15	580.85
2015	975.57	70.21	290.62	684.95
合计	5461.95	—	1627.11	3834.84

(二)社会分担的公立医院改革的财政成本

本书构建的用于测算社会分担的中国公立医院改革的财政成本模型如式(2.9)所示。其中,S_i代表第i年社会分担的财政成本的数量,$\overline{U}$代表2004—2015年社会医疗卫生支出的年均增长率,$\overline{V}$表示1993—

① 此处的70.21%来自表2-10中"地方支出占比"2008—2014年的均值(70.21%),由于相关数据的匮乏,本书将2004—2015年这一时期每年地方政府财政成本分担比率皆定为70.21%。

2002 年社会医疗卫生支出的年均增长率，W_i代表第 i 年社会医疗卫生支出的数量。我们将相关数据代入式（2.9），即可估算出 2004—2015 年中国社会分担的公立医院改革的财政成本情况（见表 2-12）。

$$S_i = (\overline{U} - \overline{V}) \times W_i \tag{2.9}$$

由表 2-12 可以看出，自 2003 年中国政府开展新一轮医疗体制改革以来，社会分担的公立医院改革的财政成本在迅速增加。例如，2004年社会分担的公立医院改革的财政成本为 146.21 亿元，而 2015 年社会分担的财政成本则迅速增加到 1084.49 亿元，其年均增长率为20.43%，而在 2004—2015 年期间社会分担的该项成本累计达到5920.8 亿元。显然，社会分担了公立医院改革过多的财政成本。

表 2-12　社会分担的公立医院改革的财政成本情况（1993—2015 年）

年份	社会医疗支出增长率 U（%）	年份	社会医疗支出增长率 V（%）	社会医疗支出 W_i（亿元）	财政成本 S_i（亿元）
1993	21.60	2004	24.43	2225.35	146.21
1994	22.89	2005	16.22	2586.41	169.93
1995	19.05	2006	24.15	3210.92	210.96
1996	14.04	2007	21.26	3893.72	255.82
1997	12.37	2008	30.10	5065.60	332.81
1998	8.83	2009	21.50	6154.49	404.35
1999	6.99	2010	16.93	7196.61	472.82
2000	2.26	2011	16.95	8416.45	552.96
2001	3.36	2012	19.20	10030.70	659.02
2002	27.07	2013	13.60	11393.79	748.57
—	—	2014	17.94	13437.75	882.86
—	—	2015	22.84	16506.71	1084.49
均值	13.84	均值	20.43	—	—

资料来源：由笔者根据《2016 年中国卫生和计划生育统计年鉴》中的相关数据进行整理并计算而得。

（三）个人分担的公立医院改革的财政成本

我们采用式（2.10）对中国居民个人分担的公立医院改革的财政成本进行估算。在式（2.10）中，P_i代表第 i 年中国居民个人分担的公立医院改革的财政成本,$\bar{J}$代表 1993—2002 年中国居民个人的医疗卫生支出的年均增长率,$\bar{M}$代表 2004—2015 年中国居民个人的医疗卫生支出的年均增长率,N_i代表第 i 年中国居民个人的医疗卫生支出。

$$P_i = (\bar{M} - \bar{J}) \times N_i \qquad\qquad (2.10)$$

我们将相关数据代入式(2.10),就可以测算出中国居民个人在 2004—2015 年期间所分担的公立医院改革的财政成本情况(见表 2-13)。由表 2-13 可知,2004 年中国居民个人分担的公立医院改革的财政成本为 265.86 亿元,但到了 2015 年该项支出则迅速上升到 783.12 亿元。这说明中国居民个人的确分担了公立医院改革过多的财政成本,结果导致人们在中国公立医院改革问题上热情丧失,甚至产生了"改革审美疲劳"现象,并最终使得人们对公立医院改革结果产生了较为消极的预期。

表 2-13　居民个人分担的公立医院改革的财政成本(1993—2015 年)

年份	医疗支出增长率 J(%)	年份	医疗支出增长率 M(%)	个人医疗支出 N(亿元)	财政成本 P_i(亿元)
1993	5.04	2004	19.67	4071.35	265.86
1994	6.23	2005	14.04	4520.98	295.22
1995	4.19	2006	17.36	4853.56	316.94
1996	8.22	2007	15.05	5098.66	332.94
1997	9.10	2008	15.24	5875.86	383.69
1998	10.45	2009	11.83	6571.16	431.73
1999	9.04	2010	17.31	7051.29	460.45
2000	8.67	2011	20.05	8465.28	552.78
2001	10.41	2012	14.07	9656.32	630.56
2002	11.07	2013	21.11	10729.34	700.63
—	—	2014	5.28	11295.41	737.60
—	—	2015	6.17	11992.65	783.12
均值	8.24	均值	14.77	—	—

资料来源:由笔者根据《2016 年中国卫生和计划生育统计年鉴》中的相关数据进行整理和计算而得。

（四）我国公立医院改革的财政成本分担情况比较

为了更为深入地考察我国公立医院改革的财政成本的分担状况，本书分别计算出中国政府、社会和居民个人在2004—2015年各自分担的公立医院改革的财政成本占已支付的总财政成本（Z_i）的比率（见表2-14）。由表2-14可以看出，自2004年以来，中国政府、社会和居民个人分担的公立医院改革的财政成本均呈上升之势，但其分担比例也存在显著性的差异，主要表现为中国居民个人分担的财政成本占已支付的公立医院改革的财政成本的比率过高。例如，在2004—2015年期间，中国地方政府、社会和个人各自分担的公立医院改革的财政成本的比例占已支付的总财政成本的年均比率分别是20.15%、32.70%和38.60%，而中央政府同期所分担的公立医院改革的财政成本的年均比率仅为8.55%。显然，中国地方政府、社会和居民个人是中国公立医院改革的财政成本的主要承担者。众所周知，作为一项公益性较强的改革，中国政府特别是中央政府应是公立医院改革的财政成本的主要承担者，但在实际运行过程中各级政府却通过各种手段将公立医院改革的财政成本的支付责任向社会和居民个人转嫁，再加上中央政府又将其分担的公立医院改革的财政成本的大部分份额转嫁给了地方政府，最终导致地方政府、社会和居民个人对由中央政府强力推进的公立医院改革产生了消极甚至抵触的情绪，从而加大了中国公立医院改革的阻力。

表2-14　中国公立医院改革的财政成本分担情况比较（2004—2015年）

年份	L_i占Z_i的比率（%）		P_i占Z_i的比率（%）	S_i占Z_i的比率（%）	已支付的总财政成本Z_i（亿元）
	L_i占Z_i的比率（%）	其中地方财政的比率（%）			
2004	19.71	13.84	51.80	28.49	513.23
2005	20.70	14.53	50.33	28.97	586.56
2006	20.86	14.65	47.51	31.63	667.01
2007	25.53	17.92	42.11	32.36	790.64

续表

年份	L_i占Z_i的比率(%)		P_i占Z_i的比率(%)	S_i占Z_i的比率(%)	已支付的总财政成本Z_i(亿元)
	L_i占Z_i的比率(%)	其中地方财政的比率(%)			
2008	28.17	19.78	38.46	33.36	997.55
2009	31.06	21.81	35.60	33.34	1212.71
2010	27.86	19.56	42.76	29.38	1609.30
2011	34.55	24.26	32.72	32.73	1689.44
2012	33.83	23.75	32.36	33.81	1948.96
2013	34.00	23.87	31.91	34.09	2195.68
2014	33.80	23.73	30.13	36.07	2447.76
2015	34.31	24.09	27.55	38.14	2843.18
均值	28.70	20.15	38.60	32.70	1458.50

(五)公立医院改革的财政成本支出缺口

在对中国公立医院改革的财政成本的分担情况进行测算的基础上,我们对中国公立医院改革的财政成本支出缺口进行匡算,并且假定该缺口等于中国公立医院改革的财政成本C_i分别减去政府、个人和社会分担的公立医院改革的财政成本L_i、P_i和S_i之差(见表2-15)。由表2-15可以看出,当前中国公立医院改革的财政成本支出缺口问题较为严重。据测算,2004—2009年中国政府实际承担的公立医院改革的财政成本仅占该类改革成本的3.48%左右;即便是在2009年中国政府作出强力推进公立医院改革的决定之后,中国政府的公立医院改革的财政成本分担状况也不容乐观。例如,2011年、2013年和2015年中国公立医院改革的财政成本缺口分别为7081.94亿元、5754.52亿元和3551.74亿元,与其相对应的财政成本缺口率分别是80.74%、72.38%和55.54%。或许正是因为存在较大的财政成本支出缺口,而各级政府又缺乏弥补该支出缺口的意愿,结果导致中国公立医院改革进展缓慢。

表 2-15　中国公立医院改革的财政成本的支出缺口情况（2004—2015 年）

年份	财政成本 C_i（亿元）	财政成本 L_i（亿元）	财政成本 P_i（亿元）	财政成本 S_i（亿元）	财政成本缺口（亿元）	财政成本缺口率（%）
2004	3601.19	101.16	265.86	146.21	3087.96	85.75
2005	4285.71	121.41	295.22	169.93	3699.15	86.31
2006	5298.67	139.11	316.94	210.96	4631.66	87.41
2007	7032.75	201.88	332.94	255.82	6242.11	88.76
2008	7447.77	281.05	383.69	332.81	6450.22	86.61
2009	6321.28	376.63	431.73	404.35	5109.09	80.82
2010	8125.51	448.28	460.45	472.82	6743.96	82.99
2011	8771.38	583.70	552.78	552.96	7081.94	80.74
2012	8243.90	659.38	630.56	659.02	6294.94	76.36
2013	7950.20	746.48	700.63	748.57	5754.52	72.38
2014	9240.01	827.30	737.60	882.86	6792.25	73.51
2015	6394.92	975.57	783.12	1084.49	3551.74	55.54

四、中国公立医院改革的财政成本分担策略

本书对中国公立医院改革的财政成本的规模及其在中央和地方政府、社会和居民个人各自分担的改革成本进行了测算。测算结果表明，中国公立医院改革的财政成本的规模较大，并且存在巨额的支出缺口。同时，中国公立医院改革的财政成本的分担失衡问题较为严重，这种分担失衡主要表现在两个方面：一是同中央政府相比，地方政府分担了过多的财政成本，从而抑制了地方政府实施公立医院改革的积极性。二是同政府部门相比，社会和居民个人分担的财政成本过高。或许正是由于地方政府、社会和居民个人在新一轮公立医院改革过程中分担了太多的财政成本，从而在一定程度上挫伤了他们参与公立医院改革的积极性，并最终形成了尽管中央政府誓言推进公立医院改革，但却难以获得地方政府、社会和居民个人积极回应的尴尬局面。显而易见，公立医院改革的财政成本及其分担失衡问题已成为当前中国公立医院改革

的现实阻力之一。为此，我们认为应采取以下措施来化解中国公立医院改革的财政成本分担问题：

（一）应对中国公立医院改革的财政成本规模进行估算

自 2003 年以来，中央政府逐步加大了推进公立医院改革进程以促使其回归"公益性"目标的力度，并誓言解决困扰中国居民三十多年的"看病难、看病贵"问题。但作为一种制度变革过程，实施公立医院改革是需要支付改革成本的，并且只有事先估算出实施公立医院改革需要投入的财政成本的规模，才可能做到"心中有数"，并根据国家的现有财力和公众的医疗服务需求来稳步推进公立医院改革。但从现有文献来看，有关公立医院改革的财政成本测算方面的资料较为罕见，甚至连中央政府部门也缺乏针对公立医院改革的财政成本的总预算。然而来自国外的公立医院改革实践表明，如果没有转制成本方面的预算和财务刺激作为"润滑剂"，公立医院改革将难以顺利实施[1]。因此，科学地测定中国公立医院改革的财政成本的规模已成当务之急。

（二）中央政府应是公立医院改革的财政成本的主要分担者

目前存在一种流行的偏向，也即中央政府将公立医院改革的财政成本的支付责任过多地转嫁给地方政府，而地方政府限于财政支出压力或者缘于缺乏改善地方医疗服务现状的体制性动力机制[2]，结果使得公立医院改革所需的财政投入出现缺口。例如，截至 2013 年 6 月，中国的县级公立医院因实施取消药品加成政策而减少的收入为 45.09 亿元，其中通过医疗服务价格调整得到补偿 24.22 亿元，而上述县级公立医院获得的财政补偿投入为 8.92 亿元，尚有 11.96 亿元的收入缺口

---

[1]　G. Walt, "The Effects of Hospital on Medical Productivity", *The Rand Journal of Economics*, Vol.33, No.3, March 2010, p.29.

[2]　吕炜、王伟同：《政府服务性支出缘何不足？——基于服务性支出体制性障碍的研究》，《经济社会体制比较》2010 年第 1 期，第 12 页。

需要地方政府来解决①。显然,中央政府分担的公立医院改革的财政成本的比例明显过低,而我们的测算结果也表明中央政府分担的公立医院改革的财政成本的比率较低,但地方政府、社会和个人分担的财政成本的比率却很高。相关研究表明,医疗服务还具有增进政府合法性和凝聚力的政治功能②;同时,以改善公平为目标的改革应由中央政府主导(并承担主要出资责任),而以提高效率为目的改革应由地方主导③。而公立医院改革是一种以改善医疗服务的公平性为主要目标的改革,中央政府应是公立医院改革的财政成本的主要承担者。同时,政府对公立医院在基建、大型医疗设备和人员收入三方面的全额投入在国外已是普遍做法④。因此,提高中央政府的财政成本的分担比例是激发地方政府和公众支持公立医院改革的前提条件之一。

(三)应积极探寻降低公立医院改革的财政成本的策略

制度经济学认为,尽管改革成本的存在具有客观性,但我们可以设法将其最小化。例如,引进竞争机制可以适度降低中国公立医院改革的财政成本。但目前存在的问题是,中国的公立医院改革是由中央政府主导的,而中央政府又不愿意分担过多的改革成本。同时,政府服务系统又缺乏降低改革成本的动力,即使是在政府服务系统之间引入竞争,也不可能从根本上解决上述问题⑤。为此,我们认为应通过在医疗服务领域引入竞争机制来降低公立医院改革的财政成本。例如,可以考虑从国外直接引进一些商业性的医疗服务管理公

① 荆文娜:《县级医改暂无成熟"标杆"全国推广》,《中国经济导报》2015年5月16日。
② [美]维克托·R.福克斯:《谁将生存?——健康、经济学和社会选择》,罗汉等译,上海人民出版社2000年版,第221页。
③ 罗小朋:《不现实的方略:地方政府全部承担医改成本》,《21世纪经济报道》2006年11月20日。
④ 赵大海:《政府对公立医院财政投入的水平和方式研究》,《财政研究》2010年第2期,第7页。
⑤ 罗小朋:《不现实的方略:地方政府全部承担医改成本》,《21世纪经济报道》2006年11月20日。

司以迅速地催生中国的医疗服务市场[①]，还可以考虑采用 PPP 模式来改善公立医院现有的治理模式，甚至还可以通过允许商业性医疗服务保险公司介入中国医疗保险基金的运行来降低其运营成本，并提高其运营效率等。

---

① 罗小朋:《不现实的方略:地方政府全部承担医改成本》,《21 世纪经济报道》2006年 11 月 20 日。

第三章　公立医院改革的"时间成本"问题

　　事关医疗体制改革成败的公立医院改革,自 2003 年以来一直成为公众关注的焦点,尽管中国政府为此已采取了一系列旨在推进公立医院改革的措施,但与人们的期望相比,该项改革的进度明显滞后。最直观的例子是,十几年的时间已经过去,中国公立医院的改革仍然踯躅不前,即使已经实施了改革的医院也没有发生一些显著的变化①,以至于被一些学者认定为"基本未动"②,甚至有学者认为中国的公立医院改革事实上已经患上了"改革疲劳症"③。然而,尤为值得注意的是,当前学界关注的焦点往往是公立医院的财政投入及其绩效等方面的改革,而对公立医院改革的时间成本缺乏关注,更鲜有学者对中国的"渐进式"公立医院改革引起的时间成本的急剧上升及其危害性问题进行深入研究。而从 20 世纪 80 年代开始,作为一种极其宝贵的不可再生资源,"时间"的内在价值引起人们更多的关注,并且原本存在于企业组织之间的、围绕节约各类时间成本的竞争机制,已经突破了企业组织的界限而正在向公共政策领域"渗透"。与此同时,来自许多国家的公共政策实践证实,过高的公共政策时间成本会造成以下危害:一是公共政

---

　　① 张贵志:《江苏医务人员谈医改感受:改与不改没差别》,《法治周末》2014 年 4 月 16 日。

　　② 刘腾:《公立医院成卫生部最后一块地盘,改革被指基本没动》,《中国经营报》2011 年 4 月 2 日。

　　③ 代志明:《中国公立医院的改革成本测算研究》,《现代经济探讨》2013 年第 5 期,第 38 页。

策的时间成本过高会使政府丧失很多宝贵的机会。二是过高的公共政策时间成本会耗费政府很多的政治资源。基于以上考虑,本书拟从时间成本的视角,对我国公立医院改革进展缓慢带来的"时间"损失问题进行分析,并从中找寻化解公立医院改革的时间成本过高问题的对策与建议。

第一节　时间成本相关研究

一、时间成本相关研究

总的来看,国际上一些学者对时间成本等诸多问题的研究可以被归结为下述三个核心问题:一是对家庭行为中时间耗费及其优化问题的研究。在这一方面,美国著名经济家贝克尔(G.S.Becker,1983)作出了开创性的贡献,正是他独辟蹊径地第一次将经济学的分析方法和时间因素纳入到对人类家庭行为的决策过程中,因而对时间及其成本问题的研究作出了杰出的贡献。贝克尔通过对人类家庭行为的分析后发现,时间对于人们来说是一种重要的不可再生资源而具有内在的价值,如果我们从资源稀缺的视角来考察,时间又可以被看作是一种机会成本,基于上述论点,我们就可以通盘考虑家庭行为中各种资源的优化与配置问题,其目的是实现以少的资源(包括时间)投入而获得最大的家庭产出[1]。另外,贝克尔(2008)还以人力资本投资为例,提出了时间的跨期最优分配问题[2]。针对人们"在'工作高速路'上疲于奔命"的现状,比尔·奎恩(Bill Quain,2007)提出了"时间贫穷"的命题,并建议人们通过建立自己的时间资产来开创属于自己的"有闲

---

[1]　G. S. Becker, "A Theory of Competition among Pressure", *Quarterly Journal of Economics*, Vol.171, No.3, March 1983, p.109.

[2]　[美]加里·S.贝克尔:《人类行为的经济分析》,王业宇等译,上海人民出版社2008年版,第141页。

人生"①。二是关于企业的时间成本及其优化问题的探讨。在 1988 年,斯达克(G.Stalk,1988)创造性地提出了基于时间的企业竞争理论,他从日本一些企业的成长历程中发现了时间因素对企业或组织的关键性影响,并构建出时间—竞争理论模型②;在此基础上,斯达克和欧德(Stalk 和 M.Hout,1990)又对单个企业的产品成本和时间的耗费之间内在的逻辑关系进行了探索性分析,他们的研究结果证明,企业单个产品的成本和企业在日常经营活动中花费的时间的数量之间呈现出正比例变化关系③。邓肯(T.Duncan,2007)发现了营销领域中的"时间陷阱"现象,他认为应放弃毫无价值的时间管理方法,并对"时间陷阱"进行了分类④。三是关于经济转轨国家的福利部门改革进度的片断性论述。例如,雅诺什·科尔奈(2003)在总结东欧国家福利部门改革的经验与教训时指出,在进行医疗卫生体改革的过程中,改革方案的制定应该充分考虑人们的适应性问题,也即改革的推进速度要适度,以便于让社会公众能够有足够的时间来了解和熟悉新的医疗卫生政策,从而尽可能地降低医疗卫生体制改革的阻力⑤。

自 20 世纪 80 年代以来,伴随着我国社会经济的转型进程,公众的时间意识也逐渐提高。相应地,时间及其成本问题也成为人们关注的焦点问题之一。总的来看,国内学界对于时间成本的研究围绕如下几个问题展开:一是对企业在生产过程的时间问题的探讨。崔松(2011)是从事这一问题研究的主要学者之一,他通过构建时间竞争模型,对中

---

① [美]比尔·奎恩:《建立你的时间资产:倍增财富,开创有闲人生的 5 大法则》,路卫军等译,中国青年出版社 2007 年版,第 144 页。

② G.Stalk,"Time:The Next Source Competition Advantage",*Harvard Business Review*,Vol. 66,No.4,April 1988,p.21.

③ G.Stalk and M.Hout,"Redesign Organization for Time-based Management",*Planning Review*,Vol.69,No.1,January 1990,p.54.

④ 托德·邓肯:《时间陷阱》,鲁刚伟等译,中国社会科学出版社 2007 年版,第 7 页。

⑤ [匈]雅诺什·科尔奈等:《转轨中的福利、选择和一致性——东欧国家卫生部门改革》,罗淑锦译,中信出版社 2003 年版,第 29 页。

国一些企业的时间成本和竞争优势的维持之间的内在关系进行了深入分析①。而齐军领(2012)通过构建计量模型等方法对时间与国际贸易的关系进行了研究,并从理论和实证两方面系统分析了时间对国际贸易的影响②。二是对公共政策制定的时间成本问题的初探。宋林霖、柳雪莲(2010)将公共政策的时间成本界定为制定主体在政策制定过程中由于非必要时间浪费和资源、信息闲置以及在政策问题界定和政策方案选择中的机会成本所引起的价值损失③。陈晓春(2010)分析了中国行政时间成本居高不下的原因及其应对策略④。而王爱华(2012)则从时间的维度对中国政府统计部门的时间成本问题进行了尝试性分析,并将政府的统计成本划分为事前成本、事中成本和事后成本三大类别⑤。胡蓓(2005)认为时间成本是一种由于非必要时间浪费而引起的机会成本或损失⑥。三是关于"渐进式"改革模式及其负效应等问题的探讨。自 2000 年以来,随着"渐进式"改革模式引发的各类社会问题层出不穷,人们围绕"渐进式"改革模式的缺陷及其现实危害等问题展开了讨论。文宏(2010)认为"渐进式"改革模式从本质上来说是一种"时间赎买"策略,并且这种时间赎买策略可能产生较高的时间成本,并且"摸着石头过河"的政策试验容易错过实施改革的最佳时机⑦。而周其仁(2013)则提出了"中国的改革为什么那么难的命题",他发现中国的"计划经济体制的形成也就二三十年,而改却已经改了 35 年"⑧。基于对诸多改革案例的研究,李迅雷(2013)通过研究发现了拖延改革

---

①　崔松:《时间成本研究》,中国社会科学出版社 2011 年版,第 28 页。

②　齐军领:《时间对国际贸易的影响研究》,山东大学 2012 年博士学位论文,第 129 页。

③　宋林霖、柳雪莲:《中国公共政策制定的时间成本管理探析》,《中国行政管理》2010年第 9 期,第 47 页。

④　陈晓春:《行政时间成本述论》,《长白学刊》2010 年第 2 期,第 74 页。

⑤　王爱华:《政府统计时间成本研究》,《统计研究》2012 年第 1 期,第 15 页。

⑥　胡蓓:《J-M 决策权配制模型修正及应用》,《工业工程与管理》2005 年第 6 期,第12 页。

⑦　文宏:《改革成本分担问题研究》,吉林大学 2010 年博士学位论文,第 37 页。

⑧　周其仁:《改革的力量不会停》,《中国青年报》2013 年 9 月 9 日。

的时间成本累加问题,即当前的改革成本很高,但未来的改革成本再加上拖延的时间成本会更高[1]。而郑永年(2013)对造成改革滞后的原因进行了探索,他认为中央官僚机构和地方政府之间,实际上存在着互相"否决"的格局,是导致改革推行不动的原因之一[2]。

二、时间成本的拓展

目前学界对时间成本的研究取得了丰硕的研究成果,并为本书开展研究奠定了坚实的理论基础,但现有研究主要集中在企业的时间成本以及宏观改革领域,而对具体某项改革的时间成本及其衍生的负效应的研究尚待完善。与已有文献相比,本书在以下两方面拓展了既有研究:一是以公立医院改革为例,对中国公立医院改革的时间成本进行了测算,并对公立医院改革的时间成本进行了国际比较。二是基于后发劣势理论的视角,阐释了导致中国公立医院改革的时间成本过高的原因,并提出了破解中国公立医院改革时间成本问题的政策建议。

第二节　中国公立医院改革的时间成本估算

一、公立医院改革的时间成本的内涵

对时间成本的定义,学界已对其进行了界定,如经济学上将其视为一种机会成本[3]。而一些管理学家则认为时间成本是一种与时间的缩减密切相关的成本支出和满足顾客或者市场的相关时间条件而耗费的额外成本。同时还包括企业因没有按照顾客规定的时间提供产品或服

---

[1]　李迅雷:《中国的改革红利不宜高估》,《华尔街日报》(中文版)2013 年 8 月 12 日。

[2]　郑永年:《地方政府、企业和中国的制度创新》,《中国青年报》2013 年 9 月 10 日。

[3]　G. S. Becker, "A Theory of Competition among Pressure", *Quarterly Journal of Economics*, Vol.171, No.3, March 1983, p.371.

务而造成的各种损失①。在上述相关学科对时间成本所作的定义的基础上,我们将公立医院改革的时间成本界定为是我国政府在推进公立医院改革进程中花费的各类时间之和。若从改革耗费的时间成本的必要性方面来考察,我国公立医院改革的时间成本可以被划分为必要的时间成本和非必要的时间成本两大类别。同时,由于开展任何一种制度变革都需要耗费一定数量的必要时间成本,因此本书不将我国公立医院改革的必要时间成本作为研究的重点,而将我国公立医院改革的非必要时间成本作为重点内容予以讨论。

二、我国公立医院改革的时间成本测度

从 1949 年开始,为解决我国居民长期存在的"缺医少药"问题,我国政府陆续建立起与计划经济体制相适应的三级公立医疗服务体系,该医疗服务体系的建立在满足我国居民的医疗保健需求方面发挥了重要的作用。但在实际运行过程中,上述公立医疗服务系统存在的问题日渐增多,公立医院医疗服务体系也面临着诸多有待改进之处。特别是从 20 世纪 70 年代末期开始,由于和原有公立医疗服务体系相应适应的计划经济体制逐渐瓦解,我国的公立医疗服务体系也被迫开始进入了漫长的改革征程。但从总体上来看,由于中国政府在公立医院改革的路径选择上长期坚持渐进式改革,结果导致公立医院改革的时间成本也呈现上升之势。本书采用如下方法来测算我国公立医院改革的时间成本,也即首先对 1979—2016 年期间我国政府发布的有关公立医院改革问题的重要文件进行整理和统计(见表 3-1);然后再以上述文件的内容和数量作为测度我国公立医院改革的时间成本的基本依据,并从中找寻我国公立医院改革的时间成本的变化规律。

---

① 崔松:《时间成本研究》,中国社会科学出版社 2011 年版,第 45 页。

表 3-1　我国公立医院的改革进程及其时间成本　（单位:年）

改革时段	改革原因	代表性事件	改革措施	改革效果	文件数量		时间成本
					总计	年均	
第一时段（1979—1995年）	公立医院系统出现全行业亏损问题	出台《关于加强医院经济管理试点工作的意见的通知》	"给政策不给钱";强化医院的自我筹资能力	各级政府的财政负担减轻	23	1.35	17
第二时段（1996—2002年）	医疗服务的价格过高:地方政府医疗财政支出压力较大	《关于城镇医药卫生体制改革的指导意见》的发布;"宿迁医改"的争论	各地推行公立医院产权改革试点和"医药分离"改革	医疗服务领域各种乱象丛生	17	2.43	7
第三时段（2003—2005年）	SARS事件的爆发引起公众对医疗服务公平性等问题的反思	医改被评价为"总体上不成功";卫生部认为"市场化非医改方向"	强化公立医院的"公益性"属性,加大对公立医院的财政支持力度	推广新农合制度和城镇医保制度	6	2	3
第四时段（2006—2016年）	"天价"医疗费用事件频发;"医闹"问题日益严重	《关于公立医院改革试点的指导意见》发布,并选择16个城市进行改革试点	推行县级医院改革综合试点;取消药品加成,增设药事服务费	县级医院试点取消药品加成改革	31	3.1	10
总计					77		37

资料来源:1979—2003年的相关资料与数据转引自高春亮、余晖:《激励机制、财政负担与中国医疗保障制度演变》(《管理世界》2009年第4期);2003—2016年的数据由笔者根据相关资料整理并计算而得。

　　由表 3-1 我们可以发现,从 1979 年 4 月国家财政部和卫生部出台《关于加强公立医院经济管理试点工作的意见的通知》到 2016 年 11 月中共中央办公厅、国务院办公厅转发《国务院深化医药卫生体制改革领导小组关于进一步推广深化医药卫生体制改革经验的若干意见》为止,已经过去了 37 年的时间。我国的公立医院改革在 1979 年是处在改革的试点阶段,但令人费解的是,当前我国的公立医院改革仍然处在试点阶段,但前后两个试点阶段的时间成本却已是 37 年。众所周知,实施改革需要耗费一定数量的改革成本。因此,在公立医院改革过程中耗费一些时间成本具有客观性。但反观我国公立医院改革的进程,前后已经耗费了 37 年的时间成本,并且该项改革直到目前为止仍然没有出现成功的迹象。显然,我国为推进公立医院改革而耗费的时间成本明显过多。与此同时,由表 3-1 可知,自 1979 年以来,我国有关公立医院改革的很多政策是以"意见"或者"通知"的形式发布的,结果导致上述政策在执行过程中由于缺乏法律意义上的严肃性而使得其实施效果难以得到保证。

在以上内容中,我们对我国公立医院改革的时间成本进行了计算,下面我们再来考察公立医院改革的文件数量情况。由表 3-1 可知,在 1979 年到 2016 年这一时期内,我国政府共计下发了 77 个关于公立医院改革的文件,并且在此期间的年均发文数量具有上升的势头。据测算,1979—1995 年政府年均发布 1.35 个与公立医院改革有关的文件;而在 2006—2016 年这一时段内,我国政府年均发布 3.1 个有关公立医院改革的文件。关于公立医院改革的文件数量不断增加的原因,我们可以这样来理解:一是人们对医疗体制改革严重滞后的不满情绪日益增加,迫使政府不得不通过多发文件的方式来安抚公众,同时也有利于推进公立医院改革进程。二是文件数量的增加说明当前我国的公立医院改革似乎已经掉进了"钱穆制度陷阱"难以自拔,也即当前政府出台的相关政策大多是对原有政策的"修修补补",因而难以取得根本性的进展。例如,有学者指出,当前中国政府试图通过药品价格管制以实现公立医院改革目标的做法难以取得实效,同时也说明医疗机构和医护人员有更多的方法规避管制①。而相关研究已经证明,公立医院"改革

---

①　高春亮、余晖:《激励机制、财政负担与中国医疗保障制度演变》,《管理世界》2009年第 4 期,第 66 页。

的频次与改革绩效之间不存在简单的正比关系",因为"某个国家(或者地区)的医改频次较高并非意味着它的医疗卫生服务的效率和质量也较高,其二者之间的相关性较低"①。总而言之,虽然我国政府为推进公立医院改革付出了较高的时间成本,但改革成效并不显著。至于造成上述问题的原因,我们认为或许是"渐进式"改革路径的选择使然,因为"渐进式"公立医院改革的好处是可以规避由"激进式"公立医院改革带来的强烈社会震动,但是这种好处的取得是以支付巨大的时间成本为条件的。

三、时间成本的国际比较与分析

通过以上分析可知,我国政府为推进公立医院而耗费了较高的时间成本,但是我们还没有考察国际上一些已经实施公立医院改革的国家(地区)的时间成本支付情况。为此,我们拟将中国和其他国家(地区)在公立医院改革进程中耗费的时间成本作对比分析,并从中找寻公立医院改革的时间成本的演化规律。本书在表3-2中给出了部分实施公立医院改革的国家(地区)的改革成效及其相应的时间成本支付情况。

表3-2　部分国家(地区)的公立医院改革情况及其时间成本

国家(地区)	改革时间	改革动因	时间成本(年)	改革措施	改革效果
英国	1991—1996年	医疗卫生服务的效率低下,医院拥挤问题较为严重	6	使医院成为自主化的医疗服务联合体;卫生局成为医疗服务购买者	效率得到提升;缺乏稳定性与一致性
厄瓜多尔	1998—2000年	医疗服务资源供给不足,并且医疗服务资源分配失衡	2	推进医疗卫生服务领域的分权化和自主化治理机制	效率得到提升,具有稳定性与一致性

---

① 王虎峰:《医改周期:基于15国百余年医改事件的结构化分析》,《经济社会体制比较》2012年第4期,第32页。

续表

国家 （地区）	改革 时间	改革动因	时间成 本（年）	改革措施	改革效果
中国 大陆	1979— 2016 年	初期为了减缓财政压力；后期是起因于公益性的缺失	37	改革初期鼓励医院创收；改革后期取消药品加成，进行改革试点	无稳定性与一致性；可及性较差
中国 香港	1986— 1991 年	病人对医疗服务日益不满；医疗财务赤字问题严重	5	建立医院管理局；实施自主化的内部治理机制改革	具有稳定性与一致性；改革效果较好
新加坡	1985— 1998 年	医疗服务效率低下；医疗卫生费用支出压力较大	13	筹建法人化的健康公司，并对纳入改革计划的医院进行监管	改革成效显著；具有稳定性与一致性
新西兰	1993— 1996 年	公立医疗服务系统出现了严重的财务危机	3	推进公立医院的法人化改革；建立"皇冠"医疗服务机构	获得一些成效；无稳定性与一致性
澳大利亚 维多利 亚州	1992— 1997 年	提高医疗服务的效率；改善服务质量并增强其可及性	5	建立面向市场的医疗服务递送系统；实施医院自主化改革	获得一些成效；具有一致性和稳定性
突尼斯	1992— 1995 年	筹资机制存在缺陷；内部运行效率较低	3	实施非完备的医院自主化改革；重构医院的内部治理结构	获得一些成效；部分一致性与稳定性

资料来源：由笔者根据亚历山大·S.普力克和阿普里尔·哈丁主编的《卫生服务提供体系创新——公立医院法人化》（李卫平等译，中国人民大学出版社 2011 年版）一书中的有关资料整理而得。

　　我们知道，在公立医院的改革绩效评价问题上，目前学界采用的评估指标存在着较为显著的差别。本书拟采用罗伦·霍金斯（Loraine Hawkins，2011）等人提出的用于评判公立医院改革成功与否的三个标准——"效果；稳定性；一致性"对本书所列出的一些国家（地区）公立医院改革的效果进行评估①。罗伦·霍金斯指出，"效果"是指是否有

---

① ［英］亚历山大·S.普力克、［美］阿普里尔·哈丁：《卫生服务提供体系创新——公立医院法人化》，李卫平等译，中国人民大学出版社 2011 年版，第 97 页。

证据表明改革在一个或几个设定的主要目标上取得了某些进展，并且没有付出与之不相称的成本或对其他目标进行了折中；"稳定性"是指改革是否按原计划实施，或是根据公开透明的审查、评价结果而修改的计划实施，以及政策是否已经被逆转或者在将来被逆转的风险很高；"一致性"是指医院组织结构的变化是否与现存的外部环境相适应。如果不适应，对市场结构和筹资安排作出必要的改变是否可以应对这种不适应。先决条件是否已经在其他政策或者规章制度中得到充分的体现。我们将罗伦·霍金斯等人提出的"效果、稳定性以及一致性"三项指标作为本书的评价指标，对目前世界上部分已经或者正在实施公立医疗服务机构改革的国家（地区）的总体状况进行评估。

在表3-2中，我们归纳出在公立医疗服务机构改革方面具有代表性的8个国家（地区）的时间成本及其改革效果情况。基于对表3-2中8个公立医疗服务机构改革案例的分析，我们发现当前国际上公立医疗服务机构改革具有以下三个方面的特点：其一，沉重的医疗财政支付压力和公立医疗服务系统运转效率较低是政府部门推进公立医疗服务机构改革的主要因素之一。其二，与位于其他地区的国家（地区）相比，地处亚洲的部分国家（地区）在实施公立医疗服务机构改革的过程不仅耗费的时间成本相对较高，而且这些国家（地区）在公立医疗服务机构改革绩效方面的差别也较为显著。例如，由表3-2可知，新加坡为推进公立医疗服务体系改革支付了约13年的时间成本。同时，新加坡的公立医疗服务体系改革不仅符合一致性和稳定性的标准，而且该国的公立医疗服务体系改革的整体绩效也较为理想。而我国香港地区的公立医疗服务体系改革不仅支付的时间成本较少（只耗费了约5年的时间成本），而且该地区的公立医疗服务体系的改革绩效较好。然而我国大陆地区的公立医疗服务体系改革的整体状况却不容乐观，因为截至2016年11月，该项改革的时间成本已经达到了37年，并且其改革效果也是不尽如人意。其三，一些发展中国家（例如，突尼斯和厄瓜多尔等）和部分英联邦国家（例如，新西兰和澳大利亚等）在公立医疗服务体系改革过程中耗费的时间成本相对较少,其数值大多在 5 年以内。同时,上述国家(地区)的公立医疗服务体系改革的整体效果较为显著,并且这些国家(地区)的改革政策的执行结果基本符合"一致性和稳定性"标准。

综上所述可知,在公立医院改革进程中,某个国家(地区)支付的时间成本的大小和其取得的改革绩效之间的正相关关系并不明显。也就是说,某个国家(地区)为推进公立医院改革所花费的时间越多,其改革的绩效未必一定好。据此,本书得出如下结论:同国际上其他已经实施公立医疗服务体系改革的国家(地区)相比,我国已经为公立医院改革支付了长达 37 年(截至 2016 年年底)的时间成本,该项改革成本明显过高。

第三节　时间成本过高产生的负效应分析

根据制度演化原理,某项新的制度创新或改革得以出现的主要原因,可以被归结为人们对该项制度创新或者改革预期的收益大于他们预期的成本支出①。另外,在改革的推进过程中,还可能产生一定的改革时滞现象,而产生这种时滞现象的主要原因是人们对改革的全面认识和理解需要耗费一定的时间作为这种认识的时间成本②。因此,某项制度变迁或者改革总会存在一个改革时滞问题,同时也会产生一定的实施成本(如时间成本)和摩擦成本。但若某项公共政策的改革周期过于漫长,就会引发各种社会问题的产生,有时还会对一国政府的凝聚力产生负面影响,而上述问题在中国的改革过程中则尤其突出。对此,著名经济学家周其仁(2013)针对目前中国的改革进程过慢问题发出警告,"要是改革过于缓慢,跟不上年轻一代对社会的期望,也会引

---

① 卢现祥:《新制度经济学》,武汉大学出版社 2004 年版,第 164 页。
② 卢现祥:《新制度经济学》,武汉大学出版社 2004 年版,第 166 页。

发一些人们意想不到的问题的发生,也可能让人们的失望情绪弥漫整个社会"①。鉴于此,借助某种手段或借口来延缓改革的进度不是最优选择,因为当前中国的社会现实改革不但要与腐败等问题比"速度",而且要与年轻一代对改革的期望值比"速度",如果新一轮改革在上述"比赛"中败给了人们的期望值和腐败等社会问题的话,可能会产生灾难性社会后果②。

如果从新制度经济学的视角来看考察,我国的公立医院改革时滞过高问题极其突出。例如,根据本书的测算结果,尽管我国政府为推进公立医院改革事业已经付出了37年的时间成本,但直到目前为止该项改革还没有取得成功,其主要表现为中国公立医院改革进程的一波三折,直到目前该项改革仍处在改革的试点阶段,以及当前"看病难、看病贵"问题仍没有得到彻底解决。诚然,造成上述问题的原因可能是多方面的,但我们必须正视由于该项改革的时间成本的不断增加而引起的各种衍生改革成本的累积问题。根据本书的调查,该类派生成本的增加带来了以下三方面的负效应:一是社会成本急剧上升问题,主要表现在医患关系的日益紧张以及医患纠纷的频发方面。例如,相关统计数据显示,当前中国发生在医患之间的医疗纠纷的数量达到了年均百万起以上,而每家医疗服务机构的年均医疗纠纷的发生数量也达到了40起左右;特别是自2010年以来,中国医疗纠纷的发生率迅速上升,年均增长幅度已经超过了100%③。与此同时,暴力袭医事件也呈现上升之势,2012年平均每家医院发生20.6起袭医事件,而2013年这一数据已经上升到了27.3起,暴力事件的频发已开始让医生们考虑"改行"④。2012年12月至2013年7月的调查数据显示,在中国各地

---

① 周其仁:《改革的逻辑》,中信出版社2013年版,第5页。
② 周其仁:《改革的逻辑》,中信出版社2013年版,第5页。
③ 申琼鹤:《沈阳医患纠纷:"第三方调解"在路上》,《华商晨报》2012年2月20日。
④ [英]帕提·沃德米尔:《中西方医生地位迥异》,《金融时报》(英)2013年10月11日。

316家医院中,近40%的医务人员曾因袭医事件日益增多而萌生转行的念头①。为遏制恶性"医闹"的持续蔓延,国家卫计委和公安部不得不要求全国二级以上医院按照不低于在岗医务人员总数的3%或每20张病床1名保安或日均门诊量的3‰的标准配备职业保安②。二是加重了中国医生的工作负担。自改革开放以来,尽管公众对医疗服务的需求剧增,但由于政府在医院的设置及其人员的配置方面仍然实行传统的计划经济管制措施,结果导致公立医院垄断了医疗服务资源的供给。例如,截至目前,公立医院的床位数占全国总数的89%,门诊、住院人数均占到总数的92%③,从而在医疗服务供给问题上出现了匈牙利经济学家提出的所谓的"短缺"现象,并且医疗资源的分配仍然是相关官僚机构据以控制人们社会生活的重要手段之一,而医疗资源的相对"短缺"导致医疗服务领域的腐败问题丛生,从而进一步扭曲了医患之间的人际关系④。而在为了博取利润控制医院总量、人为制造短缺的同时,医生的数量却没有显著性增加,结果导致医生的工作量日益加重。据统计,自2003年以来,公立医院一般医护人员的诊疗负担比原来加重了1.4倍,而负责住院诊疗业务的医生其负担比原来加重了1.7倍⑤。三是长期以来存在的"看病难、看病贵"问题对政府的合法性带来一定的影响。关于政治与医学的关系,学界已对相关问题进行了研究。例如,19世纪流行病学家鲁道夫·佛尔楚(Rudolf Frtru)曾指出:"医学就是政治,政治不过是更大

① [英]帕提·沃德米尔:《中西方医生地位迥异》,《金融时报》(英)2013年10月11日。

② 张然:《卫计委:为防恶性"医闹" 将按每20病床配1保安》,《京华时报》2013年10月23日。

③ 刘涌:《国务院医改办主任回应:公立医院改革将有顶层设计》,《21世纪经济报道》2012年2月13日。

④ [匈]雅诺什·科尔奈:《思想的力量——智慧之旅的非常规自传》,安佳等译,上海人民出版社2013年版,第245页。

⑤ 文进、郝天佑:《中国医生工作负荷的现况研究》,《中国循证医学杂志》2015年第2期,第133页。

的医学"①。而在近代世界社会保障发展史上产生过重要影响的德国的"铁血宰相"俾斯麦(Bismarck)看来,包括医疗保险在内的社会保障体系的构建只不过是一种旨在消除当时德国国内革命的"投资"②。因此,为了解决当时德国存在的各种社会弊端,切不可单纯借助国家机器对人们的反抗行为实施残酷的镇压,而是应该采取一些积极的措施以提高人们的福利水平③。而福克斯(Fuchs,2012)的研究也证明,医疗保险服务是促使人们效忠国家的最有效途径之一④。杨念群(2013)通过对中国近代医疗史的研究也发现,现代"病人"的产生是一系列社会政治行为再造的结果,而政府开展卫生运动可以激发人们的爱国主义热情,而这种行为实际上是空间政治规训与调控下的一种结果⑤。由此看来,由于公立医疗服务系统具有维护社会稳定和增进国家认同感的内在作用,因此公立医院具有其独特的政治功能。但是,当前我国极其漫长的公立医院改革进程势必造成该项改革的时间成本日益累积。与此同时,人们对公立医院改革的"耐心资本"也呈现出递减的趋势,甚至在公立医院改革问题上出现了所谓的改革"审美疲劳症",这无疑会对中国政府的合法性造成负面影响。

第四节　公立医院改革的时间成本过高的原因
——基于后发劣势理论的视角

关于造成中国的改革时间成本过高的原因,一些学者已经进行了

---

① 杨念群:《再造"病人"——中西医冲突下的空间政治》,中国人民大学出版社 2013 年版,第 6 页。

② 姜守明、耿亮:《西方社会保障制度概论》,科学出版社 2002 年版,第 111 页。

③ 姜守明、耿亮:《西方社会保障制度概论》,科学出版社 2002 年版,第 111 页。

④ [美]维克托·R.福克斯:《谁将生存?——健康、经济学和社会选择》,罗汉等译,上海人民出版社 2012 年版,第 170 页。

⑤ 杨念群:《再造"病人"——中西医冲突下的空间政治》,中国人民大学出版社 2013 年版,第 354 页。

深入的研究。例如,匈牙利经济学家玛利娅·乔纳森(Maria Csanadi, 2008)对中国在经济转型过程中选择渐进式改革路径的原因进行了解读。她认为中国从总体上说是一个高度集权的国家,但在其内部的权力分配方面却表现出分权的特点,因为各级地方政府和国有企业对中央政府在资源获取及其分配等方面都形成现实的约束,结果迫使中央政府不得不持续地"放权",而这种缓慢的放权过程即形成了中国的"渐进式"改革过程①,但这种"渐进式"改革的时间成本也往往过大。而诺斯(1991)则认为影响改革时间间隔长度的最重要因素是现存法律和制度安排的状态,并且改革是一个利益调整的过程②,各个利益主体之间的利益摩擦及其矛盾必然形成对新改革方案的旷日持久的讨价还价,甚至是一个利益补偿的过程(对于非帕累托改进型的制度变迁,利益补偿尤其重要)。受中国宏观经济改革的"渐进式"改革路径的影响,中国的公立医院改革也沿袭了"渐进式"改革思路。这种改革具有以下特点:一是某项改革往往采用先"试点"再推广;二是改革经常选择双轨制的改革方案;三是这种改革是一种倾斜式改革,即选择那些受旧体制影响较小又有建立新体制条件的地区作为改革的突破口;四是"渐进式"改革是一种增量改革、边际改革③。正是由于"渐进式"公立医院改革路径的上述特征,决定了中国公立医院改革的时间成本是巨大的。对于医疗体制改革中采用"渐进式"改革带来的负效应问题,笔者在 2008 年关于"新医改"的一篇论文中已经进行了系统的阐述④,其他学者也对此问题进行了探讨,但是,当前学界却在一定程度上忽视了对"渐进式"改革所诱发的时间成本上升问题的分析。同时,中国公立医院改革的决策层由于过于重视对国外医疗改革技术的学习而忽视了

---

① ［匈］玛利娅·乔纳森:《自我耗竭式演进:政党——国家体制的模型与验证》,李陈华译,中央编译出版社 2008 年版,第 2 页。

② 卢现祥:《新制度经济学》,武汉大学出版社 2004 年版,第 167 页。

③ 卢现祥:《新制度经济学》,武汉大学出版社 2004 年版,第 178 页。

④ 代志明:《新医改热中的若干冷思考》,《体制改革》2008 年第 4 期,第 88 页。

制度层面的改革,由此触发了严重的后发劣势问题,进而加剧了公立医院改革的难度。基于此,本书拟从后发劣势理论的视角,对中国公立医院改革的时间成本过高的原因进行解读。

一、后发劣势理论及其适用性

(一)后发劣势理论

在 2000 年前后,国内的一些学者对我国经济快速发展的原因进行了探讨,他们认为中国具有的"后发优势"是促使其经济快速增长的主因之一①。但杨小凯(2004)对上述论点不予认同,并提出了著名的"后发劣势"理论对上述论点予以回应②,以提醒人们关注中国经济社会发展进程中的后发劣势所带来的问题,结果却在当时引发了人们对后发劣势和后发优势等问题的激烈争论。所谓后发劣势理论,是指某个经济和社会等方面比较落后的国家,为了促进本国经济社会的全面发展而向一些比较发达的国家进行"学习"和模仿,但这些落后国家往往将这种学习和模仿的重点放在发达国家的科学技术和工业发展模式等方面,而忽略对发达国家的经济和社会制度等方面的借鉴与引进,从而导致这些落后国家在经济社会发展中出现这么一种现象,也即在很短的一段时期内可能取得快速的社会经济发展,但过不了多久,这些落后国家往往就会重新陷入发展的困境之中而难以自拔③。对于产生后发劣势的原因,一些学者进行了阐释。例如,杨小凯(2004)指出导致后发劣势问题出现的根本原因是,由于学习西方发达国家的科学技术要比学习发达国家的经济社会制度更为容易一些,因为借鉴发达国家的科学技术一般不会触及这些落后国家的既得利益集团的利益。但若在落后国家引进西方发达国家的社会制度则必然会使得这些落后国家的既

---

① 林毅夫:《后发优势与后发劣势——与杨小凯教授商榷》,《经济学(季刊)》2003 年第 3 期,第 889 页。
② 杨小凯:《后发劣势》,《新财经》2004 年第 8 期。
③ 杨小凯:《后发劣势》,《新财经》2004 年第 8 期。

得利益集团的利益受到损害。然而更为重要的是,尽管后发国家(地区)通过学习发达国家的技术及其管理方法,可以在一个较短的时期内获得一定程度的发展,但是由于这些后发国家(地区)不具备发达国家所拥有的宏观制度环境,结果使得这些后发国家在其长期发展过程中将会重新回到经济停滞的状态①。

但有些学者对后发劣势理论提出了异议,其中最为著名的是林毅夫(2003)教授,他对杨小凯(2004)提出的后发劣势理论进行了反驳,并提出了后发优势理论,也即认为后发国家可以通过对发达国家的学习取得长期的发展而不是相反②。或许正是出于对以上情况的考虑,一些经济学家对后发劣势理论进行了修正。他们认为争论的有关后发国家的"优势"与"劣势"问题,实际上就像是一枚硬币同时拥有的一个"正面"和一个"反面",两者之间关系类似哲学上的所谓辩证统一关系。也就是说,落后国家在发展过程中可以通过向发达国家学习以缩短其经济社会发展的"实验成本",但是这种学习也需要这些落后国家付出一定的经济和社会成本作为代价,而后发劣势理论则对这类"代价"进行了深入分析。基于以上考虑,对于后发国家来说,这些国家在向发达国家学习的过程中一定要重视并处理好后发的"劣势"及其"优势"的两难冲突③,并应进行制度层面的改革与创新。事实上,一些国家的发展历程也证明了后发劣势理论的科学性。例如,一些地处拉美地区的国家在 20 世纪 80 年代通过向发达国家学习而一度取得了较好的经济和社会发展效果,但目前不少拉美地区的国家却已陷入"拉美陷阱"困境之中。这或许就是后发劣势问题所带来的必然结果。

---

① 杨小凯:《后发劣势》,《新财经》2004 年第 8 期。

② 林毅夫:《后发优势与后发劣势——与杨小凯教授商榷》,《经济学(季刊)》2003 年第 3 期,第 889 页。

③ 谢作诗:《后发优势与后发劣势:硬币之两面——兼评林毅夫、杨小凯后发优劣势之"争"》,《经济体制改革》2003 年第 4 期,第 9 页。

（二）后发劣势理论被用于解释中国公立医院改革的时间成本问题的适用性

以上我们简要介绍了后发劣势理论,该理论的核心思想是,如果后发国家在改革过程中仅仅引进发达国家的技术与管理手段,而不学习发达国家的制度并进行相应的改革,就可能会产生后发劣势问题,其主要表现是落后国家在改革过程中出现选择性改革以及改革惰性问题。本书认为,尽管后发劣势理论还存在一些有待完善之处,但该理论为包括中国在内的许多后发国家改革路径的选择发出了预警。通过对中国公立医院改革进程的考察不难发现,在改革的路径选择问题上,事实上我们已经陷入了后发劣势的困境之中。因此,本书认为导致我国公立医院改革过程中的时间成本较高的原因可以运用后发劣势理论予以阐释。其依据如下:其一,当前我国正在使用的各种医疗服务管理技术乃至医疗保障制度大多是向西方发达国家学习的结果,如建立社会医疗保险制度、各种医疗补偿机制的设计、医院运营管理制度及其改革路径与改革方向的选择等,上述各种管理技术和管理策略大都是通过模仿一些西方发达国家在医疗服务递送体系管理实践中取得的成果与经验。以上情况与后发劣势理论中描述的情况较为类似,即后发国家倾向于学习西方发达国家的技术与管理手段,而不太注重对其技术创新环境的模仿与改进。其二,"选择性改革"现象在我国的公立医院改革过程中较为普遍。而公立医院改革过程中"试点"现象的泛滥则是上述"选择性改革"问题的集中表现之一。由于采用改革"试点"的策略可以缩小对公立医院既得利益群体的触动范围,并延长了改革的时间,从而使得该项改革进展极其滞后。其三,中国的公立医院改革由于长期局限于对发达国家公立医院改革的技术和管理方面的学习,但对涉及公立医院改革的众多制度层面的改革却很少学习与引进,比如说公立医院的人事决策权限以及公立医院的产权界定等,结果导致中国的公立医院改革事业尽管已经花费了 37 年的时间,但该项改革直到目前仍处于"改不动"和改革"试点"阶段,这一点与后发劣势理论中对后发国家通常过于注重对技术的模仿而忽视对其制度的学习与引进,结果导致后发国家的经济发展缺乏可持续性的情形是一致的,也即尽管这些后发国家(地区)通过向发达国家进行技术模仿可以在很短的时间内获得一定的成功,但由于这些后发国家(地区)没有及时模仿发达国家的各种制度,结果极有可能在其远期发展过程中陷入困境①。通过以上分析不难看出,后发劣势理论可以被用来解释中国公立医院改革的时间成本过高的原因。

二、时间成本过高的影响因素分析

由上述内容可知,很多国家(地区)实施公立医院改革的主要原因是财政支出压力过大,而且这些国家(地区)大都在 2000 年前后先后完成了各自的公立医院改革,其改革的关键点是引入竞争机制,并取得了较好的改革效果。根据世界银行(2006)的总结,当前全球性的公立医院改革实践主要包括以下三种模式:法人化、自主化和民营化②。

而自 20 世纪 70 年代末期开始,为满足医疗体制改革的现实需要,我国医疗卫生政策的决策层开始学习并引进国际上比较成功的公立医院改革经验,由此导致我国的公立医院改革政策经历了一个较为明显的变化过程。例如,在我国公立医院改革的早期阶段,为了缓解各级政府面临的日益严重的财政支出压力,当时国家奉行的公立医院改革政策是"只给政策不给钱",也即变相鼓励公立医院通过自行"创收"的手段来维持其日常运行所需要的资金;而从 2003 年开始,国家开始强调公立医院的"公益性"属性。同时,一批在国内具有较大影响的公立医院改革案例也先后出现,这其中以宿迁医改模式、神木医改模式、高州医改模式、新乡医改模式和菏泽医改模式为其典型代表。但由于事关公立医院全局的根本性制度改革的不到位(如人事制度改革和产权改

---

① 杨小凯:《后发劣势》,《新财经》2004 年第 8 期,第 120 页。
② 顾昕:《诊断与处方:直面中国医疗体制改革》,社会科学文献出版社 2006 年版,第439 页。

革等方面），再加上受到其他一些因素的影响，结果导致上述公立医院改革模式由于缺乏可持续性而呈现出"昙花一现"的改革现象。因此，上述改革模式难以被作为改革典型而推广到其他地区的公立医院改革实践中去，甚至连曾被一些学者视为公立医院改革的"一面旗帜"的高州医改模式，也被相关媒体揭露出存在较为严重的药品"回扣"问题①。由以上分析可以看出，在我国的公立医院改革进程中，由于政府相关部门没有对公立医院的核心制度进行变革，而只是简单地把从国外借鉴过来的相关技术和方法"嫁接"到国内的公立医院运行机制中，从而使得我国的公立医院改革必然遭遇杨小凯教授提出的所谓"后发劣势"问题，结果导致我国的公立医院在经历了频繁的改革之后，逐渐被"改"成了一个"四不像"的"怪物"：既不像计划经济体制下的公费医疗服务机构，又不像西方发达国家市场经济体制下运行的公立医疗服务机构；既不像国际上通常意义上的民办非营利性的医疗服务机构，又不像商业性的医疗服务机构②。而造成上述问题的关键性因素，则可以归咎于在我国的公立医院改革问题上的各种核心制度安排的缺失、越位与错位。

然而更为值得警惕的是，由于现行的公立医院的内在激励机制能够确保公立医院自身谋取较大的经济利益，因此它们对任何试图改变公立医院现行激励机制的改革举措都持反对或者抵制的态度③。同时，公立医院的医务人员也是上述激励机制的受益者，因为在现行的医疗服务市场中，广大患者承担了较高的交易费用，而这种高昂的交易费用事实上是与医务人员的个人收入关联在一起的④。显而易见，公立

---

① 罗坪、夏杨：《广东高州市人民医院收药品回扣被央视曝光》，《羊城晚报》2013年1月13日。

② 顾昕：《诊断与处方：直面中国医疗体制改革》，社会科学文献出版社2006年版，第450页。

③ 高春亮、余晖：《激励机制、财政负担与中国医疗保障制度演变》，《管理世界》2009年第4期，第66页。

④ 高春亮、余晖：《激励机制、财政负担与中国医疗保障制度演变》，《管理世界》2009年第4期，第66页。

医院自身及其医务人员是当前我国公立医院改革的主要障碍之一①。可想而知,在以上改革思路的指引下,公立医院改革政策的制定者仅仅注重学习和借鉴发达国家的医疗技术,但却缺乏彻底改革公立医院既有管理体制的决心和勇气,由此产生的结果必然是:由于没有对我国公立医院的关键性制度进行变革,结果使得我国的公立医院改革直到目前为止仍然没有取得根本性的突破。针对上述问题,有学者发出这样的感慨:尽管公立医院改革已经进入了"深水区",但就是"改"而"不动",其答案或许是后发劣势引发的问题使然。

第五节 破解时间成本问题的路径选择

本书将"时间"因素视为一个重要变量,对我国公立医院改革所花费的时间成本进行了探索性研究,并将世界上一些国家(地区)为实施公立医院改革而耗费的时间成本进行了对比分析,结果发现中国公立医院改革的时间成本相对较高,达到 37 年的时间。尽管自 2009 年以来中国公立医院改革的进度有所加快,但从总体上来看,该项改革仍处于"试点"阶段,因此公立医院改革的时间成本仍然在增长;而一些在公立医院改革方面取得较大进展的部分国家(地区)公立医院改革的时间成本大多在 2—6 年之间,可见中国公立医院改革的时间成本的确是太高了。对于导致中国公立医院改革的时间成本过高的原因,本书从后发劣势理论的视角进行了阐释。本书认为,中国在推行公立医院改革的过程中,为了减少来自既得利益等方面的阻力,过于注重对国外公立医院改革技术与管理等方面的学习与模仿,尽管在改革初期会在改进公立医院的绩效方面取得一定的成效,但由于忽视了对包括公立医院改革的顶层设计等制度层面的学习与引进,结果导致中国当前

---

① 高春亮、余晖:《激励机制、财政负担与中国医疗保障制度演变》,《管理世界》2009年第 4 期,第 66 页。

的公立医院改革几乎陷入困境而难以自拔。本书认为应该从下述三个方面入手来破解我国公立医院改革的时间成本过高难题。

一、重视由时间成本引发的潜在危害

基于对国际上 7 个较为典型的公立医疗服务机构改革案例的分析,我们发现很多国家(地区)的医疗服务机构改革不仅在改革的一致性、改革的效果和改革的稳定性等方面都取得了不同程度的成功,而且上述国家(地区)公立医院改革的时间成本大都不超过 10 年。与上述 7 个改革案例不同,截至 2016 年 11 月,我国公立医院改革的时间成本却已经高达 37 年。本书的上述观点已经得到一些学者的回应,例如,罗力就指出,"中国的公立医院改革是一个渐进的、漫长的过程。从新中国成立到改革开放,公立医院计划管理 30 年;从改革开放到现在,公立医院市场导向 30 年;从现在到未来,实现新医疗改革中促使公立医院回归公益性的目标,预计还得需要 30 年的时间"①。显然,我国的公立医院改革过高的时间成本过度地透支了公众对医疗体制改革的耐心资本。因为广大公众是公立医院改革事业的既定受益目标人群,但由于改革的进程过于漫长,事实上他们已沦为中国公立医院改革的时间成本的最大承担者。如果对我国 37 年的公立医疗服务体系的改革进程进行回顾与反思,我们会发现当前我国的"摸着石头过河"的"渐进式"公立医院改革思路存在较大的缺陷。而为了克服上述缺陷,当前的紧要任务是从满足我国居民对医疗服务的现实需求的视角来完成对公立医院改革的"整体设计"②。令人感到欣慰的是,自 2003 年以来,随着人们对"医学就是政治,而政治不过是更大的医学"③的卫生政治学理

① 罗力:《中国公立医院改革——关注运行机制和制度环境》,复旦大学出版社 2010 年版,第 3 页。

② 李卫平:《公立医院的体制改革与治理》,《江苏社会科学》2006 年第 5 期,第 72 页。

③ 杨念群:《再造"病人"——中西医冲突下的空间政治》,中国人民大学出版社 2013 年版,第 6 页。

念的认识的不断深化,以及中央决策层出于增强政府的执政合法性和国家凝聚力的现实需要,我国政府开始尝试采用重构公共服务(或者产品)的供给机制的策略来夯实其执政基础①。但是,当前几乎陷入停滞的公立医院改革可能会触发公众对政府的不满情绪,进而会作出各种有损政府执政合法性的行为。同时,来自世界银行(2011)有关公立医院改革案例的研究表明,公立医院改革进度太慢通常会面临以下风险:一是改革难以实现其预期目标。二是现行的各类制度可能会对该项改革进行同化②,结果使得该项改革偏离其既定目标。综上所述,如何提高我国公立医院改革的进度是当前摆在我们面前亟待解决的难题之一。鉴于此,本书提出构建"社会问责"机制来破解上述难题。一个较为可行的方法是,由国家相关部门出面构建一个包含各种社会力量在内的"公立医院改革监事会",该监事会定期对我国的公立医院改革进度进行评估或者"问责"。被问责的对象包括公立医院改革政策的决策者以及各级政府的主要负责人。同时,该监事会还应该定期向社会公布问责的主要内容以及政府相关部门的反馈结果。除此之外,还应筹建能够科学测定公立医院改革的时间成本及其改革周期的专门机构,该机构的主要职能是全面追踪和调控中国公立医院改革的全部进程,从而缩小公立医院改革的时间成本。另外,鉴于"中国的改革已经进入'一分规划九分行动'的阶段。因此踏实落地的改革举措才是关键"③。

二、重构公立医院的改革动力生成机制

我们知道,与其他类型的公共政策改革相比,公立医院改革显得比

---

① 刘鹏:《合作医疗与政治合法性:一项卫生政治学的实证研究》,《华中师范大学学报》2006年第2期,第24页。

② [英]亚历山大·S.普力克、[美]阿普里尔·哈丁:《卫生服务提供体系创新——公立医院法人化》,李卫平等译,中国人民大学出版社2011年版,第50页。

③ 王小乔:《地方土改图景》,《南方周末》2014年3月6日。

较复杂,这是因为公立医院改革所涉及的利益主体较多,并且在公立医院改革的社会效益和经济效益得以显现之前,由于强势的利益集团抵制该项改革,有志于推进公立医院改革的政治家在短期内可能要承担较高的政治成本与政治风险①。但是,来自国内外的大量医疗体制改革实践表明,公立医院改革往往需要政治家的强力推动才可能真正得以实施。与此同时,我们通过考察历史上的众多改革过程不难发现,某项改革的推进者对改革局势的控制力及其执行力越强,那么该项改革取得成功的可能性就越大②。因此,改革的推进者所具有的掌控改革进程的能力及其实施改革意愿的大小对改革成功与否有着根本性的影响。而从表 3-2 中列出的一些国家和地区的公立医院改革案例可以发现,一些国家(地区)的公立医院改革的时间成本之所以较低,就是因为这些国家(地区)的政治家通过各种方式大力支持公立医院改革。例如,突尼斯总统本·阿里(Ben Ali)非常重视该国在 1992 年开始实施的公立医院改革,并且对突尼斯的公立医院改革事业在政治上给予了强力支持,这一点从他对动员推进该项改革所需资金的强烈意愿中可以得到很好的印证③。另外,为了推进公立医院改革,本·阿里总统还亲自主持召开部际选举委员会会议以监督公立医院改革政策的实施。突尼斯公立医院改革的动力之一就是来自上述来自政治和技术方面的双重"压力"。与此同时,这种双重"压力"在克服该国在公立医院改革过程中遇到的阻力方面尤其有效。因此,政治局面和政府的稳定性,以及负责实施改革的工作人员的稳定性都有助于突尼斯公立医院改革的顺利推进与实施。而英国首相撒切尔夫人则强力推进该国的公

---

① Harding, April & Alexander S. Preker, *A Conceptual Framework for the Organizational Reforms of Hospitals*, *Innovations in Health Service Delivery*, Washington, D.C.: The World Bank, 2003, p.111.

② 刘罡:《中国改革的"深水区"究竟在哪里?》,《华尔街日报》(中文版)2013 年 10 月 2 日。

③ [英]亚历山大·S.普力克、[美]阿普里尔·哈丁:《卫生服务提供体系创新——公立医院法人化》,李卫平等译,中国人民大学出版社 2011 年版,第 271 页。

立医疗服务系统改革,并将"巨变式"改革方法运用到该国的公立医疗服务系统改革实践之中①。受英国公立医疗服务系统改革的影响,新西兰在公立医疗服务体系改革过程中也采用了"巨变式"改革思路,因为尽管改革的路径选择与改革政策执行之间的关系较为复杂,但是同"渐进式"改革模式相比,"巨变式"改革模式更容易实现其预期的改革目标②。综上所述,为了加快我国公立医院改革的进度,我们主张应重构公立医院的改革动力生成机制,以化解公立医院改革的时间成本过高问题。2010年以来,中国政府高层似乎已经意识到该问题的重要性。例如,2012年2月11日,时任国务院医改办主任孙志刚曾经指出,在中国的医疗体制改革"十二五"专项规划当中,公立医院改革顶层设计将有新的突破③。2013年3月中国新一届政府成立后,也已陆续出台了一系列措施以加快公立医院改革的步伐。例如,2013年9月,国务院公布了《关于促进我国健康服务业发展的若干意见》(国发〔2013〕40号)。该文件明确指出,为了促进健康服务业的快速发展,各级政府要主动地破除社会资本进入医疗服务行业的"玻璃门",并鼓励企业、基金会、慈善机构和商业保险等机构以"出资新建、托管、参与改制和公办民营等多种形式在医疗服务领域进行投资"④。但我们也应当看到,在当前的中国,包括公立医院改革在内的众多改革仍然处于几乎"停滞"的局面,尽管"十八届三中全会释放了很多信号,但细观其用词,往往含糊不清,有些关键地方措辞十分小心,说明心态还是保守,缺乏改革的意愿和魄力"⑤。基于以上考虑,为了加快我国的公立医院改

---

①　[英]亚历山大·S.普力克、[美]阿普里尔·哈丁:《卫生服务提供体系创新——公立医院法人化》,李卫平等译,中国人民大学出版社2011年版,第148页。

②　[英]亚历山大·S.普力克、[美]阿普里尔·哈丁:《卫生服务提供体系创新——公立医院法人化》,李卫平等译,中国人民大学出版社2011年版,第50页。

③　刘涌:《国务院医改办主任回应:公立医院改革将有顶层设计》,《21世纪经济报道》2012年2月13日。

④　金振娅:《国务院发布〈关于促进健康服务业发展的若干意见〉》,《光明日报》2013年10月13日。

⑤　薛之白:《王福重:中国开放仍在继续,改革面临停滞》,《联合早报》2014年5月8日。

革进度,我们认为通过"顶层设计"来重构我国公立医院改革的动力机制已是大势所趋,并缩小该项改革的时间成本,从而尽可能地避免当前在"渐进式"公立医院改革过程中暴露出来的"社会的利益部门化、部门的利益单位化以及单位的利益个人化"等问题①。

三、建立对公立医院改革利益受损者的补偿机制

新制度经济学认为,改革是一个利益再分配的过程。事实上,公立医院改革也是如此。因此,建立一种合理的利益补偿机制是确保公立医院改革得以顺利实施的关键因素之一。与此同时,来自世界银行(2011)的相关研究也已经证明,在推进公立医院改革的过程中,政府支付的转型成本具有"润滑"改革进程的功能,因为它在化解公立医院改革的既得利益者的"疑虑和阻力"方面具有特殊的作用②。依据卫生经济学理论,为了遏制医疗服务费用的上涨速度,就必须对医生的行医行为进行适度的控制③。为此,在中国的公立医院改革进程中,很多改革措施往往是围绕医生阶层管理政策的改革而展开的,这也使得医生阶层的既得利益受到极大的威胁。例如,由于担心公立医院改革会损害自身的利益,洛阳市的公立医院改革在实施初期一度遭到医务人员的强烈反对。时任洛阳市中心医院的院长在谈及该院的改制情况时曾说道:"我不想进行医院改制,因为改制就会使我'脱一层皮'。"④为了解决上述问题,洛阳市政府相关部门先后制定了一系列旨在确保医务人员的切身利益不受到损害的公立医院改革配套措施,以弱化他们对该项改革的阻挠与抵制。例如,洛阳市中心医院在改制过程采取了以

---

① 高春亮、余晖:《激励机制、财政负担与中国医疗保障制度演变》,《管理世界》2009年第4期,第66页。
② [英]亚历山大·S.普力克、[美]阿普里尔·哈丁:《卫生服务提供体系创新——公立医院法人化》,李卫平等译,中国人民大学出版社2011年版,第53页。
③ 中国商报评论员:《杭州医药回扣事件根源在于制度》,《中国商报》2010年11月30日。
④ 吴凤清:《洛阳改制风云》,《中国医院院长》2011年第9期,第38页。

下措施:一是推行全员持股的改制模式来维护广大医务人员的正当权益,其股权的划分标准是医院管理层、医院业务骨干和医院普通员工各自占全部股权的33.3%左右。在上述股权分配结构下,医院管理层及其业务骨干处于控股地位,而普通员工则处于持股地位①;二是推行差异化的薪酬与福利制度,也即在职人员、新引进的人才和退休人员分别执行不同标准的薪资分配方案。那些在实施公立医院改制之前已经工作的在职人员、退休人员的"事业单位编制"身份及其相应的职级被保留下来,并且这部分人员继续享有相应的权益。与此同时,具有副高级以上职称(含副高级)的人员和新引进的人才享受与医院改制之前已经工作的在职人员相同的薪酬和福利待遇②。我们知道,从本质上来讲,改革的过程就是一种对原有利益的重新划分的过程。相应地,在公立医院改革过程中,如果不能妥善地解决利益分配问题,那么该项改革将难以被顺利实施③。基于以上情况,我们认为应当通过给予合理的经济补偿的方式来弱化医务人员对改革的抵制,并采取科学的激励机制设计来抑制其实施过度医疗的动机。因为医疗卫生体制改革取得成功的前提条件之一,就是广大医务人员的社会和经济地位得到应有的重视④。

相反,如果我们不顾广大医务人员正当的利益诉求而强行推进公立医院改革,这样做不仅难以取得预期的改革效果,而且极易使该项改革出现"打鼹鼠效应"问题——假定政府部门只对某个医疗服务环节的医疗服务费用上涨问题进行控制(如实施取消药品加成政策改革),结果导致其他医疗服务环节(如医疗检查和物理治疗等)的诊疗费用急剧上升。假定此时政府部门再对医疗检查和理疗环节的医疗费用膨

---

① 吴凤清:《洛阳改制风云》,《中国医院院长》2011年第9期,第38页。
② 吴凤清:《洛阳改制风云》,《中国医院院长》2011年第9期,第38页。
③ [日]俞炳匡:《医疗改革的经济学》,赵银华译,中信出版社2008年版,第13页。
④ Lancet, "Chinese Doctors Are under Threat", *Lancet*, Vol.376, No.9742, August 2010, p.657.

胀问题进行控制,又可能引发医疗手术或者医疗护理等费用的迅速上涨……如此循环往复,政府部门在控制医疗服务费用方面的上述做法,与"打鼹鼠游戏"的原理极其类似,也即在"按下一个鼹鼠的同时,另一个鼹鼠就会出现,并且会如此循环下去"①。由此产生的最终结果可能是:尽管我们耗费了较多的公立医院改革的时间成本,但却难以取得预期的改革目标。包括英国、新西兰等在内的许多国家的公立医院改革实践已经充分证明的确存在"打鼹鼠效应"问题。基于以上情况,为了防范在公立医院改革过程中因出现"打鼹鼠效应"而耗费过多的时间成本,我们认为在公立医院改革过程中必须使医生阶层的合理的利益诉求得到有效的保障。

---

① [日]俞炳匡:《医疗改革的经济学》,赵银华译,中信出版社 2008 年版,第 165 页。

第四章　公立医院改革的政治成本及其分担问题

自从 2003 年我国发生 SARS 事件以来,健康问题逐渐成为人们关注的焦点问题之一,但与此同时,中国的公立医疗服务系统却因各种医疗乱象频发而广受诟病。在此背景下,我国政府决定实施新一轮公立医院改革,并且在全国范围内选择若干个城市作为首批试点城市来推进公立医院改革工作。然而,从其实际运作的情况来看,近 13 年的时间已经过去,尽管中国政府已经为推动公立医院改革做了大量的基础性工作,并取得了"医疗财政总支出占卫生总费用的比例增长了约 1 倍,而各项社会医疗保障制度的覆盖率达到 95% 以上"等阶段性成果①,但公立医院改革的整体情况仍不容乐观,甚至连几家因积极推进公立医院改革"试点"而被树立为改革典型的医院,最近也因为出现一些新问题而陷入困境。然而更为普遍的情况是,许多地方(包括被列为国家公立医院改革试点地区的公立医院)在推进公立医院改革方面进展较为缓慢,以致被一些学者认定为"基本未动"②。这一情况与东欧国家在经济社会转型过程中的情况极为类似,也即由于国家和地方政府在公共政策制定及其推行过程中耗费的时间过于漫长,结果导致很多国家的政策制定者和公民患上了"改革疲劳症",而造成上述问题

---

①　胡浩:《世卫组织总干事陈冯富珍赞扬中国医改成果》,《人民日报》2014 年 7 月 10 日。

②　刘腾:《公立医院成卫生部最后一块地盘,改革被指基本没动》,《中国经营报》2011 年 4 月 2 日。

的根本原因是人们对医疗体制改革热情的缺失①。针对这一问题,一些学者已经展开了一系列的研究,并指出既得利益是阻碍医疗体制改革的主要原因。但也有例外情况的存在,也即中国个别地区的公立医院或医疗体制改革的进度很快,并且已经引起社会的广泛关注。本书通过研究发现,导致我国公立医院改革进展缓慢的因素十分复杂,不仅开展公立医院改革的政治成本太高,而且缺乏相应的政治成本分担机制是引发当前我国公立医院改革较为滞后的关键因素之一,目前学界对此类问题的研究较为罕见。为此,本书拟选取 5 个在中国医疗体制改革过程中曾产生过重大影响的经典"医改"案例作为研究对象,对中国公立医院改革(或者医疗体制改革)的政治成本进行测算,并提出化解中国公立医院改革的政治成本问题的路径与策略。

第一节　医疗与政治关系的相关研究

一、医疗与政治关系的相关研究

由于现代医学产生于欧洲的一些国家,因此,与国内相比,国外关于医疗和政治成本等方面的文献较为丰富。总的来看,国际上有关医疗服务和政治之间内在关系等问题的研究,可以被归结为下述四个方面:一是有关医疗卫生与政治之间关系的研究。19 世纪流行病学家鲁道夫·佛尔楚(Rudolf Frtru)较早地发现了医疗卫生与政治之间的内在联系,并提出了"医学就是政治,政治不过是更大的医学"的著名论断②。而在现代社会保障史上,德国的"铁血宰相"俾斯麦(Bismarck)率先将医疗卫生

---

① ［英］亚历山大·S.普力克、［美］阿普里尔·哈丁:《卫生服务提供体系创新——公立医院法人化》,李卫平等译,中国人民大学出版社 2011 年版,第 129 页。
② 杨念群:《再造"病人"——中西医冲突下的空间政治》,中国人民大学出版社 2013 年版,第 6 页。

服务所具有的政治功能付诸实践，并指出，包括医疗保险在内的社会保险只不过是政府用于"消除革命的投资"①。而福克斯（2012）通过经验研究证实了上述观点的正确性，他认为医疗保险服务的确是促使人们效忠国家的最有效途径之一②。世界卫生组织也发现，非洲国家在医疗卫生服务方面取得的进步促进了这一地区国家的政治和经济的解放事业③。二是关于政府变革的政治成本问题的分析。世界银行（1997）对不同政府改革类型下影响政府改革的政治成本的决定因素进行了细分，并提出了降低改革的政治成本的战术顺序④。同时，世界银行（1997）还给出了用于计算某项改革的政治成本与收益的方法：政治成本—收益比率，它表示在既定数量的效率收益下发生了多少再分配收益⑤。雅诺什·科尔奈等（2003）研究了东欧转型国家福利部门改革的政治成本问题，并指出学界有责任发现和论证福利部门可选择方案的收益和政治成本⑥。三是对公立医院改革的政治风险及其收益问题的探讨。自 20 世纪 70 年代以来，随着新公共管理运动的兴起，西方国家掀起新一轮医疗体制改革的高潮，其中公立医院改革是本轮医疗体制改革的重点。一些学者和机构对公立医院改革的政治风险和收益进行了探讨。例如，世界银行（2011）通过实证研究发现，在公立医院改革的效益得以显现之前，公立医院改革的政治成本通常由该项改革的推进者来承担，而导致上述改革成本产生的原因是因为既得利益群体反

---

① 姜守明、耿亮：《西方社会保障制度概论》，科学出版社 2002 年版，第 111 页。

② ［美］维克托·R.福克斯：《谁将生存？——健康、经济学和社会选择》，罗汉等译，上海人民出版社 2012 年版，第 170 页。

③ 世界卫生组织：《总干事向世界卫生大会及向联合国提交的双年度报告》，人民卫生出版社 1982 年版，第 198 页。

④ 世界银行：《1997 年世界发展报告：变革世界中的政府》，中国财政经济出版社 1997 年版，第 145 页。

⑤ 世界银行：《1997 年世界发展报告：变革世界中的政府》，中国财政经济出版社 1997 年版，第 146 页。

⑥ ［匈］雅诺什·科尔奈等：《转轨中的福利、选择和一致性——东欧国家卫生部门改革》，罗淑锦译，中信出版社 2003 年版，第 204 页。

对实施该项改革①。哈丁（Harding April，2003）和普力克（Alexander S. Preker，2003）对政治家推行公立医院改革的政治风险及其收益进行了考证，他们认为，即使是由完美的设计机构所设计出来的公立医院改革计划，该项改革计划也面临着不被执行的可能性，尤其是在政治家们发现推进该项改革的政治收益小于由此带来的政治风险的时候②。而哈姆（Chris Ham，2011）和霍金斯（Loraine Hawkins，2011）的研究结论则印证上述学者的观点，他们的研究结论表明，"如果没有在政治上就公立医院改革的实施问题达成共识，或强大的利益相关者如执业医师或工会没有参与进来，或政策周期太短，继任政府废止改革或减弱推行力度，那么即使设计得很好的改革方案也会失败"③。四是有关政治支持在促进医疗改革方面作用的研究。大卫·M.兰普顿（2006）考证了 20世纪 60 年代中国的医疗"大跃进"运动，他发现由于决策权分属不同的政府部门，这些政府部门为了各自的部门利益而在医疗决策权的归属问题上开展了利益博弈，最终导致中国医疗"大跃进"政策的失败④。世界银行（2011）通过对突尼斯医院改革的研究发现，来自突尼斯总统的政治支持和技术方面的"压力"不仅使得该国的公立医院改革具有良好的可持续性，而且上述"压力"的存在对弱化突尼斯公立医院改革进程中遇到的改革阻力尤其有效。政治局面和政府的稳定性，以及负责实施改革的工作人员的稳定性都有助于改革的持续实施⑤。基于对

---

① ［英］亚历山大·S.普力克、［美］阿普里尔·哈丁：《卫生服务提供体系创新——公立医院法人化》，李卫平等译，中国人民大学出版社 2011 年版，第 111 页。

② Harding, April & Alexander S. Preker, *A Conceptual Framework for the Organizational Reforms of Hospitals*, *Innovations in Health Service Delivery*, Washington, D.C.: The World Bank, 2003, p.56.

③ ［英］亚历山大·S.普力克、［美］阿普里尔·哈丁：《卫生服务提供体系创新——公立医院法人化》，李卫平等译，中国人民大学出版社 2011 年版，第 47 页。

④ ［美］大卫·M.兰普顿：《"大跃进"时期的医疗政策》，《科学文化评论》2006 年第 1期，第 41 页。

⑤ ［英］亚历山大·S.普力克、［美］阿普里尔·哈丁：《卫生服务提供体系创新——公立医院法人化》，李卫平等译，中国人民大学出版社 2011 年版，第 271 页。

韩国医疗分离改革案例的实证分析,有学者发现时任总统金大中在政治上给予该国医疗分离改革的强力支持是韩国医疗分离改革取得成功的核心因素之一①。

2010 年以来,随着医疗服务领域各种问题的不断涌现,医疗卫生服务与政治的关系问题也引起学界的关注。总的来看,目前学界的研究可以分为以下三个方面:一是从医疗史的视角考察医疗与政治的内在联系。通过对清代宫廷御医刘生芳一生中的政治生涯变迁史的考证,张田生(2012)发现,在古代社会,有时医疗技术人员可以凭借高超的医疗服务技术而获得较高的政治收益,但医疗服务技术也可能给其带来巨大的政治风险②。而杨念群(2013)通过对中国近代医疗史的研究发现,现代"病人"的产生是一系列社会政治行为再造的结果,政府开展群众卫生运动可以激发人们的爱国主义热情,并且这种行为实际上是空间政治调控下的一种结果③,从而印证了医疗卫生服务的政治功能。基于对医疗卫生演进路径的考察,李玲(2009)提出医疗卫生制度的变革通常不是自发演化的,而是由政治力量、危机力量和社会思潮的变化推动的结果④。胡宜(2011)从疾病的隐喻出发,对疾病如何被政治化并被成功纳入到国家管理序列以及医疗卫生的双重规训等问题进行了剖析,从"国"与"民"关系格局的演进过程中,阐释了疾病政治发展的基本逻辑⑤。二是有关医疗体制改革的动力机制的研究。和经纬(2010)分析了中国公立医院民营化的动因,他指出,预算软约束和"甩包袱"是其财政动因,地方政府的强势推动带来了条块之间的利益冲撞,在既有的制度框架下,卫生系统和地方政府进行了微妙的互动,

---

①　吴敬琏:《比较》(第 37 辑),中信出版社 2008 年版,第 140 页。

②　张田生:《医疗与政治:清代御医刘生芳政治沉浮考论》,《福建师范大学学报》2012 年第 5 期,第 122 页。

③　杨念群:《再造"病人"——中西医冲突下的空间政治》,中国人民大学出版社 2013 年版,第 354 页。

④　顾海良、颜鹏飞:《经济思想史评论》(第四辑),经济科学出版社 2009 年版,第 167 页。

⑤　胡宜:《送医下乡:现代中国的疾病政治》,社会科学文献出版社 2011 年版,第 4 页。

再加上既得利益集团的影响,这些因素共同型塑了公立医院民营化的整个过程①。三是关于医疗卫生服务递送过程中政治因素的实证研究。和经纬(2011)通过实证研究发现,地方的卫生部门并非缺乏改革的意愿,亦非全然是改革的阻碍力量,而问题的关键是来自外界的政策压力、来自政府的政治支持和卫生部门自身的政策决心等方面②。任其超、周金玲(2013)通过制度比较分析发现,尽管民主政治体制也存在一些亟待完善的问题,但民主政治体制在促进政府的公立医疗服务投入增加以及提升医疗保健行业的产出水平等方面的正向作用,是非民主政治体制所无法比拟的③。

二、现有研究亟待拓展之处

从我们掌握的相关文献来看,当前学界有关医疗技术和政治因素(或者风险)内在联系问题的研究已经获得了丰硕的学术成果,并且上述成果为开展本书的研究提供了理论依据。然而令人遗憾的是,现存的相关文献大多属于规范性研究的范畴,并且是以国外医疗技术和政治因素之间关系问题的研究居多,而对医疗体制改革特别是对中国公立医院改革的政治成本问题的研究有待于进一步深化和完善,而关于公立医院改革者政治成本计算方面的研究文献则更为罕见。与已有研究相比,本书在以下方面对现有研究进行了拓展:其一,构建出了可用于测量我国公立医院改革的推进者的政治成本计量模型,并以五个具有代表性的我国公立医院的改革模式为例,对我国公立医院改革的推进者可能支付的政治成本数量及其获得的政治收益情况进行了测度与分析;其二,本书提出了解决我国公立医院改革政治成本过高问题的应对策略。

① 和经纬:《中国城市公立医院民营化的政治经济学逻辑》,《中国行政管理》2010年第4期,第117页。

② 和经纬:《"医改"中的卫生部门:组织力量、行动策略与政策输出》,《公共行政评论》2011年第2期,第97页。

③ 任其超、周金玲:《政治体制对政府医疗卫生支出及健康产出的影响综述》,《中国卫生政策研究》2013年第6期,第39页。

第二节 公立医院改革的政治
成本计量和国际比较

一、公立医院改革的政治成本的内涵

关于政治成本的概念,目前学界已经对其进行了界定,但存在一定的差异。例如,世界银行(1997)认为,某个政治家在推进某项公共政策的过程中,由于该项公共政策的实施导致某个特定利益集团的潜在利益受到损害,从而使得该政治家在未来的政治大选中将失去该利益集团的支持。上述政治家失去的“选票的数量”就是该项公共政策的政治成本①。基于财政学的研究视角,邓聿文(2011)对政治成本的内涵进行了界定,他认为,一些出于某些政治目的而出台的公共财政政策,或者说这些公共财政政策的政治目的尽管很模糊,但是在这些政策的执行过程中所产生的问题引起了人们的高度关注并给政府的声誉带来很大的损失,甚至危及政府的合法性,也即事后从政治学的视角来看对当时的执政者来说得不偿失时,我们将这种因上述财政政策的出台而给执政者带来的损失称为“政治成本”②。另一部分学者则从政治经济学的视角对政治成本的内涵进行定义。例如,李士谦、陈士兵(2006)认为政治领域和经济领域存在一定的相似之处,它们都面临着资源的稀缺性问题。在经济活动中,人们追求的目标往往是以最少的资源投入以获得尽可能多的收益,而这种资源投入即是我们所说的生产成本。同理,在政治活动中,政治家为谋求其政治目的而投入或耗费的各种资源的总和即构成了该政治家从事政治活动的政治成本③。通过对以上

① 世界银行:《1997年世界发展报告:变革世界中的政府》,中国财政经济出版社1997年版,第146页。
② 邓聿文:《财政政策的政治成本》,《中国经营报》2011年11月21日。
③ 李士谦、陈士兵:《要重视政治成本研究》,《中共杭州市委党校学报》2006年第2期,第54页。

学者有关政治成本的内涵的界定,我们可以看出政治成本的定义应包含以下两点核心内容:一是一定数量的政治成本付出可能带来一定的政治收益,并且这种政治收益可能是正值也可能是负值,因此政治收益具有一定的不确定性。二是政治成本具有一定的外溢性和可转嫁性,也即政治家在通过投入一定的政治成本来谋取自己的政治收益的同时,也会产生一定的外部性,从而给公众的社会生活带来一定的影响。基于以上分析,本书所谓的公立医院改革的政治成本是指:公立医院改革的推进者为推进公立医院改革而遭到上级"贬职"的政治风险以及各种社会声望损失的总和。

二、公立医院改革的政治成本计量模型

本书拟对中国公立医院改革推进者的政治成本及其收益进行测度,但是,考虑到政治成本的抽象性及其在实际测算方面存在的现实困难,为简化计算程序,本书仅对在公立医院和医疗体制改革方面产生过较大影响的 5 个公立医院或医疗体制改革模式的推进者的政治成本及其收益进行估算,并从中找寻中国公立医院改革的政治成本及其收益的现实状况。

(一)公立医院改革动力的生成机理

我们知道,经济体制改革的要害在于要改变人们之间的利益关系,从本质上说改革是一种利益再分配过程①。在"理性行为假设"条件下,某个政治家是否愿意推动公立医院改革,有其自身的政治成本及其政治收益的权衡问题。如果一个政治家认为推动公立医院改革的政治收益超过其为此支付的政治成本(例如,政治家因推行公立医院改革而可能遭受的政治打击及其社会声望方面的损失等),那么这个政治家就可能推动该项改革。否则,该政治家就可能缺乏实施公立医院改革的动力。因此,从理论上讲,只有推行公立医院改革的潜在政治收益

---

① 樊纲:《两种改革成本与两种改革方式》,《经济研究》1993 年第 1 期,第 3 页。

足够大,或者说至少能够弥补该项改革可能需要付出的政治成本的话,那么该项改革才可能被实施。但现实中政治家面临的问题往往更为复杂,他们需要面对的不仅仅是其自身的改革收益与成本的权衡问题,而且还面临着更多的挑战。这与意大利著名政治学家马基雅维里(M.Viroli)在《君主论》中所谈到的情形极为类似,也即在某项改革的推进过程中,那些在新制度下侥幸生存下来的旧制度的既得利益者会仇视改革的推进者。同时,那些缘于新的改革措施的实施而取得很多成就的人,在对该项改革的推进者的态度上也没有表现出明显的变化①。而世界银行(1997)的研究也证实,在改革过程中赞同维持现状的力量通常居于主导地位②。除此之外,改革者在决定实施某项改革时还需要考虑以下三个关键因素:改革在利益分配方面的特征(可能的赢家和输家)、重要集团(特别是将会受到改革打击的集团)的政治力量,以及现有政府机构的状况。但是改革的反对力量深深扎根于政府机构内部之中这一事实并不意味着推进改革是无望的③。因此,公立医院改革的推进者既要具备深刻的洞察力来判断改革的发展动向,同时又要具备能够将其改革理念转变成现实的执行力④。唯有如此,才可以确保公立医院改革达到预期的目标。与此同时,实施公立医院改革给改革者带来的政治收益(或者社会声誉)应当大于或者至少等于该项改革所造成的政治成本(或者社会声誉)的损失,否则,公立医院改革政策将不会被实施。

(二)公立医院改革的政治成本的测算模型

尽管目前学界已经认识到医疗改革与政治之间存在内在联系,如

---

① ［意］尼科洛·马基雅维里:《君主论》,潘汉典译,商务印书馆 1985 年版,第 21 页。
② 世界银行:《1997 年世界发展报告:变革世界中的政府》,中国财政经济出版社 1997 年版,第 144 页。
③ 世界银行:《1997 年世界发展报告:变革世界中的政府》,中国财政经济出版社 1997 年版,第 144 页。
④ 世界银行:《1997 年世界发展报告:变革世界中的政府》,中国财政经济出版社 1997 年版,第 144 页。

北京大学的李玲（2011）认为"医改"不是一个经济问题，实际上是一个政治问题①。王绍光（2007）也认同上述观点，并指出"人民的健康也是硬道理"②。但是，有关医疗体制改革所带来的政治成本及其改革收益的计算方面的相关文献却极为少见。从本书掌握的资料来看，目前仅有世界银行（1997）给出了用于权衡改革的政治成本及其收益的方法，也即政治成本—收益比率法，它"表示在既定数量的效率收益下发生了多少再分配收益"③。同时，世界银行（1997）按照政府改革的不同类型，细分了不同改革类型下影响改革的政治成本的决定因素，并提出了降低改革的政治成本的战术顺序④。本书拟借鉴世界银行（1997）用于测算政府改革的政治成本及其收益的方法与思路，对中国公立医院改革推进者的政治成本及其收益进行估算。与此同时，为了便于对公立医院改革者的政治成本及其收益进行测算，本书作出如下假设：也即假设我国公立医院改革的决策者在推进该项改革的过程中可能获得"行政职务"的晋升和"社会荣誉"的增加两个方面的政治收益（用"RP"来表示），并且公立医院改革的推进者的行政职务每获得一次晋升机会，则其获得的政治收益的增量是 1 个单位；相应地，我们假设公立医院改革的推进者因实施公立医院改革而获得的社会荣誉每增加 1 个单位，则由此给该项改革的推进者带来的政治收益仅为 0.5 个单位。本书作出上述假设的理论依据是由中国的特殊国情所决定的，影响政府官员政治升迁的主要因素不仅包括个人社会声望的大小，而且还包括政府官员的"人脉"等因素。

同样道理，本书假设我国公立医院改革的推进者可能付出的政治

---

① 谭畅：《把脉"医改"：应该建立医疗卫生大部制》，《小康》2011 年第 11 期，第 47 页。

② 曹保印：《生命政治：世界顶尖学者中国演讲录》，中国广播电视出版社 2007 年版，第 67 页。

③ 世界银行：《1997 年世界发展报告：变革世界中的政府》，中国财政经济出版社 1997 年版，第 146 页。

④ 世界银行：《1997 年世界发展报告：变革世界中的政府》，中国财政经济出版社 1997 年版，第 145 页。

成本(用"CP"来表示)主要表现在"政治前途"损失和社会荣誉损失两个主要的方面。政治前途损失主要是指医疗体制改革的推进者因推行改革(触犯了传统公立医院体系中的既得利益阶层或者其上级领导的某些既得利益)而遭到的行政职务变更方面的直接"贬职"或者"明升暗降"式的隐性"贬职"。我们假设每发生 1 次直接"贬职"或者变相"贬职"事件,公立医院改革推进者的政治成本的增量就上升 1 个单位;而公立医院改革推进者的社会荣誉损失是指因其积极推进公立医院改革而受到来自其潜在"政敌"的暗中诋毁或者造谣等而引起的个人社会声誉方面的各类损失,并且我们假设上述事件每发生 1 起,则由此给公立医院改革的推进者带来的政治成本的增量是 1 个单位(本书作出上述假定的依据是,在当前的中国,如果一个政府官员的社会声誉不佳,那么往往意味着这个政府官员的"政治生命"也就结束了)。除此之外,本书还将被考察的公立医院改革模式的持续性情况作为内生性变量(用"F"来表示)来看待。我们假设某个公立医院改革模式如果被证明已经彻底失败,那么该公立医院改革模式推进者的政治收益的增量为−1 个单位;相应地,假设某个公立医院改革模式的改革效果较好或者仅取得了部分改革效果,那么该公立医院改革模式的推进者将由此获得的政治收益的增量分别为 1 个单位或者 0.5 个单位。基于上述各项假定条件,本书建立了我国公立医院改革推进者的政治净收益数理计量模型:

$$K = RP - CP \qquad (4.1)$$

在式(4.1)中,K 代表用于测算我国公立医院改革的推进者的政治收益净值(其中 K 为实数),它表示公立医院改革的推进者因推行或主张改革而获得的政治净收益;RP 表示我国公立医院改革的推进者获得的政治收益的数量;CP 表示我国公立医院改革的推进者承担的政治成本的数量;F 表示公立医院改革的被逆转性(或者持续性)情况。假定公立医院改革的持续性较好,则 F 被赋值为 1 个单位,否则 F 被赋值为−1 个单位;如果公立医院改革存在部分被逆转(或者部分失败)的情形,则 F 被赋值为 0.5 个单位。当然,从理论上来说,K 的数值越大越好,但是,考虑到推行公立医院改革的政治风险较大以及公立医院改革自身的复杂性,从理论上说,K 的数值也可能为零,甚至为负值。

三、公立医院改革的政治成本测度——以 5 个经典医改模式为例

(一)有关变量的选取与解释

在上述所作的假设的基础上,本书拟利用计量模型(4.1)对中国公立医院改革的推进者的政治成本及其收益进行测算。为了简化计算程序,选取 2001 年以来中国在医疗体制改革方面产生较大影响的五种模式——宿迁医改模式、高州医改模式、洛阳医改模式、新乡医改模式、神木医改模式为例[①],对以上 5 个较为典型的医改模式的推进者所获得的政治收益及其付出的政治成本的数量进行测度与分析,并从中探寻出我国公立医院改革(或者医疗体制改革)推进者的内在政治动力机制。

(二)测算结果与分析

本书利用式(4.1)对以上 5 个公立医院改革推进者的政治成本及其收益情况进行了测算,其具体测算结果见表 4-1。通过表 4-1 可以看出,中国公立医院改革的推进者需要承担一定的政治成本,并且改革者的政治收益乃至于其净收益也充满风险。在本书给出的在国内较有影响的 5 个医改模式中,神木医改模式、新乡医改模式、洛阳医改模式、高州医改模式和宿迁医改模式的推进者各自承担的政治成本分别为 1.5 个单位、1 个单位、1 个单位、2 个单位和 2.5 个单位,而他们获得的政治收益分别为 1 个单位、2 个单位、2 个单位、3 个单位和 3.5 个单位;他们获得的政治净收益分别为 0 个单位、0.5 个单位、1.5 个单位、0 个单位和 1.5 个单位。通过对比以上数据可以发现,上述 5 个医改模式

---

① 由于神木县的医改模式遭遇与我国公立医院改革过程中遇到的问题雷同,所以这里将神木医改模式视为公立医院改革问题来考察。

的推进者的政治收益和政治成本在数量方面存在着较为明显的差别。例如,由表4-1可以看出,宿迁医改模式的推进者获得的政治收益的数值最大,为3.5个单位,并且其政治净收益也达到了1.5个单位。但与此同时,宿迁医改模式的推进者承担的政治成本在5个医改案例中也是最大的,达到了2.5个单位;比宿迁医改模式的政治成本稍低一些的是高州医改模式,高州医改模式的推进者承担的政治成本为2个单位。高州医改模式的推进者的政治收益在5个医改案例中居于第2位(为3个单位),但由于高州人民医院在2013年1月被媒体揭露出存在严重的药品回扣问题①,据此我们认为高州医改模式缺乏持续性,结果使得其政治净收益仅为0个单位;与宿迁医改模式和高州医改模式相比,神木医改模式的推进者的政治成本相对较低,其数值仅为1.5个单位,但由于神木医改模式的推进者获得的政治收益较少(仅为1个单位),最终使得其政治净收益为0个单位;与上述3个医改模式不同,洛阳医改模式和新乡医改模式的推进者承担的政治成本最少,并且都是1个单位,但是他们获得的政治收益却非最少(均为2个单位)。尤其值得注意的是,洛阳医改模式和新乡医改模式的推进者获得的政治收益的净值皆为正值,并且该政治收益的净值在数量上则分别达到了0.5个单位和1.5个单位。

表4-1　我国公立医院改革的政治收益和政治成本比较表

名称	改革的主要推进者	改革措施	政治成本(CP)	政治收益(RP)	净收益(K)	上级领导态度	改革现状(F)
宿迁医改模式	时任宿迁市委主要领导	将宿迁市134家公立医疗服务机构改制	因拍卖公立医院受到学者和省卫生厅的质疑;遭到被拍卖医院医生抵制 $CP = 1+1+0.5 = 2.5$	2006年任副省长;2007年任省委常委、某省会城市市委书记;2008年入选我国改革功勋人物 $RP = 1+1+1+0.5 = 3.5$	$K = 1.5$	获得省主要领导支持	发生公立医疗机构回购事件 $F = 0.5$

①　孙梦:《高州人民医院医生收回扣事件正在调查》,《健康报》2013年1月14日。

续表

名称	改革的主要推进者	改革措施	政治成本（CP）	政治收益（RP）	净收益（K）	上级领导态度	改革现状（F）
高州医改模式	时任高州市人民医院主要领导	遵循"薄利多销"和"二次议价"原则	谣传涉嫌腐败问题；在2011年被免去院长职务 CP＝1+1＝2	当选全国人大代表和省党代会代表；2011年升任市人大副主任 RP＝1+1+1＝3	K＝0	获得名市主要领导的支持	存在药品回扣问题 F＝-1
洛阳医改模式	时任洛阳市委主要领导	"管办分开"；推进产权改革 CP＝1	改革遭到卫生局领导以及被改制医院员工的抵制	2012年升任陕西省委常委；他推行的医改模式获得部委领导称赞 RP＝1+1＝2	K＝1.5	获得该省主要领导的支持	被改制的公立医院稳步发展 F＝0.5
新乡改革模式	时任新乡市委主要领导	将部分公立医院的资产转让给企业 CP＝1	多数市领导不赞成，并说其"标新立异"① RP＝1+1＝2	2006年任省委常委、某地级市委书记；2012年升任国家发改委副主任	K＝0.5	获得中央主管医改领导认可	医院被收回，改革部分失败 F＝-0.5
神木医改模式	时任神木县委主要领导	推行"全民免费医保"	被免去市委常委和县委书记职务而改任市人大副主任② CP＝1+0.5＝1.5	因推进神木医改而享誉全国，2009年入选中国改革年度人物 RP＝1	K＝0	榆林市主要领导"不高兴"	免费医保仍在维持 F＝0.5

通过以上分析我们可以看出,我国公立医院改革的推进者在改革过程中面临着如下不确定性问题:整个公立医院改革过程不仅充满了各种潜在的社会风险需要其去积极应对,而且他们为此支付的政治成本及其政治收益的具体数量也是其自身难以准确把握的。以推动宿迁医改的原中共宿迁市委主要领导为例,虽然在改革初其决定"通过运用政府的'有形之手'来引导市场的'无形之手'以积极吸纳各类社会资本投入医疗服务机构建设,从而弥补医疗卫生资源的严重不足问题。

---

① 杨中旭:《医保商业化破局》,《财经》2010年第6期,第24页。
② 雷磊:《不要把官场改革者当作"危险分子"》,《羊城晚报》2010年9月20日。

但是,走这条路,他要承担极大的政治风险,甚至弄不好还会因此结束自己的政治生命"①。而神木医改模式的开创人、原神木县委主要领导从 2009 年 3 月开始推进"神木全民免费医疗"模式,到其于 2010 年 9 月黯然去职(2010 年 9 月被免去神木县县委书记职务而改任榆林市人大常委会副主任。根据著名学者郑永年(2013)的研究,上述"调任"显然属于被变相"剥夺"权力的"明升暗降"行为②),神木县短短一年半的医疗体制改革试验,浓缩了当前中国地方改革者的艰难历程。而高州医改模式的主要创始人(曾任高州市人民医院的院长职务)在其推进公立医院改革的后期阶段也遭遇与神木县医改开创人极其相似的命运。当然也存在个别例外情况。比如说洛阳医改模式的推进者和新乡医改模式的推进者则可能缘于各自在推进公立医院改革进程中的良好表现而获得极好的晋升机会。之所以如此,或许也有其他方面的因素在起作用,但不可否认的是,公立医院改革是复杂的、艰难的,改革者为推行医疗体制改革往往需要承担常人难以承受的政治风险和政治成本。这也说明改革是何其艰难!为此,就连国务院总理李克强也认为"改革既蕴藏着巨大红利,也是触动利益的事情,因此也是挑战。中国政府需要用壮士断腕的决心继续推进改革"③。

四、公立医院改革政治成本的国际比较

在上述内容中,我们运用计量模型估算出了我国公立医院改革推进者的政治成本的数量。测算结果表明,我国公立医院改革的推进者不仅承担了较大的政治成本,而且他们为此获得的政治收益也充满了不确定性。受上述问题的启发,在这里我们提出以下疑问:难道国际上其他国家(地区)的公立医疗服务机构改革的推进者的政治成本及其

---

① 包永辉、徐寿松:《政道:仇和十年》,浙江人民出版社 2011 年版,第 146 页。
② 郑永年:《中国的"行为联邦制":中央—地方关系的变革与动力》,东方出版社 2013 年版,第 317 页。
③ 陈二厚:《李克强:用壮士断腕的决心继续改革》,《新华每日电讯》2013 年 9 月 11 日。

政治收益也是如此吗？为解答上述疑问，本书搜集了 5 个国家的相关资料并进行了量化处理，然后采用式(4.1)分别计算出了 5 个国家的公立医院改革推进者的政治收益和政治成本的数量（见表 4-2），以便于对其进行比较与分析。

表 4-2　国外公立医疗服务机构改革的政治成本比较

国家	改革的主要推进者	改革措施	政治成本 (CP)	政治收益 (RP)	改革效果 (F)	净收益 (K)
开始于 1991 年的英国公立医院改革	约翰·梅杰：在 1990—1997 年任英国首相	实施自主化改革；政府成为"服务购买者"；"资金跟着患者走"	改革遭到公众抵制；工人要求补偿改革成本 CP=0.5	1990 年大选获胜；约翰·梅杰出任该国首相 RP=1.0	提高了服务效率，相关政策被完善 F=1.0	K=1.5
1998 年的厄瓜多尔公立医院改革	哈米尔·马瓦德：时任该国总统	强力推进医疗服务自主化改革；并且将医疗决策权"下移"	该项改革受到医务人员的反对和抵制 CP=0.5	服务效率和质量提升，赢得公众的一致好评 RP=1.0	效率得到提升；但改革无稳定性 F=0.5	K=1.0
1985 年开始的新加坡公立医院改革	吴作栋：时任该国卫生部长和副总理	筹建法人化模式的健康管理企业，并对公立医院进行监管	改革受到公众质疑；部分议员反对实施改革 CP=0.5	改善了质量及其效率；1990 年当选该国总理 RP=1.0	成效显著；具有稳定性和一致性 F=1.0	K=1.5
1993 年的新西兰公立医院改革	詹姆斯·博尔格：时任该国总理	实施医院法人化治理机制改革，并建立"皇冠"医疗服务组织	改革进度过慢招致民众不满，博尔格在 1997 年辞职 CP=1.0	公众与健康管理组织接受变革理念 RP=0.5	获得部分改革效果；符合稳定性 F=1.0	K=0.5
1992 年的突尼斯公立医院改革	本·阿里：在 1987—2011 年任该国总统	推进有选择的自主化治理机制改革，并改进医院的治理结构	改革引起公众的疑虑，医务人员抵制改革 CP=0.5	本·阿里在 1994 年的总统大选中获胜 RP=1.0	取得部分改革效果，但需要完善 F=0.5	K=1.0

资料来源：笔者根据亚历山大·S.普力克等主编的《卫生服务提供体系创新——公立医院法人化》（李卫平等译，中国人民大学出版社 2011 年版）一书中的相关资料整理而得。

　　由表4-2可以看出,国外公立医院改革的政治成本及其收益具有以下三个方面特征:其一,实施公立医院改革需要支付一定的政治成本,并且国外公立医院改革推进者所承担的政治成本普遍较少。例如,除了新西兰公立医院改革的推进者的政治成本为1个单位之外,突尼斯、厄瓜多尔、新加坡和英国4个国家公立医院改革的推进者的政治成本皆为0.5个单位。其二,公立医院改革推进者的政治收益与医疗机构获得的自主权的大小之间存在正相关关系,也即在公立医院改革过程中如果医疗服务机构取得的自主经营的权力越大,那么该项改革的推进者取得的政治收益也相对较多,这在一定程度上可以证明公立医院改革实际上就是一个政府行政权力"下移"的过程。例如,起始于1998年的厄瓜多尔公立医院改革进程中,该国政府明确规定国家对公立医疗服务机构的管制权力必须"下移",也即只要符合该国《国内采购法》的相关规定,"公立医疗服务机构可以自主购买所需的各种商品或者服务"①。而新加坡则将扩大公立医疗服务机构的自主经营权列为其改革的主要目标之一。其三,国外公立医疗服务机构改革的政治收益的净值都大于零。例如,从表4-2可以看出,新西兰、英国、突尼斯、厄瓜多尔和新加坡等国的公立医院改革的推进者各自获得的政治收益的净值分别为0.5个单位、1.5个单位、1个单位、1个单位和1.5个单位。显然,对国外的政治家来讲,积极推进公立医疗服务机构改革是"有利可图"的。

　　为了更为全面地对公立医院改革的相关数据进行国际比较与分析,我们将表4-2中5个国外公立医疗服务机构改革案例和表4-1中我国5个公立医疗服务机构改革案例中的政治收益、政治成本、政治收益的净值以及改革效果等指标的均值汇总在一起(见表4-3),并且将上述相关指标的均值视为我国和国外公立医院改革推进者的政治收

---

　　① 　[英]亚历山大·S.普力克、[美]阿普里尔·哈丁:《卫生服务提供体系创新——公立医院法人化》,李卫平等译,中国人民大学出版社2011年版,第295页。

益、政治成本、政治收益的净值和改革效果等 4 项指标进行对比与分析。由表 4-3 可以看出,我国公立医院改革推进者的政治收益、政治成本和政治收益的净值分别是 2.3 个单位、1.6 个单位和 0.7 个单位,而外国公立医院改革推进者的政治收益、政治成本和政治收益的净值则分别是 0.9 个单位、0.6 个单位和 1.1 个单位。显而易见,国外公立医院改革推进者的政治成本明显小于我国公立医院改革推进者的政治成本,但是国外公立医院改革推进者的政治收益的净值($K=1.1$)却明显大于我国公立医院推进者的政治收益的净值($K=0.7$)。不仅如此,同国外相比,我国公立医院改革的可持续性也表现欠佳,这一问题可以从表 4-3 中公立医院改革效果的评价指标(F)(我国的 F 值为 0,而国外的相应数值则为 0.8)的数量差异可以反映出来。而 2008 年以来新乡市和宿迁市先后发生的公立医院"回购"事件,以及高州市人民医院药品"回扣"问题被曝光即是证明。基于以上事实,本书作出如下判断:对于公立医院改革的推进者来说,尽管在公立医院改革过程中承担一定数量的政治成本具有一定的客观性和现实性,但是与其他国家(地区)相比,我国公立医院改革的推进者承担的政治成本数量较多,但是他们由此获得的政治收益的净值却比国外公立医院改革的推进者要少。

表 4-3　公立医院改革的政治成本及其政治收益国际比较

比较对象	政治收益（RP）	政治成本（CP）	政治净收益（K）	改革效果（F）
中国(5 个医改模式的均值)	2.3	1.6	0.7	0
国外(5 个医改模式的均值)	0.9	0.6	1.1	0.8

第三节　中国公立医院改革政治成本过高的原因

本书以中国 5 个经典的"医改"模式为例,测算了中国公立医院改革的政治成本并进行了国际比较。结果表明,对于改革者来说,推进公立医院改革需要付出巨大的政治成本,但其收益却具有不确定性,而过高的政治成本势必阻碍公立医院改革的顺利开展。那么,究竟是什么原因导致中国公立医院改革的政治成本过高?本书认为以下三个方面因素导致包括我国的公立医院改革在内的医疗卫生体制改革的政治成本相对较大:

一、现行医疗体制阻碍公立医院改革

从本质上说,由于公立医院的改革过程不仅是一个各级政府机构所掌握的既有权力下放的过程,而且也是一个观念转变的过程①。因此,在推进公立医院改革的过程中必然会遇到一些既得利益者的阻挠②。而具体到医疗体制改革问题更是如此。国际著名的转型经济学家雅诺什·科尔奈(2003)的研究证明,在医疗卫生体制改革问题上,反对改革的人并非都是出于意识形态方面的考虑,而是因为改革可能会损害到个人的利益。例如,卫生部门的权力机构一直担心它们完整的权力会被分割和受到竞争,或者按照较为民主的方式来分配公共医疗基金;与此同时,那些经常收取大量"小费"的医务人员害怕会失去他们能够逃税的灰色收入③。而根据中国社会科学院医改问题专家朱恒鹏(2010)的调查,在卫生部、国家发改委等部门的管制下,在国内甚至可以说没有一所"三甲"医院是完全守法经营的,即便是高州医院也概莫能外④。事实上,本书列出的 5 个经典医改案例在其实施医疗体制改革过程中,也存在着来自"体制内"改革阻力过大的问题。例如,洛阳医改模式和新乡医改模式都将商业化的运作机制引入到对"医

① 林密:《高尚全:现在利益集团很厉害,改革面临深水区》,《经济观察报》2013 年 11 月 9 日。

② 郑永年:《中国的经济特区解决了什么问题》,《联合早报》2013 年 10 月 29 日。

③ [匈]雅诺什·科尔奈等:《转轨中的福利、选择和一致性——东欧国家卫生部门改革》,罗淑锦译,中信出版社 2003 年版,第 245 页。

④ 杨青平:《"高州模式"不是新医改方向》,《大河报》2010 年 5 月 8 日。

保"基金管理的实践之中,但上述做法曾一度受到国家人力资源和社会保障部有关领导的"过度关切",洛阳市和河南省相关部门的领导为此也先后被人力资源和社会保障部的领导"约见";神木医改模式的推动者也因在实施全民免费医疗制度改革之前没有告知榆林市的相关领导而被他们认定为给其"抹了黑",而宿迁医改模式在实施初期也曾受到江苏省相关主管部门的反对与阻挠。由以上案例可以看出,在我国公立医院改革的进程中,那些致力于推进公立医院改革的地方政府官员的确承受了较大的政治风险,甚至个别地方官员还为此付出了代价高昂的政治成本。这一情况与20世纪90年代那些勇于突破各种改革阻力而大胆实施国有企业改革的改革家当时曾面临的状况极其类似:在众多国有企业经营十分困难的情况下,出于维持各种既得利益的需要,各级政府仍然不愿意将国有企业的自主经营权下放。但此时却涌现出一批国有企业改革典型人物(如张瑞敏、马胜利和张兴让等),尽管在当时他们为推进我国的国有企业改革作出了巨大的贡献,但是这些国有企业改革的"先行者"也曾承担着较高的政治成本[1]。然而更为值得注意的是,"上述国企改革的成功个案无法改变中国国企沉积多年的老问题,而等朱镕基决心实施国企'改制'政策以后,上述各种国企改革模式都变得不必要了"[2]。由此我们可以得出以下推论:如果公立医院真能实现"管办分开",让公立医院"放手"发展,虽然有可能会出现类似少数国企巨头垄断的新问题,但至少不必再求助于偶尔冒出来的个别所谓的公立医院改革模式来供其他公立医院学习。因此,来自"体制内"的阻力是导致中国公立医院改革的推进者的政治成本过高的主要原因之一。

二、缺乏合理的政治成本分担机制

我国的公立医院改革进程已充分证明地方政府领导人,特别是经

---

[1] 杨青平:《"高州模式"不是新医改方向》,《大河报》2010年5月8日。
[2] 杨青平:《"高州模式"不是新医改方向》,《大河报》2010年5月8日。

济相对落后地区的政府领导人一般来说最具有实施公立医院改革的积极性。上述情况与我国 1978 年以来的改革路径选择相吻合,也即改革先从某个地方开始进行改革"试点",而在改革试点结束以后,再由有关政府部门将上述试点经验推广到更多的地方。最后,由中央决策层最终决定将由地方改革试点取得的相关经验上升为国家政策,并在全国范围内实施①。但是,上述改革路径也存在一定的内在缺陷——这种"自下而上"式改革模式由于缺乏来自中央政府层面的"顶层设计",通常存在改革成本巨大以及缺乏合理的改革成本分担机制与渠道,结果导致改革成本往往由改革的推进者来承担的问题。而为了尽可能地缩小改革成本,改革推进者通常要在事先征得其上级主管部门主要领导的同意之后(或者默许),才敢于实施某项改革。事实上,我国的公立医院改革亦是如此。我们可以从表 4-1 所列出的 5 个医改案例中找到上述论点的依据。例如,在表 4-1 给出的 5 个医改案例中,其中有 3 个医改模式(洛阳医改模式、新乡医改模式和宿迁医改模式)的推进者都是在取得其上级主要领导的大力支持(或者默许)而开展公立医院改革工作;与之相反,假定公立医院改革的推进者在缺乏其上级主要领导的支持(或者默许)的情况下而"擅自决定"实施该项改革,则可能导致其为此付出高昂的政治成本。例如,由于神木医改模式的开创者在实施全民免费医疗服务改革计划之前没有告知其上级主要领导,结果使得其被免去原任职务而改任人大副主任;而高州医改模式在实施初期也是得到时任高州市委主要领导某种形式的"默许"才得以顺利实施,后来由于该市的主要领导因腐败问题而被"双规"后不久,高州人民医院的主要领导也被"改任"其他职务。通过以上分析可知,在当前的中国,由于推进公立医院改革可能需要承担较大的政治成本,再加上为此得到的政治收益又具有不确定性,最终使得那些原本计划实施医

---

① 郑永年:《中国的"行为联邦制":中央—地方关系的变革与动力》,东方出版社 2013 年版,第 3 页。

疗卫生体制改革的部分政府官员患上了严重的"改革疲劳症",并产生了对新事物的多疑心理。针对上述问题,世界银行(2011)曾指出,公立医院系统变革的挑战之一,便是改革热情的缺失①。因此,为了推进公立医院改革,构建科学、合理的改革的政治成本分担机制是当务之急。

三、公立医院改革收益的分散性

当然,导致医疗体制改革的改革者的政治成本过高的原因除了以上因素之外,还有一点值得关注,也即实施医疗体制改革给改革者自身带来的政治收益的相对分散性与滞后性,并且由此产生的政治成本具有向该项改革的推进者过度集聚的内在属性。而雅诺什·科尔奈等(2003)通过研究发现,"没有哪个国家的医疗卫生部门的全面改革实施得既快又容易,并且它的一些有利结果会滞后出现,而部分公众甚至觉察不到这种'有利结果'"。② 另外,医疗卫生服务的收益具有长期性和分散性的特性,而开展医疗卫生服务所需的成本投入又具有相对集中的特点③。这也意味着实施医疗体制改革的政府官员的"政绩"在短期内无法见效。再加上当前中国普遍存在的经济增长崇拜的宏观背景,大多数政府官员事实上很少有动力去推动公立医院改革,并且社会公众对此也持怀疑态度。相关调查显示,尽管有65.13%的被调查者认为"我国各级政府的权力太大,应该坚定地推进简政放权"④。但是公众对上述"简政放权"能否得到真正落实深表担忧。相关调查表明,有31.46%的民众认为政府"不一定愿意把部分行政

---

① [英]亚历山大·S.普力克、[美]阿普里尔·哈丁:《卫生服务提供体系创新——公立医院法人化》,李卫平等译,中国人民大学出版社2011年版,第129页。
② [匈]雅诺什·科尔奈等:《转轨中的福利、选择和一致性——东欧国家卫生部门改革》,罗淑锦译,中信出版社2003年版,第244页。
③ 世界银行:《2004年世界发展报告:让服务惠及穷人》,中国财政经济出版社2004年版,第37页。
④ 魏礼群、汪玉凯:《中国行政体制改革报告(2013)》,社会科学文献出版社2013年版,第164页。

权力下移"①。然而令人欣慰的是,当前一些政府领导人已经意识到了良好的社会管理体制和有利的政治形势是取得科技进步和产业健康发展的前提条件②。例如,神木医改模式的推进者、原陕西省神木县县委主要领导在总结神木医改模式产生的社会效应时曾指出,尽管神木县每年用于"全民免费医保"的财政支出高达1.5亿元,但是该项财政支出激发起当地民众投入各项工作的积极性,从而推动神木县社会和经济的可持续发展。据此他认为,如果神木医改模式能够得以顺利实施的话,那么该县将会取得更多的健康人力资本投资收益③。

第四节　中国公立医院改革的政治成本分担策略

基于5个在国内具有一定影响的"医改"模式,本书通过构建我国公立医院改革的推进者的政治成本计量模型,对我国公立医院改革的政治成本进行了测算和国际比较。测算结果表明,中国实施公立医院改革的政治成本相对较高,或者说中国公立医院改革者实施公立医院改革的政治风险较大,这在一定程度上抑制了一些医疗卫生政策的决策者实施公立医院改革的动力。同时,本书也分析了造成公立医院改革政治成本过高的原因。为了推动中国的公立医院改革事业,本书提出以下政策建议来调动政府官员实施公立医院改革的积极性:

一、把握推进公立医院改革的最佳时机

关于改革时机的选择与降低改革的政治成本问题,世界银行

---

① 魏礼群、汪玉凯:《中国行政体制改革报告(2013)》,社会科学文献出版社2013年版,第164页。

② [美]安卓·布朗:《吴敬琏:下一次改革关键是政治体制》,《华尔街日报》(中文版)2013年10月23日。

③ 刘健:《神木医改,县委书记为何说赚了》,《中国青年报》2010年6月8日。

（1997）通过认真考察改革面临的各种障碍，得出以下三条经验与启示：一是改革的机会是存在的。它们可能出现于由于某种原因造成正常秩序发生动摇的时刻，而这种时刻是短暂的。这样，激进的变革往往得以实行以应付外部的威胁或经济危机，或者出现在旧秩序下拥有巨大既得利益的权贵们被推翻之后，新政府或新制度的"蜜月时期"之时。二是当改革机会来临之时，改革者利用该时机的最好方法是采用一种战略，了解可能存在的障碍并尽力去克服障碍。改革者应有策略地设计和进行改革，尽量采取不使政府机构被特殊利益集团所左右并陷入相持斗争僵局的措施，或许最重要的是达成一种有利于改革的共识。三是改革取得突破性进展极少数是偶然发生的。在改革过程中，赞同维持现状的力量通常居于主导地位。某项改革取得成功的前提条件是，改革的推进者不仅要具备较强的执行力，而且还要具备能够准确把握事物发展趋势的洞察力[1]。同时，世界银行（1997）也指出，外部威胁和经济危机会粉碎对变革的抵抗[2]。经济危机或外来威胁可能是发动改革的推动力，但是，如果掌握国家权力者出于维护自身或其同盟者的利益而坚持过时的政策，改革的时机可能被推迟[3]。经济危机已经成为推动重大改革的最重要的因素。当人们意识到某项现行的公共政策失灵时，他们要求对该项政策进行改革的呼声日渐强烈，如果在这一时刻推进该项公共政策改革，那么政治家承担改革风险的意愿也较为强烈[4]。这一点似乎更适用于"决策权分属不同的政府部门，在医疗问题决策权的分配上充满了各种利益博弈"的

---

① 世界银行：《1997 年世界发展报告：变革世界中的政府》，中国财政经济出版社 1997 年版，第 144 页。

② 世界银行：《1997 年世界发展报告：变革世界中的政府》，中国财政经济出版社 1997 年版，第 150 页。

③ 世界银行：《1997 年世界发展报告：变革世界中的政府》，中国财政经济出版社 1997 年版，第 155 页。

④ 世界银行：《1997 年世界发展报告：变革世界中的政府》，中国财政经济出版社 1997 年版，第 150 页。

国内现状①,而我国的一些医疗服务政策的形成背景则印证了上述观点。例如,触发全国性"爱国卫生运动"产生的"导火索"是1952年发生在我国东北某地区的"细菌战事件"②;而毛泽东在1965年6月26日针对当时"国内共有约140万名卫生技术人员,而高级医务人员有约80%在城市,其中70%在大城市,20%在县城,只有约10%在农村,医疗经费的使用农村只占25%,城市则占去了75%"状况的"一次震怒",则直接促使我国产生了"赤脚医生"制度③;而2003年SARS事件的爆发促使新型农村合作医疗制度在全国迅速推广。上述相关研究表明,我国公立医院改革的决策者应善于抓住实施公立医院改革的最佳时机,以降低实施该改革的政治成本。

二、构建合理的政治成本分担机制

历史学告诉我们,推进任何一项改革对改革家来说都伴随着各种风险和挑战,自古以来就是如此。例如,战国时期的商鞅、北宋时期的王安石、明朝时期的张居正等中国历史上著名改革家都胸怀变革大志,由于他们的改革方案获得当政者的赏识而得以晋升要职。与此同时,上述改革家推进的改革在破解当时各自所在国家面临的紧迫问题方面起到了关键性的作用。因而他们由此得到的政治收益也较为丰厚。但在改革的后期阶段,上述改革家为他们各自推行的改革也支付了巨额的政治成本(例如,其原任职务被"贬",或者因此而丧失性命等)。那么究竟是什么原因导致上述现象的发生呢?本书认为"托克维尔(Tocqueville)效应"(其含义是,当一个政府面临着较大的改革压力的时候,如果此时政府为缓解上述压力而进行改革,那么在改革初期政府

---

① ［美］大卫·M.兰普顿:《"大跃进"时期的医疗政策》,《科学文化评论》2006年第1期,第41页。

② 杨念群:《再造"病人"——中西医冲突下的空间政治》,中国人民大学出版社2013年版,第351页。

③ 杨念群:《再造"病人"——中西医冲突下的空间政治》,中国人民大学出版社2013年版,第366页。

所面临的各种潜在风险将达到最大值①)是引发上述改革悲剧发生的核心因素之一。尽管此时公众期盼政府实施根本性的制度变革来摆脱社会面临的各种危机,但是包括政府在内的既得利益集团却试图采用各种手段来阻挠改革,由此导致的最终结果是社会矛盾激化,甚至爆发"革命"性事件。而此时的改革家通常是缓解上述社会矛盾的"替罪羊"。相关研究也证实了推进公立医疗服务机构改革的艰难性。例如,世界银行(2011)发现,在公立医疗服务机构改革的效益得以显现之前,该项改革的推进者往往要承担较高的政治风险,而引发这种政治风险产生的主要原因是既得利益集团对改革的反对或者抵制②。而新西兰公立医疗服务系统改革的实践也证实,由于医疗服务机构改革具有较强的政治敏感性,结果导致政治家们在推进公立医疗服务机构改革的过程中通常面临着如何处理"改革的细节"的难题③。由此可见,自古以来实施改革就是一个高风险的事情。由于医疗体制自身的复杂性以及中国的医疗行业是一个政治敏感领域④,再加上中国的医疗体制改革已经进入到改革的"深水区",可以预见,中国未来的公立医院改革可能更加困难!鉴于此,为了推动中国的公立医院改革事业,我们必须构建科学的公立医院改革的政治成本分担机制,以尽可能地降低改革者实施改革的政治成本与风险。

三、增加医疗卫生服务的政治收益"分值"

世界银行在《2004 年世界发展报告:让服务惠及穷人》的研究报告中,对造成教育和医疗卫生服务在内的公共服务难以惠及穷人的原因

---

① Alexis de Tocqueville, *The Old Regime and the French Revolution*, Dover: Dover Publications Inc.,2010,pp.64-69.

② [英]亚历山大·S.普力克、[美]阿普里尔·哈丁:《卫生服务提供体系创新——公立医院法人化》,李卫平等译,中国人民大学出版社 2011 年版,第 111 页。

③ Ministry of Health,*New Zealand Hospital Sector Performance*,Wellington,1993,p.118.

④ [美]本杰明·萧伯特·卢宾逊:《外国资本投资中国医疗行业为何如此之难》,《福布斯》(中文版)2013 年第 22 期,第 26 页。

进行了探讨①。世界银行（2004）指出，医疗卫生服务这种交易密集型服务取决于提供者每天的行为，其质量和归属难以测量。同时，由于缺乏相关的信息，对于普通选民来说，他们更倾向于将自己的选票投给那些通过扩大公共工程投资来增加社会上的就业岗位的政治家，因而那些试图通过增进医疗服务的可及性来获得更多选票的政治家往往得不到大部分选民的"青睐"②。上述现象的存在抑制了政治家推进医疗服务改革的积极性。再加上传统社会主义经济政策的"增长崇拜"至今还没有被克服③，导致地方政府官员缺乏提供医疗卫生服务的政治动力。因此，为了减少实施公立医院改革的推进者的政治风险，我们应该适度增加医疗卫生服务政治收益的"分值"。相关研究已经证明上述提议的必要性。例如，詹国彬（2010）通过研究中国政府官员支持公立医院民营化的政治动机后发现，支持公立医院民营化不仅仅是为了对政策本身形成影响，还因为公立医院民营化改革政策能够带给他们一些政治利好④。对于这一问题，美国著名的政治学家戈登·塔洛克（Gordon Tullock，1965）也曾指出，许多官僚组织的职位对其在位者产生巨大的压力，并促使他们成为政策的倡导者，从而提升与他们的职位相关的权力、收入和社会声望⑤。同时，相关研究已经证实，"尽管医生的职责是治病，保证人的健康与生命，但治疗活动能够间接地、能动地影响着某种政治进程和历史进程"。⑥

---

① 世界银行：《2004 年世界发展报告：让服务惠及穷人》，中国财政经济出版社 2004 年版，第 81 页。

② 世界银行：《2004 年世界发展报告：让服务惠及穷人》，中国财政经济出版社 2004 年版，第 82 页。

③ ［匈］雅诺什·科尔奈等：《转轨中的福利、选择和一致性——东欧国家卫生部门改革》，罗淑锦译，中信出版社 2003 年版，第 31 页。

④ 詹国彬：《中国公立医院民营化改革：模式、风险与路径选择》，上海交通大学 2010 年博士学位论文，第 91 页。

⑤ Gordon Tullock, *The Political of Bureaucracy*, Washington D.C.: Public Affairs Press, 1965, p.208.

⑥ ［俄］叶夫根尼·恰佐夫：《健康与权力——一个克里姆林宫医生的回忆》，纪玉祥译，红旗出版社 1993 年版，第 41 页。

　　然而令人欣慰的是,随着中国转型期各种社会问题的层出不穷,中国的中央决策层已经意识到了实施包括公立医院改革在内的各项改革的重要性和紧迫性。例如,习近平总书记于 2013 年 11 月在湖南省考察时曾指出,当前我们必须全面、系统地理解可持续发展与社会生产总值的增长之间的内在逻辑关系,以防止将社会发展片面地理解为仅仅是社会生产总值的增加,从而造成在对地区发展情况评价时"简单地以这些地区社会生产总值的高低'论英雄'"①。同时,中国政治的问题不在于是否"推出一个新政策——当然一个好政策的出台也很难——而在于政策出来后的落实"②。鉴于此,尽管在推进公立医院改革方面我国政府仍然面临着众多的困难,但是,我们也必须义无反顾地推进该项改革,因为这正像德瓦拉扬(Devarajan,2013)所言:"世界上是不存在万应灵药的,有的只是改革制度和权力关系的艰苦卓绝的努力。"③

---

　　① 李斌:《深化改革开放推进创新驱动,实现全年经济社会发展目标》,《人民日报》2013 年 11 月 6 日。

　　② 邓聿文:《普通公民视角看中国"两会"》,《金融时报》(英)2014 年 3 月 3 日。

　　③ 李斌:《深化改革开放推进创新驱动,实现全年经济社会发展目标》,《人民日报》2013 年 11 月 6 日。

第五章　公立医院改革缓慢的
社会成本问题

在本书的以上章节中,我们深入地探讨了中国公立医院改革的时间成本、财政成本以及政治成本等问题,并指出由于上述几种改革成本的存在,以及由于政府决策部门没有及时承担或者采取有效的措施来合理地分担这些改革成本,结果导致中国的公立医院改革进程极为缓慢,进而诱发了一系列衍生社会问题的出现,并最终导致诸如"看病难、看病贵"等问题一直横亘在公众面前而难以解决。与此同时,本书发现,中国公立医院改革进程的缓慢还引起原本相对和谐的医患关系出现日益紧张与恶化的趋势,而医患关系的日趋紧张又加剧了医患双方之间信任关系的流失,从而加剧了原本就已经存在的"看病难、看病贵"问题的严重程度。除此之外,本书还发现,公立医院改革缓慢还产生了公立医疗支出的增长与居民的"受益幻觉"等社会成本问题。对于上述问题,素来以"敢言""直言"而闻名的全国人大代表、中国工程院院士钟南山在2014年3月曾指出,"社会对医改的评价主要是三条:'看病贵、看病难'是不是有效解决;医患关系有没有改善;作为医改主力军的医生有没有积极性。以这三条标准来看,近5年以来医改没有取得明显的突破,有些地方甚至更差了"[1]。基于以上情况,本章拟以中国当前日益紧张的医患关系和居民的"受益幻觉"为例,对中国公立

---

[1]　崔丽文、陈剑:《钟南山"炮轰"医改:5年来没有明显突破》,《中国青年报》2014年3月6日。

医院改革进度过于缓慢所带来的社会成本日益上升问题进行系统的研究,并从中找寻破解当前日益紧张的医患关系问题以及居民受益幻觉问题的新路径。除此之外,由于公立医院改革进展极其缓慢,因此公立医院对医疗服务市场的垄断地位将得以继续维持,但公立医院垄断每年造成的社会福利损失也值得关注。为此,在本章中本书将对我国公立医院垄断所带来的社会成本的数量进行计量与测度,并将对我国公立医院改革缓慢引发的负效应进行深入分析。

第一节 公立医院改革缓慢的社会成本之一:医患关系紧张

一、中国医患关系的历史嬗变

(一)中国古代的医患关系

中国人在普遍接受西方医疗保健体系之前,中医作为中华民族特有的医学理论和技术体系,千百年以来一直为民族的繁衍生息和健康保健发挥着不可替代的作用,当时的医患关系是由患者的社会地位及其所患的疾病对医疗服务的需求程度、医生的社会地位及其医术状况等因素共同决定的,尤其是医患双方的社会地位在当时起决定性的作用。一般来说,古代医患关系可以归纳为三种类型:一是"平等型",也即为了治疗疾病,医患之间相互配合,平等交往,医生不因病人的经济条件、社会地位等非医疗因素实施分类对待[①]。二是"权威型",该类型的产生源于古代医疗资源稀缺及其分配的失衡,医生是病人医疗资源的施予者,古代的一些名医与普通患者之间就构成这种类型的医患关系。在这种模式下,患者是医嘱的被动接受者,并且毫无保留地接受医生的判断和决策[②]。

---

① 杨征宇、张秀华:《加强医患沟通,构建和谐医患关系》,《中国医学伦理学》2007 年第 3 期,第 1410 页。
② 胡妮娜、程伟:《中国古代医患关系模式初探》,《中国医学伦理学》2008 年第 3 期,第 60 页。

三是"主从型",古代封建皇家贵族与医生之间的关系即是这种医患关系。在主从型的医患关系中,医疗决策权在患者一方,医生则处于被动地位,也即由患者决定是否接受医生的治疗方案。总的来看,在中国古代"平等型"和"权威性"医患关系是当时主要的医患关系模式。也有学者指出,尽管中国古代的医患关系是一种复杂和多层次的医患关系,但以"父子型"医患关系为主的模式延续了几千年。① 鉴于此,中国古代的医患关系从本质上来说也可以被界定为"理解、信任和帮助"②。

(二)中国近代的医患关系

自 16 世纪至 20 世纪上半叶,伴随着西方医疗技术逐渐传入中国,近代中国病人的就医方式与行为也发生了重大的变化,并且使得人们对身体、疾病、卫生观念和医疗行为等进行了重新界定,同时也改变了中国古代原有的医患关系模式,主要表现为病人与医生之间的权利关系发生了较大的变化,也即病人逐渐接受了医生对疾病治疗的决定权,病人也开始在一定程度上信任医生。在当时中西医论争不断的宏观背景下,"医患之间进入了一个诉讼高发期而使得近代中国的医患关系处在一个充满变数,并无定势的时期"③。但从总体上看,这一段时期中国的医患关系还算是较为平稳。

1949—1980 年是中国的医患关系平稳发展的时期。在这一时期,为了突出社会主义的优越性,"单个疾病的治疗往往被放大为一种群体乃至于国家的行动"④。自 1949 年中华人民共和国成立伊始,新中国的卫生事业就以全面的卫生预防保健为中心,政府部门尽力使每个国民在事实上陆续都进入了各自的公费医疗体系之中。尽管当时每个

---

① 周奕:《中国传统医疗父爱主义思想研究》,湖南师范大学 2013 年博士学位论文,第 28 页。

② 古津贤、李大钦:《多学科视角下的医患关系研究》,天津人民出版社 2009 年版,第 65 页。

③ 尹秀云:《从历史演变看医患关系恶化的症结》,《中国医学伦理学》2007 年第 8 期,第 54 页。

④ 杨念群:《再造"病人"——中西医冲突下的空间政治》,中国人民大学出版社 2006 年版,第 3 页。

人所能享受到的医疗服务水平普遍较低,并且存在着较为严重的等级差异,但与 1949 年以前相比已经有了很大的进步,当时人们对医疗卫生保健服务提供的满意度也较高。而产生上述效果的主要原因可以被归结为当时的制度设计抑制了医疗服务机构的寻利动机,以及来自当时思想政治教育的意识形态压力,从而确保这一阶段的医患关系保持了相对和谐的状态。[1] 在这一阶段,无论是城市还是农村,医生和患者的关系大多建立在熟人社会的关系之上,这也是当时医患冲突现象较为罕见的主要原因之一。

而从 20 世纪 80 年代开始,随着中国经济和社会走向转型之路,中国传统的医患关系模式也经历了显著的变化,这种变化主要体现在以下两个方面:一是医疗服务机构的内在激励机制发生了变化。为了减轻来自公共医疗卫生财政支出的巨大压力,当时的国家卫生部推出了"只给政策不给钱"的政策举措[2],从而迫使公立医疗服务机构走上了追求经济利益之路,医疗服务人员也因其对医疗服务机构的依附关系而被迫或自愿地开始追求经济利益。而医疗服务机构及医务人员的"逐利"行为必然触发患者对医生的不信任感,因此,原本和谐的医患关系遭到一定的破坏。二是随着当时农村合作医疗制度以及城市公费医疗体制的瓦解,许多国民陷入没有任何医疗保障的境地。当这些缺乏医疗服务保障的人们在患病时面对日益高涨的医疗服务费用时,医患之间的直接利益冲突问题就难以避免,而医患之间原本和谐的医患关系呈现出恶化的趋势,这一问题可以从当时中国医疗投诉案件的急剧上升得到证明。据统计,1996—1999 年,中国的医疗投诉案件的年均发生数分别为 2165 件、10118 件、11176 件和 22126 件,医疗投诉案件的年均增长幅度高达 10 倍。与此同时,在这一时期中国医患之间的恶性案件也出现快速上升的势头。例如,1998—2001 年,仅北京市 71

---

① 尹秀云:《从历史演变看医患关系恶化的症结》,《中国医学伦理学》2007 年第 8 期,第 54 页。

② 阎惠中:《医院改革新思维》,中国医药科技出版社 1992 年版,第 254 页。

家二级以上医院就发生了 1568 起患者冲击医院的事件,其中发生 503 件医生被打事件。① 而华中科技大学同济医学院课题组的研究结果也印证了这一阶段医患关系的恶化动向。该课题的调查结果显示,早在 1997 年及以前,武汉市因为对医疗纠纷处理结果不满意而闹事的案例在年均 100 人次以下,但是自 1997 年以后,该市缘于医疗纠纷而采取聚众闹事甚至集体上访的案例呈现出迅速上升的趋势。② 另外,我们从国内的新闻从业人员对医患紧张问题的关注度的日渐提高也可以看出当前医患冲突的严重程度。例如,早在 20 世纪 90 年代末以前,有关医患冲突问题的新闻案例很少见诸报端。然而,从 1990 年开始,国内新闻媒介有关医患纠纷的案例急剧上升。例如,仅在 1999 年 1 月到 2001 年 7 月这一段时期内,湖北省武汉市就发生了 500 多个针对医院和医务人员个人的暴力案件,并有数百个医疗服务人员在上述暴力案件中因遭到人身攻击而受伤或者残疾。③

通过以上分析可以看出,中国的医患关系经历了一个从古代的相对和谐的医患关系模式到近现代医患关系逐渐恶化的变迁过程。但从总体上来讲,在 20 世纪 90 年代以前,中国的医患关系总体上是较为和谐的,尽管在这期间出现了医患纠纷增加以及医患暴力事件迅速上升的态势。

二、中国医患关系的现状

(一)中国医患关系的总体情况

自 2012 年以来,尽管中国政府逐渐加大了对医疗保障领域的财政投入力度,并对公立医院采取了包括取消药品加成以及打击医疗领域的腐败行为等改革举措,但上述措施在缓和中国的医患关系紧张方面收效甚微。目前,中国的医患关系仍处于日渐紧张的阶段,而来自中国

① 尹秀云:《从历史演变看医患关系恶化的症结》,《中国医学伦理学》2007 年第 8 期,第 54 页。
② 陈会扬:《医院场所暴力伤医呈"三升"态势》,《健康报》2013 年 8 月 16 日。
③ 曹政:《医院暴力"恶性肿瘤"何时能消解》,《健康报》2013 年 11 月 1 日。

医院协会的调查结果则可以很好地说明当前中国医患关系的现状及其发展态势。2012 年 12 月 7 日,中国医院协会针对医院服务机构愈演愈烈的医疗暴力事件在全国范围内进行了专题调查,该调查表明,中国各级医疗机构的职工在发生医疗纠纷时其肢体受到伤害的案件正在呈现出逐年急剧攀升的势头,全国平均每家医疗机构遭受医疗暴力事件的发生比率在 2008 年时仅为 47.8%,但到了 2012 年,全国平均每家医疗机构所遭受的医疗暴力案件的发生比率迅速上升到了 63.6%,每家医疗机构的医疗暴力事件的年均增长率为 4%。同时,本次调查的结果还显示,当前中国医疗服务机构的医务人员遭到刁难、恐吓甚至辱骂的事件也呈现出日渐上升之势,每家医疗机构发生上述事件的比率在 2008 年以前仅为年均 20.6 人次,但是到了 2012 年,全国平均每家医疗机构发生同类问题的比率已经上升到了年均 27.2 人次[1];本次调查还揭示了针对医务人员的恶性暴力案件的总体情况。相关数据显示,2003—2012 年这一段时期内,中国先后发生了 112 起针对医务人员的暴力袭击案件[2],并且在这些暴力袭击案件中,都有一定数量的医疗服务人员遭到了严重的身体伤害,甚至还有部分人因此而死亡。尤其值得注意的是,在恶性医疗暴力事件发生的同时,医疗服务机构的财产也遭到了不同程度的破坏,例如,在 2008—2012 年期间,全国因发生医疗纠纷而使得财产受到损害的比率由 2008 年的 58.1%迅速上升到 2012 年的 68.2%,年均增长率约为 2.6%,其中造成的财产损失在 10 万元及其以上的医疗服务机构的比率也从 2008 年的 8.1%上升到 2013 年的 11.9%。[3] 为了更为清楚地说明当前中国医患关系紧张的现状,本书对 2004 年以来新闻媒体所报道的一些恶性伤医事件的次数进行梳理,结果发现,2004—2013 年间,新闻媒体所报道的恶性"伤医"事件累计达到

---

[1]　曹政:《医院暴力"恶性肿瘤"何时能消解》,《健康报》2013 年 11 月 1 日。

[2]　曹政:《医院暴力"恶性肿瘤"何时能消解》,《健康报》2013 年 11 月 1 日。

[3]　陈会扬:《医院场所暴力伤医呈"三升"态势》,《健康报》2013 年 8 月 16 日。

126次①；而2014年、2015年和2016年中国每年发生的恶性伤医事件分别为69、60和45起②。由此我们可以推断出中国平均每年发生约25次恶性伤医事件，并且该类事件呈现总体上升的趋势（见图5-1）。

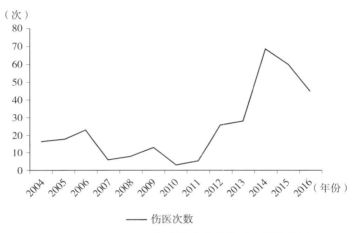

图 5-1　2004—2016 年我国发生的伤医事件趋势图

（二）本书对中国医患关系紧张问题的调查

针对医患关系以及由此引发的医疗暴力问题，我们对河南省郑州市某三甲级医院进行了实证调查，该医院在2007—2015年这9年的时间里，共发生医疗暴力事件495起，占该医院全部医疗纠纷的62.1%，并且医疗暴力事件呈现出逐年上升的趋势（见表5-1）。

表 5-1　郑州市某三甲级医院医疗纠纷发生情况

年份	医疗纠纷（起）	医疗暴力（起）	医疗暴力纠纷比例（%）	医疗暴力具体形式（起）		
				打砸医院	辱骂、殴打医生	在医院设灵堂
2007	45	21	46.7	5	14	2
2008	67	39	58.2	8	26	5
2009	80	47	58.8	4	39	4

---

① 卢义杰：《新闻报道中伤医事件次数呈上升态势》，《中国青年报》2014年2月26日。
② 2014—2016年恶性伤医事件数据由笔者根据相关资料整理而得。

续表

年份	医疗纠纷(起)	医疗暴力(起)	医疗暴力纠纷比例(%)	医疗暴力具体形式(起)		
				打砸医院	辱骂、殴打医生	在医院设灵堂
2010	79	49	62.0	9	34	6
2011	85	62	72.9	10	47	5
2012	98	69	70.4	13	53	3
2013	116	80	70.0	15	58	7
2014	105	69	65.7	14	23	3
2015	108	59	54.6	25	29	1
合计	783	495	—	103	323	36
年均	87	55	62.1	11.4	35.9	4

通过表 5-1 可以看出,中国的医患关系的确不容乐观。例如,本书调查的郑州某三甲级医院年均发生"打砸"事件 11.4 起。同时,该医院年均发生 35.9 起医生被辱骂(或者殴打)事件。显然,中国医患关系的日趋紧张问题已经是不争的事实。而根据国家卫生部的统计数据,2006—2010 年,全国医疗暴力事件陡增 70%,其中有数名医护人员被砍伤,特别是 2012 年 3 月 23 日发生的一度轰动全国的哈尔滨医科大学第一附属医院"一死三伤"的医务人员"被砍杀"事件更是将这一问题推到了"风口浪尖"。紧接着一件件的暴力"伤医案"令人不寒而栗,然而更具有戏剧性的事件则是"一位医生因为拒收患者的'红包'而被打破头"[1]。另有广东省潮州市的一位医生在发生医患纠纷时则被患者的家属"押着在医院内游行,持续约半个小时"[2]。

三、中国医患关系紧张的原因

(一)学界有关医患关系紧张原因的争论

关于引起当前中国医患关系日益紧张的原因,学界已经进行了深

---

① 刘德禄:《医生拒收红包被患者家属打破头》,《新法制报》2012 年 7 月 24 日。

② 杨涛:《押医生游行涉嫌多重违法》,《法制日报》2014 年 3 月 7 日。

入的探讨。例如,有学者将医患关系紧张的原因归结为两个方面:一是中国的社会经济转型导致部分人员下岗或者失业,再加上新的医疗保障体系强化了个人的缴费责任,这在一定程度上加重了部分人群的诊疗负担,使得他们对医疗服务机构的"公益性"产生了质疑;二是政府部门对公立医疗机构的财政投入不足,结果迫使这些公立医疗机构只得通过医疗服务递送渠道来"创收",结果使得广大医务人员的"白衣天使"职业形象被严重扭曲。[①] 另一些学者则运用所谓的"烂筐"理论来阐释当前我国医患关系日益恶化的原因,他们认为医疗服务机构和医务人员所处的环境的改变对医患关系的紧张具有正向激励作用。[②]著名新闻媒体人士白岩松(2013)则指出,造成中国医务人员"被砍杀"事件频发的深层原因是"欠账改革让医生成替罪羊"[③]。显然,目前学界在引发中国医患关系紧张的主要原因方面存在一定的争议,并提出了一些旨在解决医患紧张关系问题的对策与建议,但中国的医患关系日益紧张的局面一直没有得到有效的遏制。

(二)本书的观点

本书认为,上述学者关于导致中国当前医患关系紧张的原因的观点,在被用于解释当前医患关系紧张的原因方面在某种程度上都具有一定的合理性,但本书同时也指出,除了上述因素加剧了医患之间的紧张关系外,当前中国公立医院改革进度的过于缓慢(或者说改革进程的滞后)也是造成医患关系日益紧张的原因之一。理由是,中国当前医疗体制改革的缓慢导致改革的社会成本日益累积与递增,而这种社会成本的累积及其外溢效应结果则表现为医患关系的日益紧张。因此,为了缓解当前中国日益紧张的医患关系,中国政府在适度增加政府公共医疗保障财政支出,以及合理分担公立医院各种改革成本的同时,也必须设计出一种新的公立医院治理机制以重塑医疗服务环境,进而

① 曹政:《医院暴力"恶性肿瘤"何时能消解》,《健康报》2013 年 11 月 1 日。
② 邱仁宗:《医患关系严重恶化的症结在哪里》,《医学与哲学》2005 年第 11 期,第 5 页。
③ 白岩松:《支持医疗就是给未来更多信心》,《健康报》2013 年 8 月 23 日。

缓解当前日益恶化的医患关系问题。而被现代医学界尊为职业信条和精神的著名的"希波克拉底（Hippocrates）誓言"则这样描述医生和病人的关系："我要帮助所有的病人，无论其家庭如何，绝不有害人之心。无论男女，无论其自由与否，绝不虐待任何人。在我与别人的交往中，无论是否涉及我的行业，如果不应该在国外发表的，我决不泄露，我将视之为神圣的秘密。如果我执行和遵守此诺言，我可以为我的生命和职业获得永久的声望，否则，将失去一切。"①同时，西方医学家通常这样解释医生对病人的工作："有时，去治疗；常常，去帮助；总是，去安慰"②，同时，由于"每一个医学行动始终涉及两类当事人：医师和病员，医学无非是这两群人之间的多方面关系"③。由此可以看出医学的功能是多样化的，我们可以尝试通过改变当前中国公立医院的治理环境来缓解困扰中国政府近三十年的医患关系的恶化问题。

四、双中心治理——化解医患关系紧张的新思路

（一）问题的提出

2000 年以来，受各种医疗乱象被众多媒体频繁曝光的影响，我国广大医务服务人员原有的"白衣天使"的职业形象已经严重受损。例如，根据一项有关我国职业形象的调查结果，当前我国医务人员的职业形象在 10 类职业人员中排在倒数第二位，而工人、农民和技术员则排在前 3 位。④ 为了扭转上述局面，我国政府采取了依法打击医疗腐败和实施公立医院改革等措施，但其效果往往欠佳，2000 年以来我国"暴力袭医"事件的频繁发生即是证明。据统计，"仅 2011 年我国就发生

① ［美］F.D.沃林斯基：《健康社会学》，孙牧虹译，社会科学文献出版社 1999 年版，第 327 页。

② 王岳：《制度与文化史推动医改的两个车轮》，《中国卫生》2012 年第 2 期，第 15 页。

③ 彭红、李永国：《中国医患关系的历史嬗变与伦理思考》，《中州学刊》2007 年第 6 期，第 131 页。

④ 袁泉：《"杀医血案"令人心寒，医生为何成了仇视对象？》，《生命时报》2012 年 3 月 27 日。

了10起血案,2012年1月至3月又发生3起,甚至一些人还为发生上述'伤医'事件而兴奋。"①我们知道,"不为良相,便为良医"往往是我国古代读书人的人生追求目标之一;即便到了近代社会,医务人员的社会地位也相对较高,其从业人员被奉以"白衣天使"的称号。但是到了当代社会,广大医务人员的职业形象却急剧下跌。究竟是何种因素导致医务人员的职业形象出现了上述颠覆性的变化呢?针对上述问题,学界从不同的视角进行了深入研究,并提出了一些破解医务人员的职业形象下降问题的应对策略。但我们认为,当前我国医疗服务领域中的"路西法效应"现象的存在是引发医生的职业形象急剧下滑的主要原因之一。路西法(Lucifer)效应理论认为,"情景的力量"能够对人类的日常行为产生较大的影响,这种影响甚至可以将一个原本善良的人变成一个"恶魔"②。本书构建了一种双中心公立医院治理机制来化解路西法效应问题,这种双中心治理机制能够在重塑医务人员的工作场景同时,通过构建"医生——管理者"的合作治理机制以提高医生在医疗服务机构重大事务中的决策权,以激发医务人员主动运用声誉机制来维护其职业形象,从而使得医务人员的职业形象得以被重塑,也即由现在的"恶魔"形象还原为原来的"白衣天使"形象,进而为缓解当前我国日渐紧张的医患关系提供可资借鉴的新思路。

(二)环境与个人行为关系研究述评

1. 国外对环境与个人行为关系的研究

总的来看,国外学者有关人类行为和外在环境之间关系的研究可以被归结为下述三个方面:一是外部环境变化对人类行为造成的影响。基于生物演化范式的视角,贾雷德·戴蒙德(Jared Diamond,2006)提出了环境因素对人类历史变迁的关键性影响,从而在理论上推翻了建立

---

① 袁泉:《"杀医血案"令人心寒,医生为何成了仇视对象?》,《生命时报》2012年3月27日。

② [美]菲利普·津巴多:《路西法效应——好人是如何变成恶魔的》,孙佩妏等译,生活·读书·新知三联书店2010年版,第4页。

在种族主义基础之上的人类史理论。① 而凯斯·R.桑斯坦(Cass R. Sunstein,2005)发现,人们所处的社会环境对他们的决策行为及其欲望的大小会产生根本性的影响。② 与此同时,社会环境对人们的偏好也会产生一定的影响,并且特定的制度诱发了人们的偏好伪装问题。③ 二是有关个体行为和集体行为之间的互动关系的探讨。古斯塔夫·勒庞(Gustave Le Bon,2011)通过案例研究发现,如果某个个体处在某个特定的群体之中,那么个体的行为通常会受到群体行为的强烈影响而导致群体思想居于支配性地位,但群体行为通常表现为无异议、情绪化和低智商。④ 而在某些特殊的情况下,个人如果受到周围社会环境的强烈影响,甚至会作出极端(如自杀)行为。⑤ 马克·布坎南(Mark Buchanan,2011)认为造成美军虐囚事件的原因是坏的模式(情景),而不是坏的人。⑥ 而史坦利·米尔格伦(Stanley Milgram)通过试验证实了以上观点,如果不合理的命令是由人们的上级主管领导发布的,那么他们往往难以凭借自己的"良心"来拒绝执行该命令,至少并不足以阻止大多数人服从指令。⑦ 三是对个体苦难根源的社会学解读。皮埃尔·布迪厄(Pierre Bourdieu,2000)通过实证研究发现,国家治理的失败和社会性的丧失是导致个人苦难发生的政治性根源。⑧ 而米尔斯

---

① [美]贾雷德·戴蒙德:《枪炮、病菌与钢铁:人类社会的命运》,谢延光译,上海译文出版社 2006 年版,第 14 页。

② [美]第默尔·库兰:《偏好伪装的社会后果》,丁振寰译,长春出版社 2005 年版,第 13 页。

③ [美]第默尔·库兰:《偏好伪装的社会后果》,丁振寰译,长春出版社 2005 年版,第 14 页。

④ [法]古斯塔夫·勒庞:《乌合之众:大众心理研究》,夏杨译,商务印书馆国际有限公司 2011 年版,第 45 页。

⑤ [法]涂尔干:《自杀论》,冯韵文译,商务印书馆 2009 年版,第 257 页。

⑥ [美]马克·布坎南:《隐藏的逻辑:乌合之众背后的模式研究》,李晰皆译,天津教育出版社 2011 年版,第 34 页。

⑦ [美]埃利奥特·阿伦森:《社会性动物》,邢占军译,新华出版社 2002 年版,第 40 页。

⑧ Pierre Bourdieu,*The Weight of the World:Social Suffering in Contemporary Society*,Palo Alto:Stanford University Press,2000,p.245.

（Charles Wright Mills，2012）强调人们日常生活中无法解决的烦恼是他们无法控制的社会结构变迁造成的。① 凯博文（Arthur Kleinman，2008）对 20 世纪 80 年代中国抑郁症的致病因素进行了个案跟踪分析，他发现抑郁症是患者"自我捏造"出来的一种疾病，而他们"自我捏造"这种疾病的目的是为了规避当时较为严密的社会控制机制。②

2. 国内对环境与个人行为关系的研究

2001 年以来，伴随着社会和经济的转型进程，国内各种利益冲突问题急剧增加。同时，环境变化对公众各类行为的影响，尤其经济环境的变化对医疗服务领域的影响已引起学界的研究兴趣，并且已经对相关问题展开了一些前期研究工作，这些研究可以被归纳为以下三个方面：一是经济环境的嬗变对人们价值观的影响。翟学伟（2001）对 1978 年以来我国所有制结构的调整导致的社会利益分化问题进行了研究，并指出利益分化诱发了利益主体意识的觉醒。③ 基于对当前我国日益严峻的社会溃败现象的观察，孙立平（2012）认为要警惕由于人们的职业道德沦丧而引发的社会溃败问题。④ 而阎云翔（2012）则系统地考证了我国的社会个体化路径及其所面临的各种现实难题，并提出了影响我国社会个体化的五大要素。⑤ 二是关于中国公立医院产生"过度医疗"和"趋利"行为的主要原因进行的相关分析。罗力（2010）通过对我国公立医院运行机制和宏观制度环境的分析发现，"来自外在环境的压力和政府的变相鼓励"是导致当前我国的公立医疗服务机构逐渐转向过度追求经济利益的主要动因之一。⑥ 顾昕（2006）认为造成我国医

① ［美］C.赖特·米尔斯：《社会学的想象力》，陈强等译，生活·读书·新知三联书店 2012 年版，第 114 页。
② ［美］凯博文：《苦痛和疾病的社会根源》，郭金华译，上海三联书店 2008 年版，第 169 页。
③ 翟学伟：《中国人行动的逻辑》，社会科学文献出版社 2001 年版，第 137 页。
④ 孙立平：《中国需要制止社会溃败》，《南方日报》2012 年 2 月 27 日。
⑤ 阎云翔：《中国社会的个体化》，上海译文出版社 2012 年版，第 37 页。
⑥ 罗力：《中国公立医院改革——关注运行机制和制度环境》，复旦大学出版社 2010 年版，第 43 页。

疗卫生体制改革失败的最为关键的原因是政府制定的相关管制政策的"越位、缺位或者错位",因而与医疗服务机构的市场化改革导向毫无关联。① 另有学者认同制度设计不当引起公立医院的"逐利"行为的观点,并指出不能用道德的集体沦丧来解释医生的"逐利"行为。② 三是关于医患关系紧张及其治理的研究。潘常刚(2009)将当前我国医疗服务领域出现诸多乱象的根源归咎于声誉机制的失灵,他认为应当建立运作良好的声誉机制来重塑医务人员的"白衣天使"职业形象。③ 萧瀚(2011)从政治学的视角对"医患"关系问题进行了探索,并指出中国医疗制度的官僚化、行政管制特性导致"医患"之间缺乏信任感,而广大医生往往也只能被动地服从"组织"的安排而无法有效约束医院的道德风险行为。④ 还有学者指出,当前的医疗体制忽视了医生的劳动价值,从而导致医生的道德风险问题较为严重,因此,应从改革现有的医疗体制入手来解决医患关系紧张问题。⑤

3. 简要评论

现有研究给本书奠定了坚实的理论基础,并在研究思路与方法的选择等方面提供了一些有益的帮助。然而,鉴于医患关系和医疗服务体系自身的复杂性,当前学界有关医务人员职业形象嬗变等问题的研究在下述两个方面急需进一步拓展:其一,目前学界大多将人类行为与社会环境变迁的内在联系作为关注的焦点,而有关医疗服务机构的内在环境对医务人员日常行为影响的研究较少。其二,从路西法效应的研究视角对医务人员的职业形象变迁及其应对策略的研究相对不足。

---

① 顾昕等:《诊断与处方:直面中国医疗体制改革》,社会科学文献出版社 2006 年版,第 450 页。

② 夏波光:《公立医院改革猜想》,《中国社会保障》2009 年第 4 期,第 21 页。

③ 潘常刚:《政府干预对市场声誉机制的挤出效应》,《江西财经大学学报》2009 年第 4 期,第 47 页。

④ 萧瀚:《深度剖析:医患冲突的三点思考》,《医院领导决策参考》2011 年第 23 期,第 29 页。

⑤ 李军考斯等:《第三路径:见证门头沟区医院改革》,中央广播电视大学出版社 2012 年版,第 66 页。

为此,本书基于群体心理学的视角,将路西法效应运用到对我国医务人员的职业形象下滑原因的分析之中,并构建出能够提升医务人员的职业形象的公立医院双中心治理机制。

(三)路西法效应的内涵及其适用性

1.路西法效应

传统观点认为,如果某个人因故做了某种"坏事",我们可以采用将此人从社会中"剔除"出去(例如,实施"软禁"或者抓进监狱等)的办法来维持整个社会的"纯洁"性。但是美国心理学家菲利普·津巴多(Philip George Zimbardo,2010)教授对上述观点进行了辩驳,并提出了独特的社会环境和来自权威部门的不当影响力是诱使人们由"好人"变成"恶人"的命题。① 为了证明上述命题,菲利普·津巴多教授于1971年在斯坦福大学的心理学大楼的地下室里做了一项著名的"模拟监狱"实验。他从自愿参加该项实验的若干大学生中随机地选取一些学生充当"监狱警察",而让余下的大学生充当"监狱囚犯"。与此同时,为了消除这些自愿参加本次实验的学生原有的"个性面具"因素对该项实验结果的影响,菲利普·津巴多教授要求上述学生必须穿上与其所扮演的角色相对应的制服,并且要求他们必须配备相应的装备。除此之外,菲利普·津巴多教授还要求"监狱警察"必须按照真实监狱的运作方式来对该"监狱"中的"犯人"进行监管。然而,该项实验只进行了6天就被迫宣告中止,其原因是这部分大学生在参与本次实验之后,那些扮演监狱警察的学生的性格开始变得极其残暴,而那些扮演"犯人"的学生的日常行为则变成了与真正的监狱囚犯几乎没有差别的"罪犯"。上述在特定的场景下"好人"也会作出"坏事"的心理学现象被菲利普·津巴多教授定义为"路西法效应"。由以上内容可以看出,路西法效应的实质是一种人格的转变过程,而这种人格的转变过

---

① [美]菲利普·津巴多:《路西法效应——好人是如何变成恶魔的》,孙佩妏等译,生活·读书·新知三联书店2010年版,第3页。

程具有使好人干出坏事的心理学功能。显然,若从路西法效应的视角来考察,那种"将罪恶视为个人的性情问题的观点是极其错误的"。因此,"我们在对坏人进行谴责的同时,还要对造成他们变成坏人的社会环境等因素进行反思"①。菲利普·津巴多教授通过上述试验得出以下结论:在特定场景力量的驱使下,即便是一个好人也有可能干出坏事。② 而美国军人虐囚事件(2003 年)和卢旺达种族大屠杀事件(1994 年)的发生则证实了路西法效应的确存在。对于应对路西法效应措施,菲利普·津巴多教授给出了如下建议:一是抵制情景力量的影响;二是应当对敢于反抗情景力量的"英雄人物"进行大力颂扬。③

2. 路西法效应的适用性问题

以上我们简要地介绍了菲利普·津巴多教授提出的路西法效应理论。这里我们提出一个问题,也即路西法效应理论能否被用于解释当前我国医务人员的职业形象迅速下滑现象?本书认为路西法效应可以被用来解释医生的职业形象变迁问题。其理由如下:其一,对我国的广大医务人员来说,他们大多是以"事业编制"的"干部"身份隶属于某个特定的医疗服务机构。同时,这些医务人员的薪资水平的高低及其职称晋级情况往往要受到公立医疗服务机构的行政管理人员与其上级主管机构的影响,结果使得广大医务人员不仅要严格遵守各自所在公立医疗服务机构的各类规章制度,而且还要依照其行政主管领导的意见来开展相关工作。与我国的情况大不相同,国外的医生大多是自由执业者,他们与医疗服务机构之间的关系只是合同关系,并且他们可以同时在多家医疗服务机构开展医疗服务活动。因此,国外的医务人员在

---

① [美]菲利普·津巴多:《路西法效应——好人是如何变成恶魔的》,孙佩妏等译,生活·读书·新知三联书店 2010 年版,第 8 页。

② [美]菲利普·津巴多:《路西法效应——好人是如何变成恶魔的》,孙佩妏等译,生活·读书·新知三联书店 2010 年版,第 489 页。

③ [美]菲利普·津巴多:《路西法效应——好人是如何变成恶魔的》,孙佩妏等译,生活·读书·新知三联书店 2010 年版,第 499 页。

医疗服务市场较为主动。[①] 我国医务人员的上述处境与路西法效应实验中"监狱警察"的工作场景极其相似——要严格按照来自权威部门的指令行事,并开展对病人的诊疗工作。其二,在公立医疗服务机构工作的医务人员按照有关规定都需要配备统一的制服和相应的诊疗设备,这一点类似于路西法效应实验中的"去人性化和去个人化"的过程。另外,当前虽然很多国家都已经实现了由生物医学模式向"生物——心理——社会"医学模式的顺利过渡,但在我国当前的医疗诊治实践过程中,很多医务人员仍然遵循着传统的生物医学模式的诊疗理念来开展工作,结果导致广大患者在诊疗过程中通常处于极其被动的地位,甚至完全听命于医务人员所作出的诊疗安排。显然,我国公众在接受医疗服务时所面临的场景和路西法效应实验中"监狱罪犯"的处境较为类似。其三,路西法效应所描述的在特定情景下"好人"也会变成"恶魔"的现象与我国医务人员的职业形象变迁路径较为相同,也即由原来的"白衣天使"职业形象迅速转变成"唯利是图"的"恶人"职业形象。总之,路西法效应理论所揭示的问题与当前我国医务人员的职业形象的变迁极其类似。鉴于此,我们认为路西法效应理论可以被用来阐释我国医务人员的职业形象嬗变问题。

3. 我国医患关系紧张的原因分析——基于路西法效应的视角

通过对国外医疗史的梳理可以发现,医务人员的职业形象先后经历了由卑微逐渐过渡到受人尊重的演化过程。帕森斯的相关研究证实,国外早期的医患关系实际上是一种类似"父母—儿童"关系。[②] 在上述关系下,人们患病被认为是一种对其正常社会行为的一种偏离行为。因此,患者不仅应该积极配合医务人员的治疗活动来恢复其身体的正常功能,而且社会也有责任帮助患者重新回归到正常社

会①。然而,自 20 世纪末期开始,伴随着人们的消费者主权意识的觉醒以及人类疾病谱的变化,西方发达国家的医患关系已经进入到医患互动模式的时代,也即患者和医务人员共同对医疗决策和治疗结果负责,从而使得医务人员和患者的关系变成了一种相互合作的关系②。另外,根据美国学者斯蒂芬·申弗(Stephen C.Schimpff,2009)的预测结果,未来的医患关系可能是一种个体化的医患关系模式。在这种个体化的医学模式下,在更加突出医患之间有效沟通的重要性的同时,由患者本人来决定其所需要的医疗服务的种类与数量。③当然,我们也应当看到,在当前日益高涨的医疗费用以及人们对诊疗质量越发苛求的情况下,国外原本相对和谐的医患关系也已受到一定程度的冲击。④ 但尽管如此,在国外,医生职业仍然是一种受人尊重的职业。

同国外相比,我国的医患关系却显得异常紧张,而当前我国公立医院系统中医疗腐败问题的层出不穷和医疗暴力事件的频繁发生即是其集中表现之一。由此带来的结果是,广大医务人员的"白衣天使"职业形象遭到史无前例的破坏,甚至已经波及了一些医学院校的招生问题。如果我们基于路西法效应理论的角度来考察我国医务人员职业形象的变迁原因,则会发现他们所处的公立医疗服务机构的独特场景是引发上述变迁的主要因素。我们知道,受传统的计划经济体制的约束,当前我国的大部分医务人员各自隶属于某个特定的公立医疗服务机构,并且其人事编制身份和职称晋级情况都要受到所在公立医疗服务机构行政管理人员及其上级主管机构的控制,而广大医务人员则处于相对被动的地位。同时,由于公立医疗服务机构被政府部门定性为"差额补

---

① [美]威廉·科克汉姆:《医学社会学》,杨辉等译,华夏出版社 2000 年版,第 156 页。
② [美]威廉·科克汉姆:《医学社会学》,杨辉等译,华夏出版社 2000 年版,第 167 页。
③ [美]斯蒂芬·申弗:《医疗大趋势——明日医学》,杨进刚译,科学出版社 2009 年版,第 14 页。
④ Edward Shorter, *Doctor and Their Patients*, New Brunswick, N.J.: Princeton University Press,1991,p.302.

贴"的事业单位(仅有约 10%的收入来自政府的财政拨款①),其维持日常运转所需经费的 90%左右都需要通过各种"创收"项目来自己解决。为此,我国的公立医疗服务机构被迫采用"院科两级核算制度"来解决日常经营所需的经费来源问题。所谓的院科两级核算制度是指以医疗服务机构的诊疗科(或者室)为基本经济核算单位,将医疗服务机构的总体经营目标逐级分解,最后落实到每个具体的科(或者室),而科(或者室)再将其分担的相应经济指标分摊给每个医务人员,并定期对各个科(或者室)的经济指标完成情况进行考核的一种管理制度。②鉴于院科两级经济核算制度在解决医院经营收入及激发医生工作积极性方面的独特效果,该项制度迅速在各地得到推广。我国公立医院的"逐利"行为,也成为从医院到个人的自觉行为。③ 为此,有学者指出,改革开放以来,公立医院所处的外部宏观经济环境已经发生了巨大变化,并且对其日常经营行为也产生了根本性的影响。④ 除此之外,公立医疗服务机构医务人员着装的刻板性及其较为严格的官僚等级制度,使得他们习惯于听从其上级主管领导的指令而被成功地去"个人化"。当然,如果个别医务人员敢于公开反对或者抵制公立医疗服务机构存在的各种过度医疗问题,那么他们将要为此承担来自其主管领导的巨大压力。因此,他们只得将自己救死扶伤的"白衣天使"偏好掩藏起来,因为"反抗等级制度的人不仅受到来自本阶级的惩罚,还要受到其他阶级的惩罚,他们共同压制了从这个秩序中脱离出来的欲望,制裁孳生了顺从"⑤,医

---

① 罗力:《中国公立医院改革——关注运行机制和制度环境》,复旦大学出版社 2010 年版,第 36 页。

② 许仙忠:《浅析院科两级核算在医院管理中面临的问题》,《国家医药卫生导报》1999 年第 3 期,第 17 页。

③ 罗力:《中国公立医院改革——关注运行机制和制度环境》,复旦大学出版社 2010 年版,第 48 页。

④ 罗力:《中国公立医院改革——关注运行机制和制度环境》,复旦大学出版社 2010 年版,第 35 页。

⑤ [美]第默尔·库兰:《偏好伪装的社会后果》,丁振寰译,长春出版社 2005 年版,第 115 页。

生们的"群体的无意识行为代替了个人的有意识行为"①。在上述因素的共同作用下,公立医疗服务机构的过度医疗问题日益增多,结果加重了原本就已存在的"看病难、看病贵"问题。于是,广大医务人员在社会公众心目中的"白衣天使"职业形象慢慢地蜕变为类似"恶人"的职业形象。

为了化解路西法效应难题,菲利普·津巴多教授给出的答案是,应在积极抵制特定情景对个人影响的同时,还要强化对"英雄人物"的赞颂。② 然而我国自 1978 年以来的相关实践表明,采用褒扬典型人物的方式来改善我国医务人员日益下滑的职业形象的效果往往欠佳。然而值得庆幸的是,随着人们的公民意识的逐渐提高,他们参与公共治理的动力也大大增强。同时,再加上合作治理的理念也正在被越来越多的公众所接受,而合作治理的核心问题之一就是公共机构的管理问题。③由以上内容可以看出,基于公共治理的理念对我国的公立医疗服务机构进行改革已是大势所趋。鉴于此,本书提议采用双中心治理机制来破解我国医务人员的职业形象下滑问题。

(四)双中心治理机制:破解医患关系紧张问题的新路径

1. 双中心治理机制

本书提出的双中心治理机制是指:在保留我国公立医院医务人员的"事业编制身份"的前提条件下,在以公立医院的院长为首的行政治理团队("单中心")治理结构的基础上,将广大医务人员作为另外一个与以医院院长为首的行政管理团队平行的医学管理团队添加到现行的公立医院内部治理结构之中,从而形成有别于现行公立医院内部治理结构的"双中心"内部治理结构。从其本质上来说,双中心治理机制是

---

① [法]古斯塔夫·勒庞:《乌合之众:大众心理研究》,夏杨译,商务印书馆 2011 年版,第 1 页。

② [美]菲利普·津巴多:《路西法效应——好人是如何变成恶魔的》,孙佩妏等译,生活·读书·新知三联书店 2010 年版,第 499 页。

③ 敬乂嘉:《合作治理:再造公共服务的逻辑》,天津人民出版社 2009 年版,第 3 页。

合作治理理论在我国公立医院改革过程中的具体应用。

2. 双中心治理机制构建及其优点

（1）双中心治理机制设计

本书拟将我国现行的公立医院治理机制与双中心治理机制进行对比，以便于说明双中心治理机制的内在运行机理。我们知道，公立医院的治理机制由外部治理机制和内部治理机制两大部分构成。同时，由于公立医院的外部治理机制涉及过多的外生变量而难以将其全部控制。因此，为了简化程序，在此我们只对公立医院的内部治理机制进行分析。概括起来看，我国现行的公立医院的内部治理结构如图 5-2 所示。

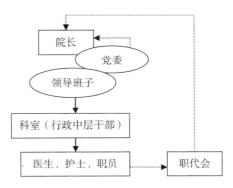

图 5-2　传统的公立医院单中心治理机制

通过图 5-2 可以看出，以公立医院院长为代表的行政管理团队在现行的公立医院治理结构中居于重大决策的核心地位，并且形成了自上而下等级分明的类似于政府机构的官僚制体系。而与此形成鲜明对比的是，医务人员则处于上述行政管理团队的末端而不得不依照行政管理团队的指令而进行工作，虽然在现行的公立医院治理结构中设有职工代表大会，但是职工代表大会并非是一个常设机构，并且该职工代表大会的代表人选在推选过程中往往由以医院院长为代表的行政管理团队的相关人员来指定，结果导致职工代表大会的应有作用通常没有得到很好的发挥。事实上，在传统的公立医院治理结构下，普通医务人员与公立医院的关系实际上是一种被管理者和管理者的行政等级隶属关系,绝大多数医务人员很难真正参与到对公立医院的治理及其重大事务的决策过程中去。相应地,当公立医院的行政管理团队为实现其"创收"的经济目标而出台一系列旨在诱导医疗服务需求的相关制度时,普通医务人员也只得遵照执行,结果加大了医务人员触发自身道德风险的概率。长此以往,医务人员原有的"白衣天使"职业形象就慢慢地开始蜕变了。另外,我们由图 5-2 可知,在现行的公立医院的单中心治理结构下,我国公立医院行政管理团队的各种违规甚至腐败行为也难以得到有效的遏制。

由以上内容可知,我国现行的单中心公立医院治理机制存在许多弊端,而本书提出的双中心治理机制在一定程度上可以克服单中心公立医院治理机制的许多内在缺陷。因为双中心治理机制在保留了以公立医院院长为代表的行政管理团队决策中心的同时,也将医务人员作为另一个决策中心纳入公立医院重大事务的决策过程中去。当然,上述两个决策中心之间是分工加合作的关系,也即医生管理团队主要负责与医疗事务有关的重大决策,而以医院院长为代表的行政管理团队主要负责维持医院正常运转方面的重大决策。当两大治理中心因某项决策的意见不同而发生冲突时,应该以医务人员决策团队的意见为主。我们之所以提出要以医务人员的决策意见为主,是因为来自梅奥诊所的实践证明,"尽管医院的行政管理人员是极其重要的合作伙伴,但其地位仍不能与医生同等对待。"①

同时,在双中心治理机制下,可以参照美国公立医院的实践来设置公立医院的董事会,该董事会的作用是制定公立医院的发展规划、审批重大人事和薪酬政策等。公立医院的董事会成员可以由来自大学的教授、工商界人士等社会知名人士组成,并且要在正式通过政府的行政审批程序之后方可成为公立医院的董事会成员,但他们不享受任何报

---

① [美]利奥纳多·L.贝瑞:《向世界最好的医院学管理》,张国萍译,机械工业出版社2009 年版,第 181 页。

酬。① 总之,扩大我国公立医院的医务人员在重大事务中的决策权是双中心治理机制的关键。本书提出的我国公立医院的双中心治理机制可用图5-3来表示。

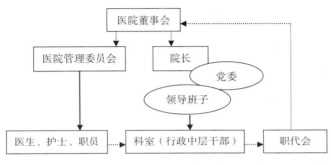

图 5-3　公立医院的双中心治理机制

（2）双中心治理机制的优点

首先,在公立医院实施双中心治理的情况下,广大医务人员参与公立医院治理的积极性可以被激发起来。相关研究表明,在医疗服务机构内部事实上存在着正式的行政管理领导和非正式的医生领导两种领导结构。② 同时,若从近代医院变迁史的视角来考察,我们发现医院领导权的变迁可以被分成以下四个时期:董事会领导时期、医生领导时期、管理层领导时期和多重领导时期。而当前医院的领导权则处在多重领导时期,在这一时期内,为了化解医院面临的日益严峻的财务压力难题,医院行政管理层的领导权逐渐上升到首要位置,但是医生阶层的领导权仍然处在仅次于行政管理层的位置。但自20世纪90年代以来,随着医院协作治理理论的发展和完善,医院内部由多重领导可能引发的各类问题已经被有效遏制③,并且行政管理领导和医生领导之间

---

① 邓国胜:《事业单位治理结构与绩效评估》,北京大学出版社2008年版,第181页。

② ［美］F.D.沃林斯基:《健康社会学》,孙牧虹译,社会科学文献出版社1999年版,第471页。

③ ［美］F.D.沃林斯基:《健康社会学》,孙牧虹译,社会科学文献出版社1999年版,第474页。

的合作已成为当今医疗服务机构管理实践的新动向。而来自梅奥诊所的经验则充分证明医生参与医院治理的重要性。当代杰出的管理和企业思想家詹姆斯·钱皮(James Champy,2013)也曾指出,当前医疗服务行业的重组势在必行,而且必须由临床医生实施。倘若没有临床医生的努力和领导,任何政府人员(即便是在"国家医疗改革"的支持下)均无法降低医疗服务成本和提高医疗服务质量。[①] 而在梅奥诊所,尽管医生领导的决策团队和行政领导的决策团队同时存在,但是医生领导的决策团队在各类重大事务决策过程中始终居于核心位置,并且行政管理决策团队和医生领导的决策团队之间是相互合作的关系。上述双重领导结构的设计使得梅奥诊所的决策层能够作出具有较高的管理水平和较为敏锐的商业眼光的重大决策。[②]

我们知道,行政等级制是长期存在于我国公立医院内部治理结构中的一大"顽疾",其主要表现为院长(书记)通常是公立医院的最高行政长官,并由其负责制定有关医院发展的重大决策,然后根据各个部门负责人所拥有的权力的大小逐级向下排列,而我国公立医院的医务人员则处于上述行政等级制的最末端。由此带来的后果是,在现行的单中心公立医院治理机制下,广大医务人员往往迫于行政管理领导的压力而不得不按照行政管理层的意志来开展诊疗活动,即便是对于那些医疗服务领域中的知名医生来说也是如此。为了解决上述问题,部分学者提出了推进公立医院的"去行政化"的建议。[③] 诚然,"去行政化"也许能够解决公立医院存在的诸多问题,但考虑到我国的现实国情,我们认为在公立医院实施"去行政化"改革在政治层面缺乏可行性。相反,我们认为当前较为可行的策略之一是在充分考虑公立医院各方权

---

① [美]詹姆斯·钱皮、哈里·格林斯潘:《再造医疗——向最好的医院学管理》,张丹等译,机械工业出版社 2013 年版,第 13 页。

② [美]利奥纳多·L.贝瑞:《向世界最好的医院学管理》,张国萍译,机械工业出版社 2009 年版,第 79 页。

③ 朱恒鹏、昝馨:《财政补偿体制演变与公立医院去行政化改革》,《经济学动态》2014 年第 12 期,第 61 页。

益的前提下,让广大医务人员真正参与到公立医院治理过程中去是较为现实的政策选择。由上文可知,在公立医院实施双中心治理机制可以很好地解决上述问题,也即在确保公立医院现行的单中心治理机制构架不变的基础上,又可以充分激发起广大医务人员参与公立医院治理的积极性,从而尽可能地抑制由路西法效应引发的"白衣天使"转变成"恶人"等问题的出现。

其次,双中心治理机制顺应了"医生—管理者"协同治理医疗服务机构的新趋势。自20世纪70年代以来,受新公共管理运动在西方国家兴起的影响,一些国家的公立医疗服务机构改革理念也发生了明显的变化,也即由原来的过于注重"统治"逐渐转向积极寻求"合作"治理,甚至出现了个别国家将"参与和透明"作为其公立医疗服务机构改革的目标之一。另外,与普通的商业企业的树型组织结构相比,由于医疗服务机构内部设置了过多的"平行机构",结果使得医疗服务机构的内部组织结构与"梳子"的形状较为相似。[1] 医疗服务机构的上述特征决定了让医生参与其内部治理的重要性。从世界范围来看,目前很多国家都已经将合作治理的改革理念运用到其医疗服务机构改革实践之中。例如,美国的梅奥诊所就非常重视医务人员参与医院治理的必要性。虽然梅奥诊所实行的是双重领导结构(行政团队和医生团队协同领导),但是医生领导团队在重大事务的决策过程中通常居于核心领导地位,其目的是促进"梅奥使命高于利润"以及参与式治理理念的形成[2],从而为梅奥诊所的"管理者—医生"合作治理模式的诞生创造了前提条件。事实上,医生领导体制的运用使得在梅奥诊所工作的医生之间形成了一种平等的协同工作关系。同时,"患者至上"是梅奥诊所的医生领导者们最为推崇的诊疗理念,而该诊所的行政管理者则承

---

[1]　[美]F.D.沃林斯基:《健康社会学》,孙牧虹译,社会科学文献出版社1999年版,第469页。

[2]　[美]利奥纳多·L.贝瑞:《向世界最好的医院学管理》,张国萍译,机械工业出版社2009年版,第83页。

担财务运营的职责,只有医生领导者和行政管理者之间的适度平衡得以维持,才使得梅奥诊所的决策者能够制定出成效显著的决策①;而英国在其公立医疗服务机构改革实践中,也将包括医务人员在内的公众吸纳入其公立医疗服务机构改革过程中。② 由此可见,参与式治理是当前公立医疗服务机构改革的国际主流趋势,而本书提出的公立医院双中心治理机制恰好与参与式公立医疗服务机构的改革理念相同,因而顺应了"管理者—医生"合作治理的医疗服务机构改革方向。

3. 实施双中心治理的前提条件

由以上分析可知,在我国的公立医疗服务机构中引入双中心治理机制可以有效防范路西法效应的发生。首先,为了确保长期潜在收益的最大化,医务人员会自觉降低其自身道德风险发生的概率。而医务人员在诱导医疗服务需求方面的自律性越强,需要来自外界的监管也就越少。③ 其次,在实施双中心治理的条件下,由于广大医务人员能够参与到公立医疗服务机构的治理过程,因而提升了他们的被尊重感,结果使得他们更加珍视所在的医疗服务机构及其自身的社会声誉。而在声誉机制的作用下,广大医务人员自觉维护其职业形象的动力就会得以强化。

当然,在公立医院现行的治理结构中引入双中心治理机制也需要具备一定的前提条件。总的来说,在引入双中心治理机制以前,我国的公立医院需要妥善解决如下三个方面的问题。

(1)应当将公立医院的治理权适度"下移"

自 1978 年以来,虽然我国政府在宏观经济领域已经实施了一系列

---

① [美]利奥纳多·L.贝瑞:《向世界最好的医院学管理》,张国萍译,机械工业出版社2009 年版,第 84 页。

② 邓国胜:《事业单位治理结构与绩效评估》,北京大学出版社 2008 年版,第 161 页。

③ [匈]雅诺什·科尔奈等:《转轨中的福利、选择和一致性——东欧国家卫生部门改革》,罗淑锦译,中信出版社 2003 年版,第 243 页。

重大改革,但在公共服务治理机制方面的改革却较为滞后,上述问题已经引起一些国际研究机构的关注。例如,在由世界银行发布的 2013 年《世界营商环境报告》中,由于我国在"官僚机构和税收系统"等评价指标方面的得分较低,结果导致我国在 185 个被评估国家(地区)中仅排在第 91 位。① 这在一定程度上反映出推进公共服务领域的"放权"改革已经是迫在眉睫。而本书提出的双中心治理模式则合乎权力下移的改革理念,其实质就在于破除现行公立医院的行政管理人员及其上级主管部门对公立医院的不当监管体制,以便于将广大医务人员吸纳到医院治理结构中来。事实上,我国相关机构已经围绕行政"放权"问题进行了卓有成效的探索。例如,目前已经有一些大学开展了旨在扩展广大教师参与学校治理的"教授治校"的试点工作,并且获得了一些有益的经验。② 而在我国正在推进的新一轮公立医院改革进程中,某些地方政府采用"改制"的方式对部分公立医疗服务机构的产权进行了变革。上述对公立医疗服务机构实施的改制实践与中央政府提出的在改革过程中不但要将权力"下放",而且还要敢于实施政府管理创新的改革理念相吻合。③ 而在双中心治理机制下,由于广大医务人员参与医院治理的权力得以提升,使得他们在一定程度上不再畏惧来自上级权威部门的"情景力量",从而极大地降低了路西法效应发生的可能性。当然,本书提出的双中心治理机制也与国际上有关中国医改的观点一致。例如,国际上著名的医学杂志《柳叶刀》作出以下评论:中国政府如果想在新一轮医疗卫生体制改革中取得预期效果,就必须采取有效措施来提高广大医疗服务人员的经济地位和社会地位。④ 同时,在作出医疗卫生政策决策的时候,中国政府应该充分听取医疗

---

① 　[英]罗宾·哈丁:《中国就〈营商环境报告〉向世行施压》,《金融时报》(英)2013 年 5 月 7 日。

② 　胡印斌:《南科大还能坚持教授治校吗》,《中国青年报》2012 年 4 月 26 日。

③ 　李克强:《简政放权开弓没有回头箭》,《人民日报》2013 年 5 月 15 日。

④ 　Lancet,"Chinese Doctors Are under Threat",*Lancet*,Vol.376,No.9742,August 2010,p.657.

服务人员的意见和建议,并设计出合理的渠道让他们参与到相关政策的制定过程之中,否则,中国的卫生决策的科学性就难以得到保证。

(2)应适度提高医生的工资水平

我们知道,在社会主义国家,医生收取各种"红包"的现象比较普遍,尤其是在转型前的中东欧国家。匈牙利经济学家雅诺什·科尔奈等(2003)对"红包"问题产生的体制性原因进行了深入分析。他们发现在 20 世纪 90 年代,中东欧一些国家的医务人员滥收"红包"问题与其较低的工资水平之间存在某种内在联系。[1] 例如,一些国家的医务人员的薪金水平只占到当时各自所在国家的社会平均薪金水平的 1.3—2.0 倍左右,结果导致医务人员只得利用收受"红包"的方式来弥补其较低的工资收入。[2] 同发达国家相比,我国也存在着公立医院的医务人员的工资水平过低问题。相关统计数据显示,在我国,家庭医生、外科医生和妇产科医生的年人均收入水平分别是全国年人均收入水平的 1.0 倍、2.68 倍和 2.96 倍[3];而在美国,其家庭医生、外科医生和妇产科医生的年人均收入水平分别是该国年人均收入水平的 3.25 倍、3.93 倍和 4.04 倍。[4] 从整体上来说,我国公立医疗服务机构的医务人员的工资水平较低是一个不容争辩的事实。而由此引发的结果可能是:为了完成各自所在公立医疗服务机构的业绩考核指标,同时也是为了满足其自身各项家庭消费支出的现实需要,部分公立医疗服务机构的医务人员只得通过各种诱导需求的手段来实现"创收"的目标。例如,据一位曾在葛兰素史克公司工作的医药代表反映,中国医药行业

---

① [匈]雅诺什·科尔奈等:《转轨中的福利、选择和一致性——东欧国家卫生部门改革》,罗淑锦译,中信出版社 2003 年版,第 131 页。

② [匈]雅诺什·科尔奈等:《转轨中的福利、选择和一致性——东欧国家卫生部门改革》,罗淑锦译,中信出版社 2003 年版,第 131 页。

③ 罗力:《中国公立医院改革——关注运行机制和制度环境》,复旦大学出版社 2010 年版,第 91 页。

④ 罗力:《中国公立医院改革——关注运行机制和制度环境》,复旦大学出版社 2010 年版,第 91 页。

回扣的"平均值是药价的 5% 到 20%",并且他从未见过有哪个医生拒收回扣,"除非他们觉得太少"①。由此可见当前我国的医药回扣问题是何等严重!因此,为了顺利实施双中心治理机制,应适度提高公立医院医生的工资水平,因为大量的医疗体制改革实践早已证明,"病人的满意度和医院员工的满意度相关",并且"只有开心、充实的员工才会对病人提供最高水准的医疗服务"②。但是,如果广大医务人员的工作积极性没有被充分调动起来,那么就很难实现医疗卫生体制改革的预期目标。③因此,当前较为可行的办法是,我们建议利用"抓小放大"的改革策略④,先将我国公立医疗服务机构的总数量适度降低,以减轻当前日益严峻的医疗财政支出压力;然后,再适度提高我国公立医疗服务机构人员的工资水平,似乎唯有如此,才可以确保公立医院改革得以顺利实施。

(3)各类配套政策改革应及时推进

鉴于公立医院改革过程的复杂性,我们认为在公立医院治理结构中引入双中心治理机制的同时,还需要一些与其相关的政策改革同步进行。我们知道,虽然双中心治理机制可以有效降低路西法效应发生的概率,但是在实施双中心治理机制的同时,再及时出台一些与之相配套的公立医院改革措施,则可以起到"事半功倍"的改革效果。例如,在一些已将医务人员纳入医疗服务机构治理结构的国家(地区),由于这些国家(地区)允许医生自由执业并成功地实施了"医药分离"改革,从而尽可能地降低了医疗服务机构和医务人员实施过度医疗的内在动机。另外,相关研究已经证实,尽管医疗服务机构的主要目标是"救死扶伤",但是医疗服务机构毕竟还是一类较为特别的企业。因此,医疗

① [英]帕提·沃尔米德:《一位葛兰素史克前医药代表的自白》,《金融时报》(英) 2014 年 4 月 4 日。

② [美]艾尔·斯塔博费尔德:《医院管理传奇——从平庸到卓越》,周清华等译,人民军医出版社 2013 年版,第 5 页。

③ 丁强:《将取消药品加成是休克疗法》,《南风窗》2009 年第 9 期,第 22 页。

④ 顾昕:《公立医院改革必须"去行政化"》,《中国青年报》2010 年 6 月 22 日。

服务机构也像其他企业一样具有追求经济利益的内在动力。① 然而更为重要的是,医院的"员工无论对于患者或是医院来说都是真正的价值源泉,而不应被完全看作可降低的成本支出"②。除此之外,其他的一些改革措施还需要进一步深化。

(五)中国医患关系紧张问题的破解路径

当前,我国政府已经出台了一系列医疗卫生改革政策来解决日益严峻的医患关系紧张问题,但令人遗憾的是,上述改革政策的实施效果往往欠佳。究其原因固然很多,但若从路西法效应理论的视角来考察,就会发现上述政策的决策者没有意识到"情景的力量"对医务人员产生的巨大影响是导致医患关系紧张的主因之一。与此同时,为了保护其自身利益不受侵害,广大医务人员事实上已经成为公立医疗服务机构利用过度医疗来最大化其收益的"帮凶",而现实中的"大处方"和"天价药"等各种医疗乱象则是其集中表现,结果导致广大医务人员在公众心目中的形象由"白衣天使"渐渐地变成了"唯利是图"的"恶魔"。为了破解上述问题,我们主张采用双中心公立医院治理机制来替代当前的单中心公立医院治理机制,以便于化解医患关系紧张的难题。其理由是双中心治理机构可以将医务人员纳入到公立医疗服务机构的治理结构之中,从而改变了他们在单中心治理机制下的"去个人化的、被动的"现实处境。而为了维护个人的社会声誉,医务人员参与公立医疗服务机构的治理过程必然会弱化公立医疗服务机构的"逐利"动机。最后,在"管理者—医生"有效合作的治理机制下,必将医务人员的职业形象由当前的"恶魔"逐渐还原成原来的"白衣天使"。对此,国际著名卫生经济学家萧庆伦曾指出,让有名望、医德高的医生在医院里做高级职务能够在短期内缓解日益紧张的医患关系,但从长远

---

① [美]F.D.沃林斯基:《健康社会学》,孙牧虹译,社会科学文献出版社 1999 年版,第468 页。

② [美]马克·格雷班:《精益医院——世界最佳医院管理实践》,张国萍等译,机械工业出版社 2013 年版,第 244 页。

来看,还需对公立医院的治理结构进行重大变革。① 综上所述,我们强烈建议政府部门应当认识到双中心公立医院治理机制的优越性,并尽快选择一定数量的公立医院引入双中心治理机制改革试点工作,以便于将该项制度推广到我国的公立医院治理机制改革进程之中。我们坚信,"如果在各种存在巨大社会成本的领域谨慎计划政府的行动,我们的社会必将会获益甚丰"②。

第二节　公立医院改革缓慢的社会成本之二: 公众的"受益幻觉"问题

一、问题的提出

自 2003 年以来,为了解决我国民众长期存在的"看病难、看病贵"问题,包括中央政府在内的各级政府不断增加用于医疗卫生服务领域的财政支出数量。据统计,仅在 2009—2011 年的 3 年时间内,我国医疗财政支出的净增加额就达到了 1.24 万亿元,该项支出比原计划的 0.85 万亿元增加了 0.39 万亿元。③ 为此,国家医改办原主任孙志刚曾感言,"近 3 年以来,我国对医疗卫生服务领域的'投入规模之大前所未有'。其中,中央财政投入 430 亿元,支持地方建设 2233 所县级医院、6200 多所中心乡镇卫生院、2.5 万多所村卫生室"④。依照投入产出原理,我国政府上述巨额的医疗财政支出应该取得良好的医疗保障投入效益才合乎情理,但是相关数据却证实,我国持续增长的医疗财政支出在缓解民众日益增长的医疗费用支付负担方面所发挥的作用并不

---

① 张苗、张丽:《萧庆伦:我在〈柳叶刀〉肯定中国医改》,《中国社会保障》2012 年第 9 期,第 82 页。

② [美]戈登·图洛克:《贫富与政治》,梁海音等译,长春出版社 2006 年版,第 86 页。

③ 李红梅:《中国三年医改投入 12409 亿元,参保人数超过 13 亿》,《大河报》2012 年 6 月 26 日。

④ 刘涌:《新医改三年成效:大医院更拥挤,百姓看病花钱依旧不少》,《21 世纪经济报道》2012 年 6 月 27 日。

明显。我们可以采用以下两组数据来佐证上述观点。其一，当前困扰我国民众三十多年的"看病难"问题仍然存在，并且没有出现缓解的迹象。据统计，2009 年我国各类医疗服务机构的病床使用率为 102.5%，而到了 2011 年我国各类医疗服务机构的病床使用率已经上升到了104.2%，一些城市的"三级甲等"公立医疗服务机构的病床更是"一床难求"①。其二，我国民众的"看病贵"问题仍然没有得到明显的改观。统计数据显示，在 2013 年，中国公立医院的次均门诊费用为 255.7 元，比 2012 年同期上涨了约 6.9%，而人均住院费用为 11752.2 元，比上年同期上涨了约 3.6%。② 若从经济学的视角来看，当前我国实际上已经陷入了医疗财政支出迅速膨胀和公众的"受益幻觉"同时存在的困境之中。也即一方面政府因长期饱受"对医疗保障投资不足"的诟病而被迫不断加大对医疗机构的投资力度，但受国家财力限制，国家继续增加投资的空间越来越小。另一方面，尽管国家加大了对公共医疗方面的投资，但其在改善居民的医疗保障效果方面的作用却不明显。针对上述现象，就连一向被认为是公立医院利益相关者的卫生部门的人士也提出了质疑。例如，北京市卫生局副局长雷海潮在 2012 年 7 月一个讨论中国卫生事业未来方向的论坛上说，"大力投入与国民健康之间没有联系"③。那么，既然拥有巨额的公共医疗投入，可为何仍然没有取得好的成效？针对上述问题，本书拟从"粘蝇纸效应"的视角来寻求化解之道。本书的分析结果表明，尽管中国当前的公共医疗支出已初具规模，但由于存在着严重的粘蝇纸效应问题，导致该项支出的效果并非理想。为了打破公共医疗支出持续增长与居民的"受益幻觉"困境，我们认为建立"健康医疗服务券"制度可以有效降低我国医疗财政支

---

① 刘涌：《新医改三年成效：大医院更拥挤，百姓看病花钱依旧不少》，《21 世纪经济报道》2012 年 6 月 27 日。

② 国家卫生和计划生育委员会：《2014 年中国卫生和计划生育统计年鉴》，中国协和医科大学出版社 2014 年版，第 111 页。

③ 熊茂友：《1+N 全民健中国"四一三"健康保险理论与方法》，中国财富出版社 2013 年版，第 46 页。

出领域中的粘蝇纸效应的发生概率,由于这种制度设计具有强化居民医疗服务自主选择权的功能,从而尽可能地防范粘蝇纸效应问题的发生。

二、公共支出及其利益归宿的相关研究

(一)国外对公共支出及其利益归宿的相关研究

自 20 世纪 70 年代以来,随着西方国家公共管理运动的兴起,人们对公共部门的迅速扩张提出的质疑日益增多,但其实质问题往往是"谁才是政府部门公共财政支出持续增加的真正受益者"。早在 20 世纪 70 年代,美国经济学家乔治·斯蒂格勒(George Joseph Stigler)基于对发达国家各个社会阶层在医疗保健和教育制度服务等方面享有现状的分析,提出了著名的"领导人法则"现象,也即在"谁在使用公共服务"这一问题上,由于收入水平较高的人群通常是政府公共财政支出的主要受益人群,因此该项公共支出存在着较为严重的不公平问题①。曼瑟尔·奥尔森(Mancur Olson,1993)发现,为了缓解收入水平相对较低人群的医疗费用支出压力,政府建立了医疗保险计划和医疗补助计划,但是上述政策在实施过程中却偏离了原定目标,也即收入水平相对较高的医生群体和医疗服务机构的经营者从上述两项公共医疗政策中获得了更多的收益②。大卫·N.海曼(David N.Hyman,2006)探讨了实行全国性的医疗保险制度能否控制由于医疗费用上涨过快导致公共医疗基金向医疗服务提供者的利益输送问题③,他认为在美国设立全国性的医疗保险制度并不一定能控制医疗费用的增长率。基于对 13 个国家的实证研究,世界银行副行长桑贾伊·普拉丹(Sanjay Pradhan,

---

① 黄恒学:《公共经济学》,北京大学出版社 2002 年版,第 183 页。

② [美]曼瑟尔·奥尔森:《国家兴衰探源——经济增长、滞胀与社会僵化》,吕应中译,商务印书馆 1993 年版,第 31 页。

③ [英]大卫·N.海曼:《财政学:理论在政策中的当代应用》,张进昌译,北京大学出版社 2006 年版,第 342 页。

2000)揭示了公共医疗卫生支出的受益不公平性问题,他的研究结果表明,在一些国家的公共卫生支出资金中,占所在国家总人口40%的最低收入人群获得了本国政府用于公共卫生支出的50%的资金,但是,这些最低收人群只获得了所在国家的医院服务补贴29%的资金。① 这反映了一个事实,即城市医院服务的单位成本要高得多;世界银行(2004)针对"为什么公共医疗服务难以到达穷人"这一现象作了较为细致的分析,并指出,由于基础医疗服务具有"交易密集型"产品的内在属性,其效果主要取决于很难持续监督的服务提供者的判断和行为以及家庭的行为,所以这种服务难以做到恰到好处,从而导致穷人很难享受到或仅仅享受到很少的医疗服务。② 世界银行(2004)认为增加公共开支是促进健康和教育发展的重要部分,但仅仅增加公共支出是不够的,因为研究证明公共资金使用效果的巨大差异使得很难发现支出变化与结果变化之间存在一致性关系。③

(二)国内对公共支出及其利益归宿的相关研究

2000年以来,随着医患紧张问题的日益加剧和各种医疗腐败乱象的频发,我国医疗财政支出的最终归宿问题已经引起人们的关注,并展开了相关的研究工作,例如,王俊(2007)采用时间序列分析的方法对我国学者在医疗财政支出研究方面存在的3个误区进行了比较分析,他发现我国医疗财政支出的总量已经达到一定的规模,并且仍在保持增长之势。④ 王俊(2007)认为,单纯依靠持续扩大医疗财政支出的规模并不能从根本上解决当前我国医疗服务领域存在的深层次问题。与之相反,如何提高医疗财政支出的效率及其公平性才是上述问题的关

---

① [美]桑贾伊·普拉丹:《公共支出分析的基本方法》,蒋洪等译,中国财政经济出版社2000年版,第104页。
② 世界银行:《2004年世界发展报告:让服务惠及穷人》,中国财政经济出版社2004年版,第82页。
③ 世界银行:《2004年世界发展报告:让服务惠及穷人》,中国财政经济出版社2004年版,第36页。
④ 王俊:《中国政府卫生支出规模研究——三个误区及经验证据》,《管理世界》2007年第2期,第27页。

键点。① 韩俊(2007)通过调查发现,许多新型农村合作医疗定点医院通过提高医药费、增加不必要的检查等手段获得额外的收入,从而造成新型农村合作医疗基金向医疗机构的转移②。代志明(2011)系统地分析了新型农村合作医疗制度中的利益转移现象,并指出公立医院通过病种"升级"和"医患合谋"等方式"侵蚀"新型农村合作医疗基金的问题。③ 当然,对于医疗财政支出的投入规模及其补偿路径的选择等问题,目前学界也存在着不同的看法。例如,一些学者提出,为了妥善解决当前我国公立医疗服务机构的长期欠债问题,应当对所有公立医疗服务机构的财务状况进行清查,并采用增加医疗财政支出数量的方式来解决上述债务问题④;但另一些学者则对上述学者提出的"扩大医疗财政支出的规模以及对公立医疗服务机构进行补偿"的观点持有异议⑤,他们认为导致当前我国医疗服务领域中乱象丛生的主要原因是没有对医疗服务行业实施彻底的市场化改革所致,而非是医疗财政投入的规模过小问题。⑥

综上所述,学界对公共医疗支出的研究主要集中在公共医疗支出的重要性及其公平性分配等方面,而对造成公共医疗投入效果不足的理论方面的研究,特别是对当前中国公共医疗投入效果的研究尚需进一步深化。与已有研究相比,本书的贡献是,其一,从政府转移支付效率的视角探讨了我国医疗财政支出中存在的"粘蝇纸效应"问题,并对当前我国医疗财政支出中的效率损失问题发出了预警。其二,提出了化解我国医疗财政支出迅速膨胀与公众的"受益幻觉"困境的新思路,

---

① 王俊:《中国政府卫生支出规模研究——三个误区及经验证据》,《管理世界》2007年第2期,第27页。
② 韩俊:《中国农村卫生服务调查》,上海远东出版社2007年版,第143页。
③ 代志明:《新型农村合作医疗中的利益转移问题研究》,中国社会科学出版社2011年版,第120页。
④ 李玲:《健康强国——李玲话医改》,北京大学出版社2010年版,第215页。
⑤ 朱恒鹏:《放开民营医院管制,激活公立医院改革》,《南方都市报》2012年4月15日。
⑥ 朱恒鹏:《放开民营医院管制,激活公立医院改革》,《南方都市报》2012年4月15日。

也即用"健康医疗服务券"制度来防范公共医疗保障支出中的效率损失的新机制。

三、医疗财政支出增长与公众的"受益幻觉"测度

我们知道,受医疗服务行业自身的复杂性以及我国的特殊国情制约,目前学界在测算医疗财政支出增长和公众的受益状况之间的内在联系方面存在较大的困难。为此,我们拟构建一个能够用于测量我国公众的大病医疗费用分担状况的数理模型(该模型的因变量是我国公众的年次均大病医疗费用,自变量为大病医疗费用在个人、社会和政府三者之间的分担数量),并运用此模型来推导出我国的医疗财政支出和公众的受益状况之间存在的数理关系。

(一)大病医疗费用分担模型的构建

1. 相关假设

假设 I:假定政府、社会和个人的医疗服务卫生支出的持续增长不但可以提升公众的健康福利水平,而且政府和社会的医疗服务支出的持续增加可以降低公众的大病医疗费用支出压力。

假设 II:假定我国公众的大病医疗费用是由政府医疗卫生费用支出、社会医疗保障费用支出和个人自筹医疗费用支出三个部分构成,并且以上三项医疗费用支出之间的关系是相互独立的。在上述假设的基础上,我国公众的大病医疗费用支出(HE)和政府医疗卫生费用支出、社会医疗保障费用支出以及个人自筹医疗费用支出(X)之间的函数关系可以用式(5.1)来表示:

$$HE = F(X) \tag{5.1}$$

假设 III:假定函数式(5.1)中的 X 代表一组形如 X_i^{α}(α 为常数)的向量。

假设 IV:假定医疗技术进步和通货膨胀因素为外生变量,也即上述因素对我国公众的大病医疗费用支付情况不产生任何影响。

2.我国公众的大病医疗费用分担模型

基于以上假设,我们将函数式(5.1)中的 X 所代表的一组能够对公众个人的大病医疗费用支出情况产生重要影响的向量转换为一组代表政府的医疗卫生费用支出、社会医疗保障费用支出和公众个人的医疗费用支出情况的变量,则我国公众个人的次均大病医疗费用支出分担模型可用式(5.2)来表示:

$$HE = F(C,Y,G,S) \tag{5.2}$$

在式(5.2)中, G 、 S 和 Y 各自代表一组能够对个人的大病医疗费用分担情况产生重要影响的政府年均医疗卫生费用支出、社会机构的医疗保障支出和个人年均可支配收入 3 个变量,而 C (为常数)则代表医疗技术进步和通货膨胀因素等外生变量。由假设 II 和假设 III 可知, G 、 S 和 Y 是一组形如 X_i^a 的向量,并且它们之间是相互独立的。为便于测算上述各个向量对大病医疗费用可能产生的影响的大小,我们将相关计算过程进行了简化处理,也即分别令 $G = G^\beta$, $S = S^\lambda$, $Y = Y^\alpha$ 。在此基础上,依据数学原理,函数式(5.2)可以被进一步转换成更为简单的形如柯布—道格拉斯生产函数的函数式(5.3):

$$HE = C \times Y^\alpha \times G^\beta \times S^\lambda \tag{5.3}$$

然后,再对函数式(5.3)两边同时取对数,于是,我们就可以得到我国公众的个人大病医疗费用分担计量模型(5.4):

$$\ln(HE) = \ln C + \alpha \ln Y + \beta \ln G + \lambda \ln S \tag{5.4}$$

在式(5.4)中, β 、 λ 和 α 分别代表政府的医疗卫生费用支出、社会机构的医疗保障支出和公众个人的医疗卫生费用支出 3 个能够对大病医疗费用支出产生重要影响的分担主体的弹性系数。另外,出于将上述计量模型一般化的需要,我们对式(5.4)进行了随机处理,也即在式(5.4)右边再添加一个随机误差项 u ,就可以得到我国公众个人的大病医疗费用分担计量模型,如式(5.5)所示:

$$\ln(HE) = \ln C + \alpha \ln Y + \beta \ln G + \lambda \ln S + u \tag{5.5}$$

（二）相关变量的选择与说明

1.衡量个人大病医药费用的变量:个人的年次均住院医药费用

从卫生经济学的视角来看,可以用于评价个人医疗费用负担的指标很多,如个人次均住院医疗费用和个人次均门诊医疗费用等。然而随着我国公众的可支配收入的稳步上升,虽然个人次均门诊医疗费用对某些患者来说或许仍然较高,但绝大多数患者还是能够承受来自门诊医疗费用的支付压力,而当前让患者真正难以承受的是因患大病而住院时的医疗费用支付问题。基于以上情况,本书决定将1997—2015年我国公众个人的次均住院医疗费用作为评价大病医疗费用负担的指标(详见表5-2)。该数据是笔者根据1998—2016年《中国卫生和计划生育统计年鉴》和《中国卫生统计年鉴》中的相关资料整理并作了适当的处理之后而得。①

表5-2 大病医疗费用分担模型所选变量及其数据

年份	住院患者次均医药费用（元）	政府医疗卫生支出（亿元）	人均可支配收入（元）	社会医疗保障支出（亿元）
1997	2174.51	302.52	3625.20	159.78
1998	2442.64	343.04	3793.56	176.74
1999	2744.52	368.41	4032.16	191.26
2000	3083.70	407.23	4266.70	211.01
2001	3245.52	450.12	4613.02	235.76
2002	3546.03	497.42	5089.23	235.74
2003	3910.72	603.03	5547.24	251.65
2004	4284.81	679.74	6179.03	320.53
2005	4661.52	805.53	6873.96	371.60
2006	4668.94	834.81	7673.27	453.32
2007	4973.82	1153.30	8963.13	602.54
2008	5463.81	1397.22	9027.71	957.03

---

① 国家卫生和计划生育委员会:《2016年中国卫生和计划生育统计年鉴》,中国协和医科大学出版社2016年版,第110页。

续表

年份	住院患者次均医药费用（元）	政府医疗卫生支出（亿元）	人均可支配收入（元）	社会医疗保障支出（亿元）
2009	5951.83	2081.08	11163.90	1577.10
2010	6525.61	2609.02	12514.23	2001.51
2011	6909.93	3125.03	13393.51	3360.82
2012	7403.51	3394.34	16240.82	3872.53
2013	7968.30	3838.93	18311.00	4428.82
2014	8397.30	4288.70	20167.00	4958.53
2015	8953.30	5191.25	21966.00	5822.99

2. 衡量医药费用医疗财政支出的变量:政府财政医疗卫生支出

美国著名卫生经济学家格罗斯曼(Grossman,1972)曾经指出,当前影响人们的健康状况的因素为数众多,而医疗保健经费投入仅是其中的一个关键因素。[1] 而其他学者的相关研究也证实,人们用于医疗保健方面的投入在提升健康产出方面的效果较为显著。[2] 为此,本书选择1997—2015年我国政府的医疗卫生支出作为医疗财政支出指标,并用该指标来评估我国的医疗财政支出在缓解患者的大病医疗费用负担方面所发挥的作用(见表5-2)。相关数据由笔者根据2016年《中国卫生和计划生育统计年鉴》中的相关资料整理并作了适当的处理之后而得。[3]

3. 社会机构的医疗保障支出变量:社会医疗保障支出

自20世纪90年代以来,伴随着我国社会经济的转型进程,中央决策层对医疗保障制度重要性的认识也在不断深化,并决定建立由雇主和雇员共同分担疾病风险的"共付制"社会医疗保障体系。同时,由雇

---

① [美]舍曼·富兰德等:《卫生经济学》,王健等译,中国人民大学出版社2004年版,第114页。

② [美]舍曼·富兰德等:《卫生经济学》,王健等译,中国人民大学出版社2004年版,第114页。

③ 国家卫生和计划生育委员会:《2016年中国卫生和计划生育统计年鉴》,中国协和医科大学出版社2016年版,第93页。

主缴纳的医疗保障基金（用于社会统筹部分的医保基金）已经在分担患者的大病医疗费用风险方面发挥了重要的作用。基于以上考虑，本书将 1997—2015 年我国的社会医疗保障经费支出作为社会机构的医疗保障支出变量（见表 5-2），该部分数据由笔者根据 2016 年《中国卫生和计划生育统计年鉴》中的相关资料整理并作了适当的处理之后而得。①

4. 影响大病医疗费用的个人因素变量：年均可支配收入

格罗斯曼（1972）认为，人们的收入水平对其健康状况具有关键性的影响。② 从总体上来讲，如果一个人的可支配收入水平较高，那么他在患病时接受大病医疗服务的可能性也较强。尤其值得注意的是，由于我国的社会医疗保险制度在医疗费用"报销"环节实行"共付"制度和"事后报销"制度，结果使得收入水平较低的参保者难以享受到其所需要的医疗服务的数量。为此，人们的年均可支配收入水平被我们作为影响我国个人大病医疗费用分担状况的重要因素予以考察，其具体数据是由笔者根据 1998—2016 年《中国统计年鉴》中的农村居民和城镇居民的年均可支配收入的相关数据计算而得（见表 5-2）。

（三）大病医疗费用分担模型测算结果与分析

1. 测算结果

在上述相关假设和各个变量选择的基础上，我们将相关变量及其对应的数据分别代入我国公众个人的大病医疗费用分担测算模型 5.5，然后利用统计软件 Eviews7.2 中的 GLS 功能对上述数据作回归分析，即可计算出我国公众个人的大病医疗费用分担模型的参数估计值（见表 5-3）。

---

① 国家卫生和计划生育委员会：《2016 年中国卫生和计划生育统计年鉴》，中国协和医科大学出版社 2016 年版，第 91 页。
② ［美］舍曼·富兰德等：《卫生经济学》，王健等译，中国人民大学出版社 2004 年版，第 113 页。

表5-3 我国公众个人的大病医疗费用分担模型测算结果

变量名称		弹性系数	标准误	T统计量	相伴概率
医疗财政支出	政府医疗卫生支出	0.242	0.172	1.403	0.2099
个人的收入水平	人均年可支配收入	0.391	0.151	2.154	0.0747
社会医疗保障支出	社会医疗保障支出	−0.093	0.128	−0.713	0.5032
R-squared=0.984543　　AdjR-squared=0.976815					
D.W=2.193944　　F-statistic=127.3846					

由表5-3给出的相关估计值及其检验结果可以看出,该模型的整体拟合度较为理想,这说明本书所选择的影响我国公众个人的大病医疗费用分担状况的相关变量较为得当。在以下内容中,我们将表5-3中我国公众个人的大病医疗费用分担模型中的各个变量的弹性系数作为参照系,来分析各个变量在我国公众个人的大病医疗费用分担方面所发挥作用的大小。

2. 相关变量对大病医疗费用分担的贡献率分析

我们知道,目前我国公众个人的大病医疗费用分担主体主要有政府、社会和个人三部分组成,但上述三个主体在大病医疗费用分担方面所发挥的作用却存在着明显的差别,并且具有下述三个特点:其一,在降低我国公众个人的大病医疗费用负担方面,社会医疗保障支出发挥了一定的正向作用,但其所发挥的作用仍然过小。这一点从表5-3中社会医疗保障支出的弹性系数仅为−0.093可以得到佐证。同时,该弹性系数也说明,如果来自社会的医疗保障支出每增长1%,那么我国公众个人的大病医疗费用负担将会相应地下降0.093%。其二,当前我国公众承担了大病医疗费用的主要支付责任。由于我国公众个人收入水平的弹性系数为0.391,这意味着如果人们的人均可支配收入每增长1%,那么由此带来的结果是其大病医疗费用负担就会相应地增长0.391%。其三,来自政府的医疗财政支出在缓解公众个人的大病医疗费用负担方面的作用极其有限,有时还可能起到反作用。这一现象已经被我们的测算结果证实。例如,在表 5-3 中,来自政府的医疗财政支出的弹性系数为 0.242,该弹性系数说明,假如政府的医疗财政支出每增长 1%,则可能导致我国公众个人的大病医疗费用负担增长 0.242%。

综上所述,虽然我国政府正在持续地增加医疗卫生服务方面的财政投入力度,但是由于种种原因所致,这些医疗财政投入不仅没有很好地发挥其应有的作用,相反却在"受益幻觉"的作用下可能诱导人们接受过多的医疗服务,结果使得人们的大病医疗费用负担更为沉重。对于上述现象,英国学者斯蒂芬·贝利(Stephen J. Bailey,2006)曾经作了精辟的总结,也即"政府间的财政补贴和低可见度的医疗保障筹资与补偿机制设计愚弄了居民,使其相信服务比真实情况下的要便宜"①。政府的医疗财政补贴减少了额外服务水平外在的"医保"成本,从而引诱人们购买的医疗服务的数量远远大于由边际收益与边际成本相等时所决定的最优产出水平。但由此带来的最终结果却是:在现有的社会医疗保障体系下,人们真正从中获得的个人收益其实很少,甚至其个人收益为负值。事实上,此时人们获得的只是一种心理上的"受益幻觉"而已。

四、粘蝇纸效应视角下的"受益幻觉"产生的原因分析

(一)粘蝇纸效应

依据早期的财政补贴理论,对于地方政府来说,来自中央政府的财政补贴等同于其收入的增加,该项财政补贴不仅能够增加地方政府的公共产品供给数量,而且还会提高其辖区内居民的消费品的数量。换句话说,中央政府的财政补贴与降低地方政府的税率水平具有同等的

---

① [英]斯蒂芬·贝利:《地方政府经济学:理论与实践》,左昌盛等译,北京大学出版社 2006 年版,第 135 页。

政策效果。基于以上情况,传统的财政补贴理论研究者认为,中央政府通过降低税率而带来的居民收入增加的效果和给予地方政府同等数量的财政补贴所产生的效果是相同的。① 然而,自20世纪70年代以来,大量的实证研究发现,来自中央政府的一般性转移支付具有一定的替代效应。也即是说,中央补助比地方居民收入的等量增加诱发更多的地方政府的开支,由此得到的结论是资金往往"粘"在了它的去处。② 针对上述现象,美国财政学家爱德华·格拉姆利克(Edward M.Gramlich,1977)进行了实证分析,他发现1美元的中央财政补贴可以使地方政府的公共支出增加约0.43美元,而居民个人每增加1美元的收入只能使其增加约0.05—0.1美元的消费支出。③ 由此可见,中央财政补贴对地方政府公共支出的刺激效应是同等数额的个人收入增加而产生的消费支出效应的约4.3倍。显然,来自中央政府的部分财政补贴被"粘"在了它所到达的地方(地方政府)。因此,在财政学上这种现象被叫作"粘蝇纸效应",也即旨在改善地方居民社会福利水平的中央财政拨款却被更多地留在了地方政府,并被用于符合地方政府官员偏好的公共支出。或者说,来自中央政府的财政补贴被地方政府以非合理的比率用于其公共支出,而不是采用适度降低地方税率的方式来增加其辖区内居民的收入。

目前学界对造成粘蝇纸效应的原因也进行了深入研究,并提出了一些理论模型来解释粘蝇纸效应产生的原因,如公共选择理论、无谓损失模型和交易成本模型等,其中经常被学界用来阐释粘蝇纸效应发生原因的是公共选择理论。④ 公共选择理论认为,虽然利益冲突问题只

---

① ［英］斯蒂芬·贝利:《地方政府经济学:理论与实践》,左昌盛等译,北京大学出版社2006年版,第281页。
② ［英］斯蒂芬·贝利:《地方政府经济学:理论与实践》,左昌盛等译,北京大学出版社2006年版,第280页。
③ E.M.Gramlich,eds.,*Intergorernmental Grant:A review of Empirical Literature in Oates*,Washington,D.C.:Health Company,1977,pp.219-239.
④ ［英］斯蒂芬·贝利:《地方政府经济学:理论与实践》,左昌盛等译,北京大学出版社2006年版,第284页。

是诱发粘蝇纸效应的主因之一,但是利益冲突却可以通过以下三种方式引发粘蝇纸效应:①制度安排失当;②"财政幻觉"诱发人们使用较多的公共产品(或者公共服务),结果迫使地方政府增加更多的公共支出;③内在的利益冲突问题。作为理性的经济人,地方政府官员通常为了其自身利益的最大化而倾向于扩大公共支出计划,以便于增加其从中寻租的机会,或者增加自己的政绩。①

(二)粘蝇纸效应被用于解释医疗财政支出增长与受益幻觉困境的适用性

以上我们简要介绍了粘蝇纸效应理论,那么,该理论是否适用于分析医疗保障制度中的受益幻觉现象呢?我们认为该理论可以被用来分析政府医疗财政保障支出中的受益幻觉问题。其理由如下:其一,当前我国的医疗财政保障支出中有相当大比例的资金是由中央政府以财政转移支付的方式拨付给各级政府。同时,按照相关规定,这部分资金只能被用于改善地方政府辖区内居民的医疗保障状况。因此,医疗财政保障资金的性质及其来源与粘蝇纸效应所涉及的中央财政转移支付资金的性质及其来源类似。其二,当前我国的医疗财政支出存在着被以不恰当的比例使用以及"过度医疗"(或者被称为医务人员的"诱导需求")等现象,而上述现象与粘蝇纸效应所描述的地方政府官员为了实现其自身利益的最大化而以非合理的比例使用财政补贴的现象较为相似,从而导致地方政府开支的过度扩张,并产生了社会福利损失。其三,在医疗保障资金的配置方面,地方政府面临"补供方"(将转移支付资金直接或间接地拨付给地方公立医疗机构,然后要求医疗机构低价或免费向辖区居民提供医疗服务)和"补需方"(将转移支付资金直接发放到辖区居民手中,然后由辖区居民向医疗服务机构购买医疗服务)两个选项,上述做法与粘蝇纸效应理论中地方政府对来自中央政

---

① [英]斯蒂芬·贝利:《地方政府经济学:理论与实践》,左昌盛等译,北京大学出版社 2006 年版,第 287 页。

府的财政补贴的使用方向方面所具有的较大自主权较为类似,即由地方政府直接使用转移支付资金并提供公共产品或者通过地方税收减免的方式增加等量的辖区居民收入。其四,我国地方政府在社会医疗保障体系中的地位与粘蝇纸效应中所描述的地方政府的地位基本相同,也即地方政府官员通常处于核心地位,而其辖区内的居民则处于被动、服从的地位。由此可见,我国社会医疗保障制度中的财政补贴资金与粘蝇纸效应理论中所阐述的情况有相似之处。综上所述,本书认为我国的医疗财政支出剧增与社会公众的受益幻觉困境问题是可以从粘蝇纸效应理论的视角来进行分析的。

(三)医疗财政支出剧增和公众的受益幻觉悖论产生的原因

自 2003 年以来,为了破解我国公众所面临的日益严峻的"看病难、看病贵"问题,中央政府不断增加医疗保障方面的财政投入的数量。相关统计数据显示,仅在 2009—2011 年的 3 年时间内,我国政府的医疗卫生支出累计达到 1.52 亿元。[1] 但令人遗憾的是,从我们的测算结果来看(见表 5-3),我国政府的医疗财政支出的效果却欠佳,那么究竟是什么原因导致上述结果的出现呢? 若从粘蝇纸效应的视角来考察,我们认为以下两大因素影响了医疗财政支出的效果:其一,在当前我国现行的医疗保障资金管理体制下,来自中央政府的医疗财政补贴的配置权通常由地方政府官员来掌握,再加上传统社会主义国家"官僚往往是改革的阻碍"等体制性问题的存在[2],在上述因素的共同作用下必然会引发粘蝇纸效应问题的出现,结果导致来自中央政府的部分医疗财政支出被"粘"在了地方政府那里而未能发挥其既定的作用,从而降低了该项财政支出的配置效率。其二,各级地方政府官员的任职期限过短问题加大了医疗财政支出发生粘蝇纸效应的概率。一般来说,相

---

[1]　孙铁翔、吕诺:《三年新医改　财政投入过万亿》,《海口日报》2012 年 6 月 26 日。
[2]　左凤荣:《戈尔巴乔夫:改革开始得太晚了》,《同舟共进》2011 年第 5 期,第 13 页。

对较短的任职期限导致各级地方政府官员过于看重其短期收益，"在地方层面更是这样，因为领导大都是异地调动而来，他们中的很多人对地方政府辖区内的长远利益根本就没有兴趣，而是为了自己的政绩而搞出很多政绩工程来"①。

我们在调研中也发现，为了将来自中央政府的财政补贴尽可能多地留在自己可以控制的行政管辖范围内，地方政府通常采取如下两种策略：其一，扩大地方政府辖区内的公立医疗服务机构的固定资产投资规模，以便于将医疗财政补贴"粘"在地方政府机构可以控制的范围内。例如，扩大（或者改建）公立医疗服务机构的规模以及采购高价的医疗设备等则可以实现地方政府的上述目标。虽然国外的相关研究已经证实医疗服务机构的规模经济并非明显②，但是我国公立医疗服务机构的单体规模却在迅速膨胀，甚至一些公立医疗服务机构的病床数量已经突破了 0.50 万张。如河南省某市的常住人口的规模约为 100 万人，但该市却拥有 4 家"三甲级"公立医疗服务机构，并且该市拥有的病床数量已经超过 0.43 万张。若依照每千人 3 张床位数的标准来测算的话，该市的医疗服务资源明显已经处于饱和状态，但是该市的第一和第二人民医院又陆续利用政府财政补贴资金建设新的病房大楼和采购大型的医疗设备。③ 其二，公立医疗服务机构采用诱导需求和开"大处方"等策略，以便于将医疗财政补贴资金"粘"在公立医疗服务机构内部。针对上述问题，我们可以从宏观和微观两个层面来考察。从宏观层面来看，当前我国居民的医疗费用的年均增长率是 13.6%，已经明显高于我国 GDP 的年均增长率。④ 同时，我国居民的年人均医疗费用已经超过 0.15 万元，而引起医疗费用迅速膨胀的主因之一则是过度

---

① 郑永年：《中国权力交接班的意义》，《联合早报》2012 年 10 月 23 日。

② ［美］约翰·彭斯奈特：《未来的医院越大越好吗？》，《英国医学杂志》（中文版）2002 年第 5 期，第 156 页。

③ 王琦琦：《公立医院盲目扩张缘何屡禁不止》，《燕赵都市报》2012 年 6 月 4 日。

④ 肖擎：《卫生总费用涨幅超 GDP，过度用药过度医疗也是恶》，《长江日报》2011 年 4 月 15 日。

医疗。[1] 从微观层面来看,当前我国的诱导需求案例更是比比皆是。相关统计数据显示,自 20 世纪 90 年代以来,伴随着我国疾病谱的变化,包括心脏病在内的各类慢性疾病日益成为较为常见的疾病之一,我国的心脏介入手术的数量也经历了非正常的急剧增长。例如,我国的心脏介入手术的病例数量由 2000 年的 2.1 万例迅速飙升到 2011 年的 40.9 万例。另据有关统计数据显示,在 2011 年,我国的心脏介入支架的使用总量约为 65100 个,而每个进口或者国产的心脏介入支架的进口或者出厂的价格分别为 6000 元和 3000 元,但是医疗服务机构销售给患者的价格却分别变成了 3.7 万元和 2.6 万元,由此可见,医疗服务机构销售心脏支架的利润率高达 9 倍以上。[2] 在以上两个因素的共同作用下,使得来自中央政府的医疗转移支付资金以过多地提供医疗服务和迅速膨胀的医疗固定资产投资的形式表现出来,结果导致以下问题的出现:我国政府持续增加医疗财政投入的数量,但社会公众却很难从中获得收益,或者仅仅获得一种受益的幻觉,于是粘蝇纸效应问题出现了。该效应可用图 5-4 来表示。

为了加深对粘蝇纸效应的感性认识,本书运用经济学理论中的基数效用论的研究方法来分析医疗财政支出中的粘蝇纸效应问题。在图 5-4 中,横轴表示医疗财政支出 G,纵轴表示其他支出 X,AC 表示居民获得中央医疗补助的数额,BD 表示地方政府获得中央医疗补助的数额,并且假设 $AC=BD$。再假定某位居民的初始消费预算线为 AB,他在 E 点处于均衡状态,消费的私人产品和公共医疗服务的数量分别为 X_1 和 G_1。现在假定该居民获得了一笔来自中央政府的财政补助资金,那么他的新预算线为 CD,同时,为了实现个人消费效用的最大化,该居民会合理地增加对私人物品和公共医疗服务的消费量,即新的消费均衡点应是 CD 与无差异曲线 I_2 的切点,即 E_1 点。此时,该居民消费的私人

---

① 肖擎:《卫生总费用涨幅超 GDP,过度用药过度医疗也是恶》,《长江日报》2011 年 4 月 15 日。

② 董伟:《一半的心脏支架不靠谱》,《中国青年报》2012 年 10 月 14 日。

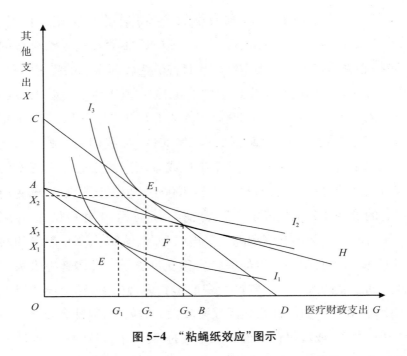

图 5-4 "粘蝇纸效应"图示

物品和公共医疗服务的数量分别是 X_2 和 G_2；现在再来考察地方政府获得一笔等额中央政府转移支付的情况。假定地方政府获得的中央医疗转移支付资金为 BD，并将该项资金用于提供公共医疗服务。此时有两种因素对公共医疗服务的供求产生重要影响：一是居民可能产生财政幻觉而错误地认为这种有财政补贴的公共医疗服务的价格应低于原来的价格，从而产生替代效应，即该居民倾向于消费过多的公共医疗服务产品。二是官僚阶层出于利己的动机，此时也会迎合辖区居民的"受益幻觉"心理而过多地提供公共医疗服务，以最大化政府的公共医疗支出预算，从而借机创造寻租的机会。在以上两种因素的共同作用下，居民的消费均衡点会从 E_1 滑到 F 点，即 F 点是地方政府支配中央公共医疗支出的最终均衡点。显然，与中央政府直接补贴居民相比，地方政府提供的公共医疗服务的数量 G_1G_3 超过了辖区居民最优需求量 G_1G_2，其额外供给量 G_2G_3 即是粘蝇纸效应导致的结果。然而更为值得注意的是，由于均衡点 F 点比 E_1 点处于更低的效用无差异曲线 I_3 之上，从而造成了社会福利损失。

五、"健康医疗服务券"制度——破解"受益幻觉"困境的新思路

本书通过构建我国公众的大病医疗费用分担计量模型,对我国的医疗财政支出增长与公众的"受益幻觉"困境问题进行了计量分析。上述计量结果表明,在对我国公众个人的大病医疗费用分担状况产生重要影响的 3 个变量中,各个因素的作用存在巨大的差异,具体表现为:医疗财政支出的大病医药费用分担弹性系数为 0.242,这表明在缓解我国公众的大病医疗费用的支付负担方面,来自中央政府的巨额医疗财政投入没有真正起到其应有的政策效果。与之相反,由于大病医药费用的弹性系数为正号,恰恰说明公共医疗支出的增加还加大了公众的大病医疗费用负担。社会医疗保障支出的大病医药费用弹性系数为 -0.093,表明社会医疗机构的医疗保障支出在分担大病医药费用方面正在发挥积极作用,但作用的力度仍然太小。尤其值得注意的是,由于计量模型中居民的收入水平的大病医药费用的弹性系数高达 0.391,这意味着中国公众仍然是大病医药费用的主要承担者。由此可见,在公共医疗支出日益增多的情况下,该项支出在缓解公众的"看病难、看病贵"问题上并没有如舆论界所宣扬的起到那样好的作用。对于产生上述现象的原因,本书从"粘蝇纸效应"理论的视角进行了深入的分析。我们认为,导致我国公共医疗保障支出效果不佳的原因主要有两方面:一是由于医疗服务的交易密集性产品的特性而难以说明这些服务长期影响的归属,政治家们难以从这些服务中得到声誉[1],因此掌握中央转移支付支配权的地方政府可能将这些资金更多地用于公共医疗机构的基础设施项目建设,并从中获得寻租机会。二是定点公立

---

[1]　世界银行:《2004 年世界发展报告:让服务惠及穷人》,中国财政经济出版社 2004 年版,第 82 页。

医疗机构在提供医疗服务时,往往利用患者的"受益幻觉"而过多地提供医疗服务,从而产生"医患合谋"来"侵蚀"医疗保障基金的道德风险问题。

而在现代市场经济国家中,由于公共支出产生的收益在分配过程中通常较为集中,而其所需的资金来源又往往过于分散,结果使得利益集团可以凭借其在公共支出政策制定过程中的优势地位来牟取更多的收益。[①] 为此,有学者指出,当前我国"医疗卫生政策改革的核心问题是进行'体制改革'。否则,即使投入再多的财政补贴也难以实现其预期的效果"[②]。基于以上情况,本书认为应该找到一个既能够充分调动医生和患者的积极性,又能够对当前我国的医疗财政补贴资金的划拨机制进行合理修正的新路径。受美国已故著名经济学家米尔顿·弗里德曼(Milto Friedman)的"教育券"创意的启发,我们提议构建"健康医疗服务券"制度来破解当前我国医疗财政支出中的粘蝇纸效应难题。健康医疗服务券制度是指:中央财政不再将医疗财政补贴资金直接划拨给各级地方政府,而是采用健康医疗服务券的方式直接发放给公众个人。当人们在接受医疗服务的时候,可以使用健康医疗服务券支付其医疗费用,而医疗服务机构可以将其所获得的健康医疗服务券在各级政府指定的专门机构那里兑换成等额的资金。由上述内容可知,推进健康医疗服务券制度可以彻底改变当前由地方政府主导的在现行公立医疗服务体制内分配财政补贴资金的现状,并运用市场化的资源配置机制来解决医疗服务领域中的供需均衡问题,从而形成了医疗服务体系中的"需方""供方"和"买方"之间的良性动态博弈关系,进而实现了利用市场的力量来扩大患者的选择权,也即通过患者的"用脚投票"来完成"需方"对"供方"的有效制约和正向引导,以便于改变当前我国由"供方"主导公立医疗服务供给状况的局面,最终使得政府和患

---

① 华民:《公共经济学教程》,复旦大学出版社 1996 年版,第 100 页。
② 刘涌:《不取消医院"官本位",医改投入再多也没用》,《21 世纪经济报道》2011 年 11 月 29 日。

者通过健康医疗服务券实现"需方"和"买方"的策略联合。总而言之，健康医疗服务券制度的实施可以最大限度地规避当前我国医疗财政支出制度下的"粘蝇纸效应"问题。

当然，本书提出的健康医疗服务券制度已经具备了良好的理论基础以及实践经验。其一，实施健康医疗服务券制度和中央决策层2012年以来倡导的"新两个凡是"的改革理念相吻合，也即"凡是市场可以调节的领域，政府都要从中退出；凡是民众自己可以决定的事情，政府也要从中退出"①。同时，世界银行（2004）也认为，人们围绕究竟应该是由私人提供公共服务还是应该由政府提供公共服务而展开的争论是毫无意义的。② 与之相反，目前我们最应该关注的问题是公共服务的供给机制是否有利强化穷人对公共服务供给者的监管能力，以及是否有利于提升他们在公共政策过程中的决策权，从而使得他们自身及其家人获得足够的公共服务。③ 其二，目前部分国家（地区）已经将与健康医疗服务券制度相类似的制度付诸实践。例如，非洲的一些国家（如坦桑尼亚和赞比亚等）在其各自的医疗服务领域中都已经引入了类似的医疗券制度，并在各自的实践过程中获得了预期效果。④ 事实上，我国的一些地方政府也开始采用与上述医疗券制度相类似的制度向社会公众提供公共服务。据考证，河北省石家庄市的桥东区早在2006年就在其行政辖区内推广"医疗消费券"制度。受上述"医疗消费券"制度的影响，浙江省的嘉善县、山东省的济宁市以及中国澳门和中国香港等地区陆续引入医疗消费券制度。⑤ 基于以上分析，我们认为

---

① 胡释之：《税务局太忙的政府一定不正常！》，《记者观察》2013年第5期，第51页

② 世界银行：《2004年世界发展报告：让服务惠及穷人》，中国财政经济出版社2004年版，第58页。

③ 世界银行：《2004年世界发展报告：让服务惠及穷人》，中国财政经济出版社2004年版，第158页。

④ 常峰、夏强：《我国港澳地区医疗券制度及其对内地的启示》，《中国卫生政策研究》2015年第3期，第40页。

⑤ 胡敏洁、郑艳丽：《公共服务券的提供及其规制——以医疗券为例》，《国家行政学院学报》2011年第3期，第105页。

困扰我国政府近十年的医疗财政支出剧增与社会公众的"受益幻觉"问题是可以通过健康医疗服务券制度的实施予以解决的。诚然,作为一项新制度,健康医疗服务券制度在推广过程中可能会遇到一些意想不到的问题,但我们相信经过努力,这些问题是可以得到妥善解决的。

第三节　公立医院改革缓慢的社会成本之三： 公立医院垄断的社会成本测度

我们知道,中国的医疗服务市场存在着较为严重的公立医院垄断问题,这种垄断不仅可能侵害消费者的主权,而且还会引起社会福利净损失、X-低效率和医疗寻租等社会成本支出问题。从总体上看,中国的公立医院垄断主要表现在以下两个方面:一是公立医院占据了医疗服务市场的绝大部分份额。据统计,2014 年中国公立医院拥有的医疗卫生技术人员的数量占全国同类人员数量的 84.06%,而同期公立医院的诊疗人次为 24.56 亿,约占全国诊疗人次的 89.54%。[①] 二是公立医院的单体规模迅速膨胀。2000 年全国拥有 800 张以上床位的公立医院只有 71 家,而到了 2012 年中国拥有 800 张以上床位的公立医院已经达到 727 家,其年均增长率为 77%,甚至出现了拥有超过 0.8 万张病床的超级公立医院。[②] 结果导致众多民营医院因难以与公立医院形成良性竞争而生存艰难。尤其值得注意的是,公立医院垄断不仅会使患者的正当权益受到侵害,而且还会造成较大的社会福利损失,而当前中国日益紧张的医患关系和医疗腐败问题频发则是其具体表现。目前学界已对相关问题进行了深入研究,但有关中国公立医院垄断的社会成本测度及其破解策略等方面的研究却亟待拓展。因此,本书拟构建计量模型对中国公立医院垄断的社会成本进行测度,然后再提出解决上

---

① 国家卫生和计划生育委员会:《中国卫生和计划生育统计年鉴》,中国协和医科大学出版社 2014 年版,第 122 页。

② 曹健:《拆分大型公立医院》,《中国改革》2014 年第 6 期,第 19 页。

述问题的政策建议。

一、公立医院垄断问题相关研究述评

(一)学界有关公立医院垄断问题的研究

20 世纪 50 年代以来,医疗服务领域的垄断问题已引起国外学者的关注,并针对以下三个问题进行了探讨:一是对医院最优规模问题的探索。早在 1959 年,罗默(Roemer,1961)发现"每千人床位数和每千人住院天数之间正相关",并提出了医院规模的扩张未必会增加消费者福利的命题[1];费尔德斯坦(Feldstein,1998)认为医院的规模经济并不显著,并且医疗服务市场的竞争性越弱,则医疗费用的增长率就会越高[2]。二是对医疗服务机构垄断所引起的效率损失的分析。有学者发现,在竞争性的医疗服务市场中医疗费用的增长率约为 3.53%,这一数值远远低于医疗服务市场垄断时的相应数值[3];还有学者发现,医疗服务机构垄断会出现医疗服务供给"短缺"和医疗服务低效率等问题,结果导致医疗服务领域各种腐败问题屡禁不止[4]。与上述观点不同,也有个别学者认为应当鼓励医疗服务机构形成医疗服务供给垄断,其理由是医疗服务供给垄断有利于改善医疗服务的质量和减少由于过度竞争而造成的医疗服务资源浪费问题。[5] 三是对解决医疗服务机构经营垄断策略的研究。美国著名的卫生经济学家恩索文(Enthoven,1980)通过实证研究发现,在医疗服务供给领域引入竞争机制可以有效缓解

---

① Roemer, Milton I., "The Bed Supply and Hospital Utilization: A National Experiment", *Hospital*, *J.A.H.A.* Vol.35, No.22, November 1961, p.988.
② [美]保罗·J.费尔德斯坦:《卫生保健经济学》,费朝晖等译,经济科学出版社 1998 年版,第 179 页。
③ Glenn A.Melnick and Jack Zwanziger, "Hospital Behavior Under Competition and Cost Containment", *JAMA*, Vol.260, No.18, November 1988, p.269.
④ [匈]雅诺什·科尔奈等:《转轨中的福利、选择和一致性——东欧国家卫生部门改革》,罗淑锦译,中信出版社 2003 年版,第 21 页。
⑤ [美]保罗·J.费尔德斯坦:《卫生保健经济学》,费朝晖等译,经济科学出版社 1998 年版,第 177 页。

医疗服务供给垄断问题①,而美国反托拉斯法的实施强化了医疗服务市场的竞争程度,从而降低了患者的医疗费用支出数量②。还有学者建议采用集体谈判的策略可以弱化医疗服务机构对医疗服务市场的垄断程度。③

在国内,公立医院因长期垄断医疗服务市场而饱受学界的诟病,并围绕以下三个问题展开了较为深入的研究:一是对医疗服务市场买方垄断所引发的负效应的考察。黄锐、龙琴(2006)认为公立医院对医药销售市场的买方垄断造成了较大的社会福利净损失④;基于动态博弈理论的视角,刘旭宁(2012)发现我国公立医院的垄断程度与我国制药产业研发资金的投入数量之间呈反比关系⑤。二是对医疗服务市场垄断原因的解读。张维迎(2006)将我国医疗服务市场垄断的形成原因归结于各级政府对医疗服务资源的"垄断经营"⑥,并建议政府放开医疗服务市场的"进入权"来打破中国医疗服务供给高度垄断的现有格局;林艺斌(2006)揭示了我国医疗服务供给的区域性垄断问题,并指出政府机构的行政垄断是造成医疗服务供给垄断的"病根"⑦;而朱恒鹏(2007)认为政府部门对医疗服务机构的"管制失当"是导致当前我国医疗服务市场垄断问题出现的根本原因⑧。三是对破解公立医院垄

---

① Alain C.Enthoven, *Health Pla*, Reading MA:Addison-Wesley,1980,p.169.

② [美]舍曼·富兰德等:《卫生经济学》,王健等译,中国人民大学出版社 2004 年版,第 500 页。

③ [美]维克托·R.福克斯:《谁将生存?——健康、经济学和社会选择》,罗汉等译,上海人民出版社 2012 年版,第 92 页。

④ 黄锐、龙琴等:《医院药品双重垄断引起社会福利的损失探讨》,《医药导报》2006 年第 10 期,第 1101 页。

⑤ 刘旭宁:《公立医院买方垄断对制药产业研发投入的影响》,《山东大学学报》2012 年第 6 期,第 47 页。

⑥ 张维迎:《医疗体制的主要问题在于政府垄断》,《医疗产业资讯》2006 年第 13 期,第 58 页。

⑦ 林艺斌:《行政垄断——过度医疗的病根》,《卫生经济研究》2006 年第 8 期,第 10 页。

⑧ 朱恒鹏:《医疗体制弊端与药品定价扭曲》,《中国社会科学》2007 年第 4 期,第 89 页。

断问题的分析。赵雷、薛白(2010)认为强化第三方责任可以改变公立医院垄断医疗服务市场的现状[1];而陈蓉(2013)则建议运用反垄断法对我国的公立医院的垄断行为进行规制[2];为遏制我国公立医院的单体规模急剧膨胀的势头,甚至有学者建议将公立医院进行"拆分",以便于破除其对医疗服务市场造成的垄断[3]。

(二)简要评论

目前学界已对医疗服务垄断问题进行了深入研究,从而为我们提供了许多富有启发性的帮助,但现有研究在以下方面仍需完善:一是从理论层面探讨医疗服务垄断问题的研究偏多,而运用计量模型研究医疗服务垄断问题的研究偏少;二是对公立医院垄断带来的社会福利损失的计量研究较为少见。基于以上情况,本书拟对我国公立医院垄断的社会成本进行测算,并提出中国公立医院垄断问题的政策建议。

二、公立医院垄断的社会成本分类及其依据

目前学界已对垄断的社会福利损失问题进行了研究,并将其划分为社会福利净损失、X-低效率损失和寻租成本三类。[4] 本书受上述分类方法的影响,也将公立医院垄断的社会成本划分为社会福利净损失、X-低效率损失和寻租成本三个类别,并且假定上述三类损失的总和就是中国公立医院垄断的总社会成本。同时,本书借助图5-5对垄断的上述三类损失之间的关系予以说明。在图5-5中,假设边际成本等于长期平均成本 AC,D 代表需求曲线,Q 代表产量,P 代表价格(或生产成本),Q_1 和 P_1 分别代表完全竞争时的产量和价格,Q_m 和 P_m 分别代表垄断时的产量和价格,E_1 和 E_2 分别代表完全竞争和垄断时的均衡点。

---

① 赵雷、薛白:《强化第三方责任打破医院双向垄断》,《中国卫生经济》2010 年第 7 期,第 47 页。

② 陈蓉:《反公立医疗机构垄断地位若干问题的法律思考》,《湖南警察学院学报》2013 年第 6 期,第 93 页。

③ 曹健:《拆分大型公立医院》,《中国改革》2014 年第 6 期,第 19 页。

④ 董晓庆:《垄断损失研究综述》,《经济问题探索》2013 年第 11 期,第 170 页。

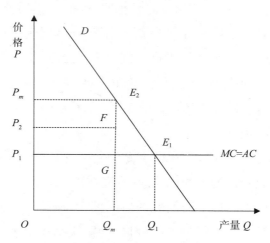

图5-5　我国公立医院垄断的社会成本示意图

（一）公立医院垄断的社会福利净损失

哈伯格（Harberger，1954）提出了衡量垄断的社会福利损失的三角形方法[①]（见图5-5）。哈伯格认为垄断者可以从消费者那里获得巨额的生产者剩余，该生产者剩余在图5-5中可用四边形 $E_2GP_1P_m$ 的面积来表示，而梯形 $E_2E_1P_1P_m$ 的面积代表消费者的消费者剩余因受到垄断的影响而下降的数量。此时，我们将生产者剩余和消费者剩余进行冲抵之后，三角形 E_2E_1G 的面积即是垄断的社会福利净损失。哈伯格将造成上述损失的原因归咎于垄断引起的价格扭曲和资源配置低效率。众所周知，中国公立医院垄断也产生了医疗服务价格扭曲和资源配置低效率问题，再考虑到尽管引起垄断的原因很多，但垄断的危害却大同小异。因此，本书认为公立医院垄断也会产生社会福利净损失，该项损失在图5-5中可用三角形 E_2E_1G 的面积来表示。

（二）公立医院垄断的X-低效率损失

自哈伯格提出衡量垄断的社会福利净损失的三角形方法以来，由

[①]　A.C. Harberger，"Monopoly and Resource Allocation"，*American Economic Review*，Vol. 44，No.2，May 1954，p.77.

于其测算结果过小而招致人们对上述方法正确性的怀疑。为此,莱本斯坦(Lebenstein,1966)对哈伯格的测算方法进行了修正,他认为垄断在引起社会福利净损失的同时,还会造成浪费、冗员和生产低效率等问题,并将这种由于浪费、冗员和生产低效率带来的损失叫作X-低效率损失。[①] 在图5-5中,X-低效率损失可用四边形 P_2P_1GF 的面积来表示。显然,与完全竞争市场相比,垄断使得价格从 P_1 上升到 P_m,而产出则从 Q_1 下降到 Q_m;同时,由于存在 X-低效率问题,垄断者的长期平均成本上升到了 OP_2。事实上,相关研究已证明中国的公立医院存在大量的冗员[②],因此也存在 X-低效率问题。相应地,本书认为 X-低效率损失是中国公立医院垄断的社会成本之一。

(三)公立医院垄断的寻租成本

在上述相关研究的基础上,塔洛克将垄断的社会福利损失问题动态化。塔洛克(1999)发现,在动态市场中用哈伯格三角形和 X-低效率损失来衡量垄断的社会成本会低估垄断的危害,因为垄断厂商为了维持垄断地位还需要付出一定的租金,如向官员行贿、游说立法机关通过有利于自己的政策等,并且这种在垄断条件下产生的非生产性活动所花费的租金最终将会耗散,从而造成了垄断的另一种社会成本——寻租成本。[③] 在图5-5中,垄断厂商的寻租成本可以用四边形 $E_2P_mP_2F$ 的面积来表示。2000 年以来,中国医疗服务领域的腐败问题频发说明公立医院系统存在严重的寻租问题。因此,本书将寻租成本作为中国公立医院垄断的另一种社会成本。

三、我国公立医院垄断的社会成本测度

本书的测算思路是,首先对 2004—2013 年我国公立医院垄断的社

---

① H.Lebenstein," Allocative Efficiency vs X-Efficiency", *American Economic Review*, Vol.56,No.3,June 1966,p.392.

② 代志明:《中国公立医院的改制成本测算及其分担问题研究》,《现代经济探讨》2014 年第 7 期,第 88 页。

③ [美]戈登·塔洛克:《寻租——对寻租活动的经济学分析》,李军政译,西南财经大学出版社 1999 年版,第 94 页。

会福利净损失、X-低效率损失和寻租成本分别进行估算,然后再将上述三类损失分年度累加,即可得到2004—2013年中国公立医院垄断的总社会成本。

(一)公立医院垄断的社会福利净损失

1.测算方法

对于公立医院垄断的社会福利净损失的测算,哈伯格提出的三角形方法是可供选择的方法之一[1],但是使用上述方法测算出的结果往往过小,极易让人产生"与其去限制垄断,还不如去消灭白蚁对社会的贡献大"的错觉[2]。为此,柯林(Cowing,1978)和缪勒(Mueller,1978)提出了另一种测量垄断的社会福利净损失的方法[3],其计算函数如式(5.6)所示:

$$D_t = \frac{1}{2}(\pi_t + A_t) - T_t \tag{5.6}$$

其中,D_t 代表第 t 年的社会福利净损失,π_t 代表第 t 年的经济利润,A_t 代表第 t 年的广告支出,T_t 代表第 t 年的税收支出。由于柯林和缪勒的测算结果更接近垄断现状,因此,本书采用式(5.6)测算公立医院垄断的社会福利净损失。

2.数据来源与假设

(1)公立医院的经济利润(π_t)

自1978年以来,尽管中国政府一直将公立医院作为非营利性的事业单位来对待,但现有公立医院实际上却是"戴着脚镣的营利性医院"。[4] 因此,本书将中国的公立医院视为营利性的医院,并且我们用

---

[1] A.C.Harberger,"Monopoly and Resource Allocation",*American Economic Review*,Vol.44,No.2,May 1954,p.77.

[2] [美]戈登·塔洛克:《寻租——对寻租活动的经济学分析》,李军政译,西南财经大学出版社1999年版,第9页。

[3] Cowing,Keith and Dennis C.Mueller,"The Social Cost of Monopoly Power",*Economic Journal*,Vol.88,No.9,December 1978,p.24.

[4] Winnie Yip,William Hsiao,"Harnessing the Privatisation of China's Fragmented Health-care Delivery",*Lancet*,Vol.384,No.9945,August 30,2014,p.105.

第 t 年中国公立医院的总收入减去其当年的总支出（相关数据来源于2005—2016 年《中国卫生统计年鉴》和《中国卫生和计划生育统计年鉴》），其差值即是公立医院的经济利润 π_t。

（2）公立医院的广告支出（A_t）

由于中国的公立医院长期处于垄断地位，因此其对广告业务的需求较少，即便是个别公立医院存在一定的广告费用支出，但其占公立医院总支出的比例也较小。因此，本书假定中国公立医院的广告支出 A_t 为零。

（3）公立医院的税收（T_t）

尽管目前中国的公立医院已经是营利性的医院，但其名义上仍然是公立非营利性的事业单位。而根据中国的相关税收法规，公立非营利性的事业单位享有税收豁免权。因此，本书假定公立医院的税收支出 T_t 为零。

3. 测算结果

在以上假设和相关数据的基础上，本书将 2004—2015 年中国公立医院的经济利润 π_t 分别代入式（5.6），即可以测算出中国公立医院垄断的社会福利净损失（见表5-4）。

表5-4　我国公立医院垄断的社会福利净损失　　（单位：亿元）

年份	总收入	总支出	经济利润（π_t）	福利净损失（D_t）
2004	2478.20	2396.85	81.35	40.68
2005	2723.12	2610.83	112.29	56.15
2006	2952.46	2843.58	108.88	54.44
2007	3570.84	3485.54	85.30	42.65
2008	6634.44	6440.79	193.66	96.83
2009	8108.45	7768.70	339.76	169.88
2010	9699.23	9284.08	415.16	207.58
2011	11640.71	11230.81	409.90	204.95
2012	14212.65	13548.13	664.52	332.26

续表

年份	总收入	总支出	经济利润(π_t)	福利净损失(D_t)
2013	16430.11	15675.97	754.14	377.07
2014	18842.77	17978.16	864.61	432.05
2015	20842.56	20208.38	634.18	317.09
合计	118225.54	113471.82	4663.75	2331.30

(二)公立医院垄断的 X-低效率损失

1.测算方法

本书受莱本斯坦(1966)将引发 X-低效率的原因归结为"浪费、冗员、生产率过低"等因素的启发①,也将冗员数量作为关键变量来估算中国公立医院垄断的 X-低效率损失,其测算公式如式(5.7)所示:

$$X_t = R_t \times E_t \qquad (5.7)$$

其中, X_t 表示第 t 年中国公立医院垄断的 X-低效率损失, R_t 表示第 t 年中国公立医院的冗员数量, E_t 表示第 t 年中国公立医院的人均经费开支。由式(5.7)可知,只要我们求出第 t 年中国公立医院的冗员数量和人均经费开支,并将其代入式(5.7),就可以测算出第 t 年中国公立医院垄断的 X-低效率损失。

2.数据来源

(1)公立医院的冗员人数(R_t)

本书以 2015 年我国公立医院卫生人员的总数为基数,并以 2005—2016 年《中国卫生统计年鉴》和《中国卫生和计划生育统计年鉴》中私营医院的行政管理人员、其他技术人员以及工勤人员分别占私营医院人数总量的年均百分比率作为评估标准(也即假设私营医院的人力资源配置达到最优状态)。在此基础上,我们用 2004—2015 年我国公立医院的行政管理人员、其他技术人员以及工勤人员的数量分

---

① H.Lebenstein, " Allocative Efficiency vs X-Efficiency ", *American Economic Review*, Vol.56, No.3, June 1966, p.392.

别占公立医院人数总量的年均百分比率去减私营医院对应年份的相应指标的年均百分比率，两者的"差值"就是我国公立医院的各类冗员的人数占其人数总量的百分比率。然后，我们再用2015年我国公立医院的人数总量分别乘以上述所得的相应指标的百分比率，并进行累加求和，就可以计算出2015年我国公立医院的冗员数量。上述测算模型可以用式（5.8）来表示：

$$R_t = \sum_{i=1}^{n} (Y_i - X_i) \times P_i \quad (i = 1,2,3) \tag{5.8}$$

其中，R_t 表示第 t 年我国公立医院的冗员人数，i 代表医院人员的类别（$i = 1$ 代表医院的行政管理人员；$i = 2$ 代表医院的工勤技能人员；$i = 3$ 代表医院的其他技术人员）；Y_i 代表公立医院第 i 类人员占其人数总量的百分比；X_i 代表私营医院第 i 类人员占其人数总量的百分比；P_t 代表在第 t 年我国公立医院的人数总量。我们将上述变量各自对应的数值依次代入式（5.8），并令 t 的取值为2015年，就可以测算出2015年我国公立医院的冗员人数为41.46万。同理，我们可以分别计算出2004—2015年我国公立医院的冗员数量（见表5-5）。

表5-5　我国公立医院垄断的 X-低效率损失

年份	公立医院冗员 （R_t）（万人）	年人均经费 （E_t）（万元）	X-低效率损失 （X_t）（亿元）
2004	44.5	4.59	204.26
2005	40.2	4.78	192.16
2006	38.9	5.02	195.28
2007	37.4	5.21	194.85
2008	34.6	5.41	187.19
2009	33.1	5.23	173.11
2010	32.8	5.45	178.76
2011	30.6	5.67	173.50
2012	29.2	5.88	171.70
2013	36.2	5.45	197.29

年份	公立医院冗员 （R_t）（万人）	年人均经费 （E_t）（万元）	X-低效率损失 （X_t）（亿元）
2014	35.2	4.76	167.55
2015	28.5	7.17	204.35
合计	—	—	2240

（2）年人均经费开支（E_t）

本书运用式（5.9）来计算中国公立医院的年人均经费开支，其中 E_t 表示第 t 年公立医院的人均经费开支，H_t 表示第 t 年公立医院的年均人员经费开支，Z_t 表示第 t 年公立医院的总数，P_t 表示第 t 年公立医院的总人数。我们将 2005—2016 年《中国卫生和计划生育统计年鉴》以及《中国卫生统计年鉴》中的对应变量的具体数值依次代入式（5.9），即可算出 2004—2015 年我国公立医院的年人均经费开支的具体数值（见表5-5）。

$$E_t = H_t \times \frac{Z_t}{P_t} \qquad (5.9)$$

3. 测算结果

我们将表5-5中的相应数值代入式（5.9），就可以测算出 2004—2015 年中国公立医院垄断的 X-低效率损失（见表5-5）。

（三）公立医院垄断的寻租成本

由于寻租的非法性及其发生过程的隐蔽性，目前学界在垄断的寻租成本测算方面存在诸多困难。但本书发现丁启军、伊淑彪（2008）将管理费用作为关键变量对行政垄断行业的效率损失进行了估算。[1] 受上述方法的影响，我们将管理费用作为工具变量来测算中国公立医院垄断的寻租成本，即假定公立医院为保持其垄断地位而游说或贿赂政府官员时，相关费用支出都以管理费用的形式列入其财务收支中。同

---

① 丁启军、伊淑彪：《中国行政垄断行业效率损失研究》，《山西财经大学学报》2008年第12期，第42页。

时,本书假定医疗服务行业存在一个合理的管理费用率,并且以国外医院的管理费用率7%作为参照系①,而中国公立医院的管理费用率高于国外医院管理费用率的部分即被视为中国公立医院垄断的寻租成本的比率。基于以上假设,中国公立医院垄断的寻租成本可用式(5.10)来计算:

$$L_t = \left(\frac{G_t}{F_t} - K\right) \times F_t \times Z_t \qquad (5.10)$$

其中,L_t 表示第 t 年公立医院垄断的寻租成本,G_t 表示第 t 年平均每家公立医院的管理费用,F_t 表示第 t 年平均每家公立医院的总费用,K 表示国外医院的管理费用率,Z_t 表示第 t 年公立医院的总数量。

我们将 2005—2016 年《中国卫生和计划生育统计年鉴》以及《中国卫生统计年鉴》中的对应变量的具体数值依次代入式(5.10),就可以算出 2004—2015 年中国公立医院垄断的寻租成本(见表5-6)。

表5-6　中国公立医院垄断的寻租成本

年份	G_t（万元）	F_t（万元）	$\left(\dfrac{G_t}{F_t} - K\right)$	Z_t（家）	L_t（亿元）
2004	516.76	3549.2	0.076	15724	421.91
2005	568.29	4237.8	0.074	15483	486.20
2006	593.51	4479.3	0.063	15141	423.88
2007	626.55	4563.4	0.067	14900	457.60
2008	603.36	4627.0	0.060	14309	399.90
2009	718.45	5639.3	0.057	14051	454.82
2010	1216.36	6872.0	0.058	13850	552.12
2011	1078.77	8521.0	0.057	13539	653.25
2012	1317.00	10439.0	0.056	13384	785.20
2013	1454.00	12085.0	0.051	12971	788.48
2014	1613.00	13939.8	0.046	12897	827.00
2015	1815.90	15996.5	0.044	12633	889.17
合计	—	—	—	—	7137.26

---

① 汪涓:《医院管理费用比例过高的原因及对策》,《卫生经济研究》2006 年第 12 期,第 71 页。

（四）我国公立医院垄断的社会成本估计

在上述内容中，我们已经计算出我国公立医院垄断的社会福利净损失（D_t）、X-低效率损失（X_t）和寻租成本（L_t），现将上述三项损失相加就可得到我国公立医院垄断的社会成本（S_t）（见表5-7）。由表5-7可以看出，我国公立医院垄断产生了较大的社会成本，仅2004—2015年该项损失的总和就达到11708.56亿元；同时，尽管我国公立医院垄断的社会成本占其总收入的比例有下降的趋势，但其绝对额却仍在增加，并且我国公立医院垄断的社会成本占其总收入的比例均大于或等于6.78%。或许正是因为如此，我国医疗服务领域出现各种乱象也就在所难免。

表5-7　我国公立医院垄断的社会成本

年份	D_t（亿元）	X_t（亿元）	L_t（亿元）	S_t（亿元）	S_t占公立医院总收入比例（%）
2004	40.68	204.26	421.91	666.50	26.90
2005	56.15	192.16	486.20	734.51	26.97
2006	54.44	195.28	423.88	673.60	22.81
2007	42.65	194.85	457.60	695.10	19.47
2008	96.83	187.19	399.90	683.92	10.31
2009	169.88	173.11	454.82	797.81	9.84
2010	207.58	178.76	552.12	938.46	9.68
2011	204.95	173.50	653.25	1031.70	8.87
2012	332.26	171.70	785.20	1289.16	9.07
2013	377.07	197.29	788.48	1362.84	8.29
2014	432.05	167.55	827.00	1426.60	7.57
2015	317.09	204.35	889.17	1410.61	6.78
合计	2331.30	2240.00	7137.26	11708.56	—

四、降低我国公立医院垄断社会成本的策略

本书采用计量经济学的方法对我国公立医院垄断带来的社会成本

进行了计算。该计算结果显示,当前我国的公立医院垄断带来了较大的社会福利净损失、X-低效率损失和寻租成本等社会成本支出问题。当然,这还不是中国公立医院垄断的全部社会成本,因为公立医院垄断还会引发医患关系紧张和侵蚀政府的合法性等社会问题。因此,我们认为打破公立医院垄断的现状已势在必行,并建议采取以下措施来解决我国公立医院的垄断问题。

(一)应确定公立医院的最优数量与规模

2009 年以来,尽管各级政府用于医疗改革的资金已超过 3 万多亿元,但其效果并不明显。[①] 究其原因固然很多,但我们认为没有对公立医院最优数量的估算是其主因。目前仅有蔡江南(2013)对这一问题进行了探索,他认为公立医院的数量应占全国医院总数的 30%。[②] 据此推断,我国公立医院的最优数量约为 0.5 万家,并且政府应给予这些公立医院充足的资金支持,以促使其以合理的价格向社会提供医疗服务。同时,考虑到医院的规模经济并不显著,我国政府应对公立医院的规模加以适度的控制。

(二)将竞争机制引入医疗服务领域

例如,政府部门可以通过引入社会资本办医等方式来实现医疗服务供给的多元化。这种增量式改革有利于突破现有体制的阻力,从而使公立医院改革容易取得成功。在此基础上,再推行能够增加患者选择权的"资金跟着病人走"的医疗服务费用支付机制改革,以促使公立医院提高服务质量与效率。

(三)发展"移动医疗"以拓展医疗服务的供给渠道

例如,可以通过实施诊疗处方社会化和放开网上售药管制以实现医疗服务供给的互联网化,还可以通过建立移动医疗平台来增加医疗服务的供给能力。事实上,以"阿里健康"和"春雨医生"等为代表的国

---

① 文学国、房志武:《中国医疗卫生体制改革报告》,社会科学文献出版社 2014 年版,第 35 页。
② 蔡江南:《社会办医如何推进》,《中国社会保障》2015 年第 5 期,第 73 页。

内"网上问诊"平台已经建立,并且发展态势良好。事实上,国外也早已将移动医疗服务付诸实践。由于移动医疗将"以医院和医生为中心"的诊疗实践转变成"以患者和社区群体为中心"的诊疗模式,长此以往,现有公立医院必将向移动医疗服务平台让渡部分职能①,从而实现医疗服务供给渠道的多元化。

---

① [美]埃里克·托普:《颠覆医疗》,张南译,电子工业出版社2014年版,第2页。

第六章 公立医院改革个案分析
——以洛阳市为例

作为全国首批在 2010 年 2 月 23 日被国务院确定为开展公立医院改革试点的 16 个城市之一,洛阳市的公立医院改革进展情况日益引起人们的关注。例如,国家卫生部原副部长马晓伟和刘谦等人先后到洛阳市进行实地调研。而洛阳的公立医院改革模式也被卫生部作为"大卫生体制下的管办分开"的"洛阳样本"在全国公立医院改革试点会议上介绍经验。然而目前学界对于洛阳市公立医院进展情况的研究却较为罕见,从现有文献资料来看,仅有吴凤清(2011)对洛阳市公立医院改制的情况及其带来负面影响进行了报道①;杨力勇(2011)对该市公立医院"管办分离"模式进行了描述性分析②;而其他的有关洛阳市公立医院改革方面的资料大多散见于一些媒体报道中。众所周知,洛阳市地处中原地区,其公立医院改革成功与否对中国其他地区具有较大的代表性意义。因此,展开对洛阳市公立医院改革进展情况的研究,对于促进正在全国各地推进的公立医院改革具有较大的现实意义。那么,洛阳的公立医院改革究竟怎样,又有哪些经验与教训值得学习与反思?本书拟对上述问题展开深入的探讨,以便于为我国各地正在进行的公立医院改革提供经验与启示。

---

① 吴凤清:《洛阳改制风云》,《中国医院院长》2011 年第 9 期,第 38 页。
② 杨力勇:《医疗改革探索,洛阳实现大卫生体制下的管办分离》,《健康报》2011 年 4 月 25 日。

第一节　洛阳市实施公立医院改革的背景

一、政府的医疗卫生支出压力较大

我们知道,洛阳市是我国极其重要的老工业基地之一。因此,与河南省的其他省辖(地市级)城市相比,洛阳市拥有的公立医疗服务机构的数量较多,但与此同时,洛阳市政府的医疗卫生支出负担也较为沉重,如果仅仅依靠该市每年取得的财政收入,洛阳市已经难以将其拥有的全部公立医疗服务机构都"包"下来。① 相关统计表明,目前洛阳市区常住人口约有 170 万人,但该市却拥有各类医院的数量达到 80 家,其中省属"三级甲等"综合类医院和专科类医院各 1 家,当地驻军所属"三级甲等"和"二级甲等"综合类医院各 1 家,中央企业所属二级综合类医院 5 家,省级企业所属二级综合类医院 2 家,市属公立医院 18 家。依据上述数据推算,洛阳市平均每家医院的潜在医疗服务对象只有约 2 万人。显然,公立医疗服务机构数量较多给洛阳市带来了较大的财政支出压力。统计数据显示,2010 年洛阳市的一级财政收入约为 142 亿元,但当年该市的医疗卫生支出是 17.24 亿元,该项支出占当年该市一级财政收入的 12.14%。② 为了摆脱沉重的医疗财政支出负担,推进公立医院改革是洛阳市政府迫于较大的医疗财政支出压力而不得不作出的现实路径选择。③

---

① 李超:《"洛阳样本"打造公立医院改革多元办医格局》,《21 世纪经济报道》2011 年 8 月 4 日。

② 李超:《"洛阳样本"打造公立医院改革多元办医格局》,《21 世纪经济报道》2011 年 8 月 4 日。

③ 和经纬:《中国城市公立医院民营化的政治经济学逻辑》,《中国行政管理》2010 年第 4 期,第 117 页。

二、具备一定的"医改"实践经验

对于河南省来说,虽然洛阳市并非是第一个实施公立医院改革的省辖(地市级)城市,但在没有被国务院确立为全国首批 16 个开展公立医院改革试点的城市之前,洛阳市就已经开始实施公立医院改革工作。例如,早在 2006 年年初,洛阳市政府就制定了《洛阳市推进医疗服务行业快速发展的实施方案》,该方案确定了洛阳市公立医疗服务机构改革的战略规划,也即对公立医疗服务机构实施形式多样的产权改革,并逐步提升非公立医疗服务机构在该市医疗服务市场中的占有份额。① 尤其值得一提的是,2000 年以来,洛阳市的主要领导对公立医院改革工作都非常重视,并将一些新的改革理念大胆引入该市的公立医院改革进程中来。例如,在 2006 年,时任洛阳市委主要领导曾经将新乡医改模式中的"第三方付费医保商业化"模式成功地"嫁接"到洛阳市的公立医院改革实践中。其具体做法是:洛阳市将该市的"城镇居民医保"和"城镇职工医保"的具体承保业务委托给中国人寿保险股份有限公司洛阳市分公司进行日常管理,以降低该市医保基金的运行成本。尽管洛阳市在推进该市的医保商业化运转过程中曾遇到较大的改革阻力,但是洛阳市的主要领导在推进该市的医改过程中所表现出来的勇于创新的改革精神为洛阳市成功入选全国首批公立医院改革试点城市打下了坚实的实践基础。

三、地方政府领导的强力推进

与全国其他地区的公立医院改革情况类似,地方政府领导的强力推进是洛阳市公立医院改革的主要动力来源之一。例如,在 2006 年 2 月到 2010 年 7 月这一段时期的洛阳市委主要领导,曾在 2004 年主导

---

① 李立:《洛阳市对公立医院动手术,鼓励民营资本进入》,《东方今报》2006 年 10 月 30 日。

了新乡市政府将其所属的 5 家公立医疗服务机构以有偿转让的方式整体转交给中国华源集团来经营的新乡医改模式。而在洛阳任职期间，他又大胆地将新乡医改取得的一些经验运用到洛阳市的公立医院改革实践之中。另外，在 2010 年 6 月，洛阳市政府提出了增加医疗服务资源供给数量的公立医院"倍增计划"，以缓解洛阳市民众的"看病难、看病贵"问题。而在 2010 年 7 月调任洛阳市委书记的另一位领导也十分重视公立医院改革工作。例如，在其任许昌市委书记的 4 年时间内（2006—2009 年），他极力推进许昌市所属的公立医院实施治理机制改革工作，其主要做法是，政府只允许承担该市公共卫生服务职能的许昌市妇幼保健院与许昌市建安医院（许昌市精神病医院）继续保留原有的公立医院管理体制，该市所属的其他 6 家公立医疗机构被要求探索以"职工持股"为主要形式的公立医院治理机制改革。而在 2010 年 12 月，曾任许昌市委主要领导调任洛阳市委主要领导职务。在其上任不久，该领导就积极推进该市公立医院的治理机制改革工作。正是在时任洛阳市委主要领导的支持下，洛阳市于 2010 年 12 月 13 日发布了《洛阳市推进公立医疗服务机构改制工作的实施方案》。依照上述改制方案，除了那些担负着洛阳市公共卫生服务职能的公立医疗服务机构（如洛阳市传染病医院和洛阳市精神病医院等）开展内部运行机制改革以外，其余的市属公立医疗服务机构全部实施形式多样的产权制度改革[①]，从而为该市形成医疗服务供给渠道的多元化提供了制度保障。总之，正是因为有了洛阳市主要领导的大力支持，才使得该市的公立医院改革工作得以顺利实施。

第二节　洛阳市公立医院改革的主要内容

在被确立为 16 个公立医院改革国家联系试点城市之一后，洛阳全

---

① 吴凤清:《洛阳改制风云》,《中国医院院长》2011 年第 9 期,第 38 页。

市上下高度重视,在组织领导上,成立了高规格的公立医院改革领导小组;在政策层面上,出台了《洛阳市公立医院改革试点工作指导意见》《加快公立医院改革改制工作实施方案》等,形成了较为完整的系列配套文件;在改革实践中,洛阳市在以下几个方面进行了公立医院治理机制改革与实践。

一、建立"医管局"并实施"模块化"改革

众所周知,"管办不分"是当前制约公立医院系统可持续发展的核心问题之一。为了解决这一问题,该市对其他地区的公立医院改革进行了考察,最终决定引入我国香港的公立医院管理系统中的"医院管理局"模式来化解"管办不分"问题,2010年8月,洛阳市的公立医院管理局(简称"医管局")正式成立,洛阳市政府明确规定"医管局"的职能是"办医",而原来的卫生局仅负责该市的卫生监管职能。"医管局"的成立使得该市的医院管理更加专业化。[①]

洛阳市在成立"医管局"的同时,又对该市的医疗卫生资源进行了优化与整合,其主要做法是实施"模块化"管理,也即将该市的公立医院划分为两大模块,第一模块是被纳入医管局管理的18家公立医院,这些医院主要承担该市的公共医疗卫生服务职能,并且这些医疗机构的资产属性以国有为主,并且在改革过程中以内部治理机制改革为主。第二模块的医院是由被纳入第一模块以外的医疗机构组成,并且这些医院被要求实施"改制"。洛阳市的模块化管理模式使得该市民众的基本医疗服务需求得到保障的同时,又增加了医院之间的竞争,从而在一定程度上提高了该市的医疗服务的效率和质量。洛阳市公立医院的"管办分离"模式如图6-1所示。

---

① 杨力勇:《医疗改革探索,洛阳实现大卫生体制下的管办分离》,《健康报》2011年4月25日。

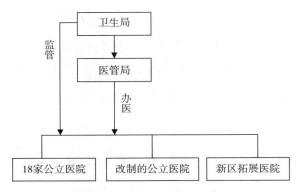

图 6-1　洛阳市公立医院"管办分离"示意图

二、实施法人化内部运行机制改革

依据洛阳市政府的相关规定,洛阳市决定在公立医院建立以理事会为主要架构的法人治理结构,并将河南科技大学第二附属医院和其他 5 家公立医疗服务机构列为试点单位。洛阳市的具体做法为:参照《河南省建立与完善事业单位法人治理机制办法(试行)》中的相关规定,上述 6 家公立医疗服务机构先后成立了由其各自的党政主要领导、工会负责人、医生代表和政府有关机构代表组成的公立医院理事会,并由公立医院的财务审计人员、纪检监察人员和工会代表组成公立医院监事会。在此基础上,公立医院要继续坚持和完善其"职代会"制度。从而最终形成了公立医院的决策机构、监督机构和执行机构之间既相互分工合作,而又相互制衡的现代公立医院法人治理机制。例如,作为首批实施公立医院改革试点的医院之一——河南科技大学第二附属医院就是采用民主选举的方式,最终确定了该医院的 13 名理事和 6 名监事的人选,并确立了以医院理事会为核心的法人治理机制。同时,在人事管理方面推行岗位聘用制,从而确保了该院的决策层由"医疗专家"向"管理专家"的转型。①

---

① 杨力勇:《医疗改革探索,洛阳实现大卫生体制下的管办分离》,《健康报》2011 年 4 月 25 日。

三、大力推进公立医院产权制度改革

洛阳市政府积极推行引入社会资本"办医"的政策,以加快形成多元化的办医格局。为此,洛阳市政府明确规定,在其所管辖的所有公立医疗机构中,除了已经被明确指定只允许实施内部治理结构法人化改革的公立医疗机构之外,其余的公立医疗机构一律实施国有产权改制,也即在确保公立医疗机构的"公益性"的基础上,将市场竞争机制引入公立医疗机构的治理结构之中。而在具体实施的过程中,应遵循"政策引导、试点先行,医院自愿、一院一策,分步实施、稳步推进"的改制原则,在医疗服务领域构建起健康、有序的市场竞争机制,以促进医疗服务和健康产业的可持续发展,进而满足人们日益增长的医疗保健需要。为此,洛阳市政府规定那些被列入实施改制计划的公立医疗机构,应在尊重其医务人员的意愿的基础上,用医院职工"集体持股"或者其他合理的方式完成国有资产的产权变更和职工的"身份置换"计划。该市同时规定,在公立医院的国有产权转让过程中所获得的国有资产收益只能被用于发展本市的公共医疗卫生事业。同时,洛阳市还鼓励社会资本参与该市的医疗服务领域的投资与改造工程。例如,洛阳市第一人民医院在该市的新区建设的分院就是该院与其引进的社会资本共同出资建设的,该项目采用"政府加市场"的方式进行运作,从而拓宽了该市的"办医"渠道。

四、推进薪酬制度变革

为化解医务人员在诊疗过程中可能产生的各种风险,洛阳市政府在市属公立医疗服务机构中推行了风险抵押金制度,并建立绩效工资和风险工资相结合的激励机制。为增强医院领导的责任风险意识和职工的责任感,并对医院决策、管理以及日常工作中可能出现的各种潜在风险进行事前防控,洛阳市政府决定在其所属的公立医疗服务机构中建立风险抵押金制度。这种风险抵押金制度的资金来源有两个渠道,一部分来自医疗机构的在职员工按照其工资的一定比例自愿缴纳的资金,另一部分是由医疗机构按照其年度医疗业务总收入的一定比例提取的资金,上述两部分资金的总和一般应占医疗机构年度业务总收益的5%到10%左右。同时,为了充分调动广大医务人员参与该项改革的积极性,洛阳市政府在市属公立医疗服务机构中实施了收入分配制度改革,也即建立了以基本工资为基础、以绩效工资和风险工资为调节手段的新型薪酬分配体系。为此,按照洛阳市政府的相关要求,公立医疗服务机构分别制定了各自的《员工绩效考核及其薪酬分配办法》。依照上述文件,公立医疗服务机构员工的绩效考核情况是确定其绩效工资发放标准的核心指标,而医务人员所缴纳的风险抵押金的数量则决定了其风险工资发放水平的高低。

五、推进相关的配套政策改革

为了确保洛阳市的公立医院改革得以顺利推进,该市还采取了以下三项与公立医院改革相配套的改革措施:其一,在公立医疗服务机构中推行国家基本药物制度,并要求所有市属公立医疗服务机构必须以"零差率"销售国家基本药物。为此,洛阳市将河南科技大学第二附属医院作为第一家实施国家基本药物制度的试点单位,并要求其自2011年1月1日零时起,对其所销售的307种国家基本药物实施"零差率"销售。相关统计数据显示,截至2011年5月初,河南科技大学第二附属医院所销售国家基本药物的金额达到255万元,仅此一项就可减轻患者的医药费用负担42.56万元。[①] 与此同时,洛阳市所属的另外5家公立医院也已经为推行国家基本药物制度做好了前期准备工作,因此可以按照上级主管部门的要求随时实施以"零差率"销售国家基本药物。其二,按照洛阳市政府提出的"全民健康保障信息工程"建设的要

---

① 杨力勇:《医疗改革探索,洛阳实现大卫生体制下的管办分离》,《健康报》2011年4月25日。

求,该市在其所属的公立医疗服务机构中实施了一系列改革新举措。例如,在公立医疗服务系统中推行临床路径管理、预约诊疗和单病种付费制度等。其三,为了提升洛阳市的医疗服务质量,该市还对住院医师进行了规范化培训,并针对医护人员开展了优质护理服务示范病房建设活动。其四,洛阳市还对医患纠纷第三方调解机制进行了改进。上述各项相关政策的实施,使得洛阳市公立医院的管理能力和服务能力得以提升。

第三节 洛阳市公立医院改革的效果

我们知道,公立医院存在着"低效、浪费、用户满意度低、人才向私有制行业和外国流失、贫困人口覆盖不足、欺诈和腐败现象"[1],而导致上述问题出现的主要原因是公立医院的"公共资源"属性,也即公立医院普遍存在着缺乏激励和惩罚机制、缺乏管理自由等问题[2]。为了解决公立医院在运行中普遍存在的上述问题,洛阳市实施了以内部运行机制改革和产权改革为主要内容的多元化公立医院治理机制改革模式。自 2010 年 2 月被定为公立医院改革试点城市并进行了相应的改革之后,其改革效果究竟怎样呢? 本书拟对其进行评估。我们采用的评估标准是原中共江苏省委书记李源潮在对宿迁医改进行评估时所采用的评估标准,即"判断医改成败的标准有三条:卫生事业是发展了,还是停滞了;民众是否得到了更好的医疗卫生服务;老百姓是否满意"[3]。

一、医疗服务资源得以整合与优化

通过本次公立医院改革,洛阳市初步实现了对市区现有医疗卫生

---

① 世界银行:《如何解决公立医院系统存在的问题》,见 http://www.shihang.org/zh/country/china/research/2010/,2010 年 6 月 20 日。

② 世界银行:《如何解决公立医院系统存在的问题》,见 http://www.shihang.org/zh/country/china/research/2010/,2010 年 6 月 20 日。

③ 包永辉:《政道:仇和十年》,浙江人民出版社 2011 年版,第 142 页。

资源的重新优化与整合,建立了一个骨科疾病诊疗中心,并且新增加了五家医疗服务机构。同时,为更好地发挥医疗机构的规模效应,该市先后构建了洛阳市第一人民医院医疗服务集团和河南科技大学第二附属医院医疗集团。除此之外,洛阳市还建立了医疗卫生事业发展基金,该项基金的一个重要的资金来源就是被"改制"公立医疗服务机构的国有资产"转让金"(在作了必要的扣除以后的余额部分),并利用具有一定实力的医疗服务机构的扩建、新建或者迁建等方式来实现洛阳市政府提出的医疗服务资源"倍增"的战略目标。[①]

二、医疗卫生服务的质量与效率得以提升

由于医疗服务行业的特殊性,对该行业服务质量及效率的评估一直是一个难题,加上洛阳市进行公立医院改革的时间相对较短,因此就更难对其改革效果进行评估。鉴于此,本书以 2011 年洛阳市政府在对市属二级以上医疗服务机构进行考核时所使用的 10 项指标中的 4 项关键性指标(诊疗服务、医疗安全、临床路径管理以及优质护理示范病区建设)来对该市公立医院改革成效进行评估。[②]

(一)诊疗服务[③]

在本次被评估的 40 家洛阳市公立医疗服务机构中,有 36 家公立医疗服务机构的"甲级"病历率大于或等于 90%,达标率为 100%;有 32 家公立医疗服务机构的诊疗处方合格率大于或等于 95%,达标率为 86.89%;有 33 家公立医疗服务机构的麻醉处方合格率为 100%,达标率为 91.57%;有 34 家公立医疗服务机构的择期手术患者的术前平均住院日在 3 天以内,达标率为 94.34%;有 31 家公立医疗服务机构的大

---

① 杨力勇:《洛阳公立医院 1 年考》,《东方今报》2011 年 2 月 25 日。
② 河南省卫生厅:《洛阳市卫生局医药卫生体制改革工作进展情况汇报》,2012 年河南省卫生厅内部资料。
③ 河南省卫生厅:《洛阳市卫生局医药卫生体制改革工作进展情况汇报》,2012 年河南省卫生厅内部资料。

型设备检查的阳性率大于或等于 70%,达标率为 86.11%;有 7 家三级医院的平均住院日在 15 天以内(其中洛阳市第五人民医院小于或等于 45 天),达标率为 100%;有 26 家二级医院的平均住院日小于或等于 12 天(其中洛阳市精神卫生中心和洛阳市荣康医院均小于或等于 45 天),达标率为 88.66%。

(二)医疗安全

在实施公立医院改革以后,洛阳市有 25 家医疗服务机构先后参加了全市医疗责任保险,参保率达到 69.67%。同时,洛阳市在实施公立医院改革之后,该市的医疗服务机构也没有发生过输血安全事故和医院感染暴发事件。①

(三)临床路径管理

洛阳市组织相关专家对城区二级以上的医疗机构的相关负责人进行了临床路径管理培训,其中有 5 家市属三级综合医院和 1 家三级专科医院的临床路径开展病种的数量均达到了省厅的相关要求。其中,河南科技大学第二附属医院已成功地对 60 个病种实施临床路径管理,该市中心医院也已经对 56 个病种成功地实施了临床路径管理,并达到了国家的相关要求;另有 26 家市区二级医院和各县(市、区)人民医院开展临床路径管理的病种的数量符合省厅标准的有 18 家。洛阳市的部分医院还积极探索疾病临床路径管理创新工作。例如,河南科技大学第二附属医院、洛阳市东方医院先后进行了门诊路径管理试点;洛阳市精神医院在缺乏相关的临床路径管理文本,以及在没有被该市卫生局列入开展临床路径管理试点单位的情况下而在精神疾病的临床路径管理方面进行了有益的探索。

(四)优质护理示范病区建设

洛阳市制定了《洛阳市 2011 年优质护理服务工作实施方案》,也

---

① 河南省卫生厅:《洛阳市卫生局医药卫生体制改革工作进展情况汇报》,2012 年河南省卫生厅内部资料。

即到 2011 年年底,该市所有二级以上的医疗服务机构都要达到规定的优质护理服务的相关标准。同时,该市的三级医疗服务机构的全部病区都要实现护理服务优质化,二级及其以下的医疗机构的病区的护理服务优质化的比率应不低于 70%。截至目前,洛阳市有 36 家医院实施了优质护理示范病房活动。其中 7 家三级医院开展优质护理示范病房活动的数量大于 72%,上半年既定目标完成率为 100%。同时,洛阳市有 26 家二级医院开展优质护理示范病房活动的数量大于 61%,并且还有 3 家二级医疗服务机构开展优质护理示范病房活动的数量超过 40%。而在本次优质护理示范病区建设过程中,河南科技大学第二附属医院取得的成效最为显著,该院在 2011 年 5 月被原国家卫生部评为"优质护理服务考核优秀医院",而当年获得此项荣誉的医疗服务机构在河南省只有 3 家。另外,洛阳市中心医院的胸外科和河南科技大学第二附属医院的心血管内科则被原国家卫生部评为"优质护理服务考核优秀病房"。

三、公众的医疗服务满意度增加

在洛阳市的公立医院改革过程中,由于采用了"医管局"模式下的"管办分离"公立医院改革思路,从而使得该市医疗服务机构的过度用药问题被有效遏制。相关统计指标显示,在 2011 年,洛阳市有 36 家医疗服务机构的"药占比"(药品收入占业务收入的比率)均在河南省卫生厅限定的相关指标范围内。而在上述 36 家医疗服务机构中,有 5 家三级医院的药占比均在 39% 以下,该项指标的达标率为 71.33%;有 19 家二级医院的药占比均在 42% 以下,该项指标的达标率为 64.51%;有 34 家医院的抗生素占药品收入的比率低于 30%,该项指标的达标率为 94.34%。①

---

① 河南省卫生厅:《洛阳市卫生局医药卫生体制改革工作进展情况汇报》,2012 年河南省卫生厅内部资料。

另外,洛阳市的公立治理机制改革也给洛阳市其他的基层医院带来较好的示范效应。据统计,从 2012 年 10 月到 2013 年 10 月,该市的基层医疗服务机构的营业总收益达到了 17352.4 万元,比 2011 年的同一数据减少了 1234.5 万元,下降的比率达到了 10.23%。[①] 同时,该市基层医疗服务机构来自药品销售的收入为 9876.67 万元,比 2011 年的相关数据减少了 1345.2 万元,降幅达到了 5.07%。另外,在实施公立医院治理机制改革以来,洛阳市的医疗服务费用也出现了一定程度的下降,例如,该市 2013 年患者的次均门诊和次均住院医疗费用比上年的相应医疗费用分别降低了 8.16% 和 7.35%。[②] 显然,洛阳市的民众在本次公立医院改革中获得了收益。

第四节　洛阳市公立医院改革的经验与启示

自 2010 年 2 月正式开展公立医院改革到目前为止,洛阳市的公立医院改革已经进行了 5 年多的时间,洛阳市在推进公立医院改革过程中有哪些经验与教训值得借鉴?本书认为洛阳市的公立医院改革在以下六个方面值得我们学习与借鉴。

一、确保公众的参与权是推进公立医院改革的前提

我们知道,只有让各个利益集团特别是社会公众参与到公共政策的决策过程中去,才有可能确保该项政策得以顺利实施。而洛阳市的公立医院改革实践则充分证明了上述论点的正确性。例如,在 2011 年洛阳市中心医院的改制过程中,洛阳市政府采取了以下三个方面的措

---

① 河南省卫生厅:《洛阳市卫生局医药卫生体制改革工作进展情况汇报》,2013 年河南省卫生厅内部资料。

② 河南省卫生厅:《洛阳市卫生局医药卫生体制改革工作进展情况汇报》,2013 年河南省卫生厅内部资料。

施来消除该院医务人员对改制工作的担心与顾虑:其一,让洛阳市中心医院的职工从理论上认识到实施公立医院改制的必要性。为此,洛阳市政府相关部门购买了一批描写江苏省宿迁市推进医改历程的相关书籍分发给该市中心医院的所有员工,让他们从理念上意识到对实施公立医院改制的紧迫性及其改制效果。其二,洛阳市政府组织洛阳市中心医院的中层干部频繁外出考察和学习其他地方公立医院的进展情况,洛阳市为此组织那些被列入公立医院改制计划的医院职工先后多次赴天津、昆明、武汉、许昌和濮阳等地实地考察被改制的公立医疗服务机构的运行现状。其三,为了让即将被改制公立医疗服务机构的医务人员充分了解改制的流程、人员安置和产权变更等情况,洛阳市政府要求相关部门在改制方案实施之前必须将相关文件发放到广大医务人员手中,以消除他们对改制的顾虑,这也在一定程度上消除了这些医院职工对改制问题的抵制。由此我们可以得出以下结论:在当前的公立医院改革进程中,确保民众的参与权是确保该项改革得以顺利实施的前提。基于以上情况,为了充分调动广大医务人员参与改革的积极性,我国政府应该创造更多的机会与渠道,让医务人员能够为公立医院改革事业"建言献策",并让他们参与到我国的医疗卫生政策的决策过程中去。[1]

与上述情况相反,在我国的公立医院改革实践中,社会公众(尤其是医务人员)的应有作用却被政府部门长期忽视。毋庸置疑,目前真正能够参与到我国公立医院改革决策过程的人员大多数是"社会精英",如政府官员和相关领域的知名学者等,很少有普通公众能够参与其中。然而,在一个众多利益相关者没有真正参与到公立医院改革政策决策过程的条件下,这种由政府机构主导的公立医院改革因极易出现制度性寻租问题而难以确保普通大众的正当权益。同时,政府部门

---

[1] Lancet,"Chinese Doctors Are under Tthreat",*Lancet*,Vol.376,No.9742,August 2010,p.657.

还会凭借其在医疗卫生政策决策过程中的强势地位而将各种公立医疗服务资源变成部门的利益。① 而一些学者的相关研究已经证实了上述问题。例如,蔡江南(2010)通过研究发现,目前中国已经形成了以政府卫生主管机构和三级公立医院为代表的两大利益集团,并且二者之间存在一种相互依存的利益链关系,因而上述两个利益集团是阻碍我国公立医院改革的主要障碍。② 或许正是缘于上述方面的原因,导致我国的公立医院改革尽管已经耗费了约36年的时间成本,但直到目前为止仍然没有取得根本性的突破。综上所述,为了加快我国的公立医院改革进程,将包括医务人员在内的社会公众吸纳到公立医院改革决策过程中去已迫在眉睫。

二、合理的利益补偿是公立医院改革的"润滑剂"

众所周知,医务人员的行医行为对医疗费用的高低具有关键性的影响。因此,为了遏制日益上涨的医疗费用,我们必须采取相应的措施来对医务人员的行医行为进行适当的控制。③ 基于以上考虑,在我国的公立医院改革进程中,很多改革措施往往是针对医务人员管制政策的改进而展开的,结果使得医务人员的各种潜在利益遭到一定的冲击。例如,在洛阳市中心医院的改制过程中,由于一些医务人员担心他们的既有利益(如"事业编制""干部"身份以及附着在前两者之上的各种隐性社会福利等)将会遭受较大的损失,他们强烈反对实施公立医院改制。因此,在进行公立医院改革初期,洛阳市的许多改革措施一度遭到医生阶层的强烈抵制和反对。对此,原洛阳市中心医院院长在谈到该

---

① 程诚、闫东玲:《新医改背景下我国医疗腐败的新动向及其防治策略》,《医学与社会》2014年第4期,第50页。

② 蔡江南:《政府回购民营医院与医改背道而驰》,《中国社会保障》2010年第12期,第84页。

③ 中国商报评论员:《杭州医药回扣事件根源在于制度》,《中国商报》2010年11月30日。

院的产权改革问题时曾指出,"我不想改,因为'改制'就会使我'脱一层皮'"①。针对上述问题,洛阳市政府先后出台了一系列旨在确保广大医务人员的各种利益不受损害的政策,以便于破解该市公立医院改革的阻力。其具体做法可以被归纳为以下几点:一是采用政府文件的形式公开承诺在公立医疗服务机构改制过程中医务人员的正当权益不受损害。例如,洛阳市中心医院在推行改制过程中运用"三个三分之一的分层持股"方式来维护该院职工的权益,所谓"三个三分之一的分层持股"方式是指按照洛阳市政府的有关规定,洛阳市中心医院的国有资产被折现成股权后,其股权被分成三大块,每块分别占总股权的三分之一,并分别由该医院的普通员工、技术骨干及领导层来认购,从而使得该医院各个阶层的合法权益在改制过程中得到合理的维护②。二是出台了"新老有别"的差异化的人才待遇政策。以洛阳市中心医院改制方案为例,为了减少改制的阻力,同时也是为了引进高级专业技术人才政策的需要,在 2011 年 3 月,该医院制定了新的人才福利待遇分配方案,即在改制前已经在该医院工作的人员和已经退休的人员,以及拟引进的高级技术骨干,其福利待遇仍然按照事业编制的相关规定来执行;但对于那些在改制以后参加工作的一般员工则采用市场化的方式来兑现其福利待遇。③ 依据新制度经济学理论,从本质上来说,实施任何一项改革都是对原有利益的重新分配过程。因此,如果我们不能妥善解决改革过程中的利益合理配置问题,那么我们将难以推进医疗卫生体制改革。④ 因此,要顺利实施我国的公立医院治理机制改革,就必须给予医生适当的利益补偿,进而发挥医生在医疗费用控制方面的作用。为此,有学者指出,如果仍然不采取一定的措施来提升广大医务人员的社会地位和经济地位的话,那么我国的医疗卫生体制就难以取

---

① 吴凤清:《洛阳改制风云》,《中国医院院长》2011 年第 9 期,第 38 页。
② 吴凤清:《洛阳改制风云》,《中国医院院长》2011 年第 9 期,第 38 页。
③ 吴凤清:《洛阳改制风云》,《中国医院院长》2011 年第 9 期,第 38 页。
④ [日]俞炳匡:《医疗改革的经济学》,赵银华译,中信出版社 2008 年版,第 13 页。

得预期的效果。①

三、应防范"渐进式"改革引发的负效应

自 2010 年 2 月 23 日至 2016 年年底,洛阳市成功入选我国首批公立医院改革试点城市已经 6 年有余,虽然该市的公立医院改革成效与其原定的改革目标相比还有一定的差距,但与同时被确定为河南省公立医院改革试点城市的漯河、濮阳两市的公立医院改革进展情况的"基本没动"的"全国大势"相比,洛阳市的公立医院改革步伐已经走在所在省乃至全国的前列。事实上,当前我国的公立医院改革进展缓慢是一个不争的事实。对此,中国医药企业管理协会会长于明德将公立医院改革缓慢的原因归因于"很多部门之间的利益纠葛于其中"②,诚然,于明德的观点有一定道理,但本书认为,导致上述问题的主要因素是中国公立医院改革决策层在公立医院改革问题上缺乏改革共识,而不得不采用类似"分级制试验"的"渐进式"改革思维定式,而"分级制试验"是中国公共政策决策层长期以来在缺乏改革共识的情况下的一贯做法,当然,关于卫生政策的决策也不例外。例如,根据美国著名的中国问题专家兰普顿(2006)的研究,即便是在"大跃进"这样非常"激进"的时期,中国国内的政策也是"政出多门",并且在医疗卫生政策的权力分配方面上存在诸多的利益冲突以及政治上的"讨价还价"现象③,结果导致中国的医疗"大跃进"运动没有取得成功。由此可见,中国的决策层在医疗保健政策制定方面的确存在非一致性问题。而为了化解这种改革理念上的冲突,实施政策实验则是必然选择。德国学者韩博天也指出"分级制试验"是理解中国的公共政策制定过程的

---

① Lancet,"Chinese Doctors Are under Threat", *Lancet*, Vol. 376, No. 9742, August 2010, p.657.

② 黄佩:《公立医院改革慢如牛,基药招标"变味"绊住医改》,《广州日报》2011 年 11 月 30 日。

③ [美]大卫·M.兰普顿:《"大跃进"时期的医疗政策》,《科学文化评论》2006 年第 1 期,第 41 页。

关键。① 事实上,当前中国的中央决策层在公立医院改革问题上也存在改革理念冲突,因而未能在该项改革的路径选择等问题上取得共识。但是实施公立医院改革又是迫在眉睫,为此,中央决策层在缺乏改革共识的情况下,只得允许各地选择 16 个城市先进行公立医院改革试点。世界银行(2010)曾指出中国公立医院改革的主要动力来源是各级地方政府官员,而不是在中央指导、控制或评估下进行。这些改革措施很少推广到其他省份,对政策的评估缺乏或不足。② 同时,在中国目前的政治体制内进行这种分级制的政策实验存在一个关键的难题,如果实验项目不能立即给地方精英带来好处,用实验推动改革的成功的机会为零③,这也许是中国公立医院改革进展缓慢的主要原因。为此,韩梅颖曾指出,"我们的改革,顶层设计是非常重要的。第一,坚定不移地推进改革。第二,改革一定要有顶层设计,杜绝改革的部门化和碎片化"④。由此我们可以作出以下推断:为了推动中国的公立医院进程,尽快形成改革共识,进而解决"顶层设计"缺乏问题是当务之急。

四、政治成本的合理分担是公立医院改革的动力

洛阳市公立医院改革之所以能够排除万难而得以顺利推进,除了受以上因素影响之外,还有一个极其重要的因素也发挥了关键性的作用,即洛阳市拥有锐意改革的政府主要领导作为公立医院改革的"引擎",即 2006—2013 年先后任洛阳市委书记的两任领导的强势推动。例如,针对洛阳市公立医院改革滞后的问题,原洛阳市委书记曾在 2011 年 2 月 9 日的一次会议上公开指出,对于那些"一直顶着不改"的

---

① [德]韩博天:《通过实验制定政策:中国独具特色的经验》,《当代中国史研究》2010年第 5 期,第 103 页。

② 世界银行:《如何解决公立医院系统存在的问题》,见 http://www.shihang.org/zh/country/china/research/2010/,2010 年 6 月 20 日。

③ [德]韩博天:《中国经济腾飞重点分级制政策实验》,《开放时代》2008 年第 5 期,第 31 页。

④ 周海滨:《改革不能部门化碎片化》,《中国经济周刊》2011 年第 27 期,第 42 页。

单位及其上级主管机构的主要领导,洛阳市决策层将会按照"不换思想就换人"的原则来推进公立医院改革①,而时任洛阳市卫生局局长就是因为在公立医院改制问题上的态度较为消极而被免职②。或许正是因为洛阳市拥有锐意改革的领导作为改革"引擎",才使得洛阳市能够排除各种改革阻力而强力推进公立医院改革,并且获得了部分成功。然而令人忧虑的是,同洛阳市迅速推进的公立医院改革情况相比,我国在公立医院改革方面存在明显的动力不足问题,结果导致许多地方的公立医院改革一直徘徊不前,为此招致时任卫生部部长陈竺对我国公立医院改革进度的"不满"③,其原因很简单,因为自 2010 年 2 月 23 日国务院发布《关于公立医院改革试点的指导意见》并选择全国 16 个城市进行改革试点到 2014 年年末,尽管 4 年多的时间已经过去,但全国16 个公立医院改革试点城市中大多数都几乎"没有动静"。客观地讲,造成上述问题原因固然很多,例如,有学者指出,以国家卫生部为代表的各级卫生主管部门不愿意放弃其既得利益是我国公立医疗服务机构改革的最大障碍④。本书认为,除了上述因素影响公立医院的改革进度以外,还有一个因素制约了公立医院改革进度,那就是缺乏强势人物作为公立医院改革"引擎"。我们通过梳理国外医疗保障制度发展史可以发现,尽管医疗保障制度的发展与完善是社会经济发展的必然趋势,但是我们也无法否认某些个人因素在建立(或者完善)医疗保障制度方面所发挥的关键性作用。例如,近代史上的德国"铁血宰相"俾斯麦和英国经济学家威廉·贝弗里奇,以及当代史上的新加坡副总理吴庆瑞和美国前总统贝拉克·奥巴马等,上述人物在各自所在国家的医疗保障制度构建(或者变革)中曾经发挥了极其重要的作用。而来自

---

① 吴凤清:《洛阳改制风云》,《中国医院院长》2011 年第 9 期,第 38 页。

② 吴凤清:《洛阳改制风云》,《中国医院院长》2011 年第 9 期,第 38 页。

③ 李寰、陈诚:《卫生部部长陈竺:我对医改满意又不满意》,《华西都市报》2011 年 3 月 4 日。

④ 刘腾:《公立医院成卫生部最后一块地盘,改革被指基本没动》,《中国经营报》2011 年 4 月 2 日。

我国宿迁市和洛阳市的公立医院改革案例也证实,当前我国的公立医院改革的确需要关键人物作为改革"引擎"来推进。事实上,也许正是由于缺乏上述改革家作为"引擎",才使得我国的公立医院改革进程极其缓慢。

五、洛阳市公立医院改革模式的可复制性问题

我们知道,由于中国公立医院管理体制长期存在的"管办不分"带来的系列问题,因此,建立科学的"管办分开"机制是中国本次公立医院的主要改革目标之一。洛阳市政府经过慎重考虑,决定采用"医管局"模式来实现"管办分开",因为医管局可以突出"办医"的专业化优势。① 其具体做法是由卫生局成立"医管局"专门负责医院管理局承担办医职能,卫生局承担监管职能,并由卫生局的一名副局长担任医管局局长。洛阳的这种"管办分离"模式被卫生部称为"大卫生体制下的管办分开模式"。但是,洛阳市实施的是卫生局下设医管局的"管办分离"模式,考虑到传统上二者之间的特殊行政隶属关系,洛阳市的"医管局"能否很好地履行管办分开职能仍然是当前人们较为担心的问题。尽管如此,本书认为,在全国范围内暂时还没有发现很好的管办分离模式可供借鉴的情况下②,洛阳的"医管局"模式也不失为一种次优的政策选择。同时,值得关注的是,北京市最近在推进其公立医院改革过程中引进了洛阳的"管办分离"的医管局模式③,由于北京市的地位的特殊性,再考虑到我国大陆地区对中国香港地区的公立医院治理模式青睐已久④,因此,可以推断出医管局模式可能成为中国公立医院治理机制改革的主导模式。事实上,中国的成都市、鞍山市也已经先后实

---

① 杨力勇:《医疗改革探索,洛阳实现大卫生体制下的管办分离》,《健康报》2011 年 4 月 25 日。

② 廖新波:《有了医管局管办就分开了?》,《决策》2011 年第 11 期,第 90 页。

③ 姜葳:《北京市医管局挂牌,管人管事还管医疗事故纠纷》,《北京晨报》2011 年 7 月 29 日。

④ 廖新波:《医改,正在进行时》,广东人民出版社 2011 年版,第 126 页。

施了医管局模式即可以证明上述论断。由此可见,类似洛阳公立医院改革中实施的"医管局"模式可能成为未来中国公立医院"管办分离"的主导模式。

六、应引进公立医院的"模块化"改革路径

我们知道,由于公立医院改革涉及的利益主体较多,并且各个利益主体之间的关系通常又较为复杂,因此,推进该项改革势必引起社会各界人士的广泛关注。或许正是基于上述情况的考虑,在全球范围内不管是资本主义国家还是社会主义国家,各国政府一般都倾向于将法人化和自主化作为公立医院改革的主要方向,而几乎没有一个国家(地区)将私有化作为公立医院改革的主要模式。① 事实上,我国的公立医院改革也是如此。例如,为了确保公立医院改革能够稳步推进,国家医改办主任孙志刚曾明确要求,"要把公立医院改革的各项工作做牢、做细,并且要确保公立医院改革不会引发剧烈的社会震荡"②。当然,这种担心不是多余的,而是有先例的。例如,直到现在还存在争议的宿迁市2000年发起的"卖光式"医改模式,以及最近宿迁市又准备投资建设一家大型公立医院,由此又招来新一轮有关公立医院改制问题的热议③,甚者由医院改制而引发的社会冲突问题也屡见报端④。由此可见,实施公立医院改革是一个复杂性的系统工程。而洛阳市为了解决这一问题,在其公立医院改革过程中采用了"模块化"改革策略,也即将该市的医疗机构按照其各自承担的主要职能的不同而将它们划分为两大模块:一块是承担公共卫生服务职能的医疗机构继续坚持国有事业单位管理体制;另一块是担负提供基本医疗服务职能的普通医疗机

① 世界银行:《如何解决公立医院系统存在的问题》,见 http://www.shihang.org/zh/country/china/research/2010/,2010年6月20日。

② 孙志刚:《积极推进公立医院改革取得实效》,《中国科技投资》2011年第6期,第4页。

③ 邢志刚:《宿迁医改回头?》,《现代快报》2011年6月12日。

④ 郑焰:《公立医院改制冲突》,《瞭望东方周刊》2004年第45期,第15页。

构则被要求实施改制,以便于引进市场化运作模式而提高其服务质量和效率。显而易见,实施"模块化"公立医院改革具有以下三个方面的优点:①可以促进不同治理机制下的医疗服务机构之间展开良性竞争;②可以有效减小推进公立医院改革的阻力;③可以解决公立医院长期存在的运行低效率和医疗服务质量较差等问题。[①] 或许正是由于洛阳市对公立医院实施模块化的改革思路,从而确保了该市的公立医院改革得以在整体上平稳推进。洛阳市的"模块化"改革思路无疑给其他改革试点城市提供了借鉴经验。

①　世界银行:《如何解决公立医院系统存在的问题》,见 http://www.shihang.org/zh/country/china/research/2010/,2010 年 6 月 20 日。

第七章 中国公立医院的改革成本分担机制及其优化

在本书的以上章节中,我们已经对中国的公立医院改革耗费的财政成本、政治成本、时间成本、改制成本以及由于公立医院改革缓慢而衍生的社会成本(主要表现为医患关系紧张、居民的"受益幻觉"以及社会福利损失等现象)及其分担问题进行了深入的探讨,但对上述几种成本之间的内在关系及其对中国公立医院改革"产出"方面的作用及其影响等问题,我们还没有系统地展开分析。鉴于此,在本章中我们将通过构建中国公立医院改革成本的分担机制及其优化模型,对影响中国公立医院改革的上述三类主要改革成本及其分担问题模型化研究,以便于设计出科学的中国公立医院的改革成本分担机制,并从中探寻出中国公立医院改革成本的优化路径及其策略。

第一节 公立医院改革成本的分担与优化模型

根据经济学中的"投入—产出"原理,任何生产活动都需要投入一定的生产要素才有可能获得一定的产出,而作为一种制度变迁过程的公立医院改革也不例外。基于以上经济学原理,本书将公立医院改革视为一种生产过程,而公立医院改革过程中耗费的各种成本可以被当作为推进公立医院改革而投入的各种生产要素,并且这些要素的投入数量只有在达到某个特定的配置比例时才可能获得最优的公立医院改革效果。为此,本书的思路是,我们需要将中国公立医院改革的财政成本、政治成本以及时间成本等作为内生变量纳入某个函数模型中才有可能更好地研究上述几种改革成本之间的内在关系及其优化路径的选择问题。同时,为简化计算程序,我们不妨将公立医院改革的财政成本、政治成本和时间成本作为三个随机变量,并且上述三个随机变量是为了推进我国的公立医院改革而不得不支付的"生产"成本。同理,我国公立医院的改革效果可以被当作上述各种"生产"成本投入的产出或者收益。在作了上述设定的基础上,我们就可以通过构建公立医院改革优化模型来讨论公立医院改革过程中各种改革成本的投入数量及其优化问题。

一、模型假设

假设 I:假设中国公立医院的改革成本主要由三大部分成本构成,并且这三大部分成本分别是财政成本、政治成本和时间成本。至于本书提出的公立医院改革的社会成本,例如,医患关系紧张、公众的"受益幻觉"以及公立医院垄断带来的社会福利损失等,这些社会成本产生的主要原因是由于公立医院改革较为滞后而派生出来的改革成本,并且由于上述三类社会成本过于抽象也难以将其进行量化处理。因此,本书将公立医院改革的社会成本作为时间成本的衍生效应来对待,也就是说,公立医院改革的社会成本可以被当成公立医院改革的时间成本的一部分。另外,本书在前文中所提出的公立医院改革的"改制"成本可以被视为公立医院改革的财政成本的一部分,因为公立医院的改制成本的支付在公立医院改革过程中大多是以财政给予相应的经济补偿金的方式来解决的,因此,本书将中国公立医院的"改制"成本作为财政成本的一部分予以研究。

假设 II:假设中国在实施公立医院改革时的外在宏观环境和内在微观技术结构保持相对稳定不变。

假设 III:假设中国的公立医院改革过程就是经济学上所谓的"投入—产出"的生产过程,也即是说,公立医院改革的过程就是各级政府试图通过耗费一定数量的时间成本、政治成本和财政成本等各类资源的投入,以获取在公立医院的运行效率、医疗服务的内在质量以及医疗资源分配的公平性等方面取得全面提升的改革效果,并且上述三种主要的公立医院改革成本之间的关系是相互独立的,则公立医院的改革效果(用 M 来表示)与上述三种公立医院的改革成本(用向量 X 来表示)之间的函数关系可以用式(7.1)来表示:

$$M = F(X) \tag{7.1}$$

在上述假设的基础上,我们可以将我国公立医院改革过程中的各种要素的投入—产出关系纳入一个由三维空间组成的模型来考察它们之间的逻辑关系(见图7-1)。在图7-1中,数轴 Z 代表公立医院改革的财政成本投入数量,数轴 N 代表公立医院改革的政治成本的投入数量,数轴 H 代表公立医院改革耗费的时间成本的数量,O 点为该三维空间模型的原点。$\overparen{EBD}$ 表示由公立医院改革的政治成本和财政成本两

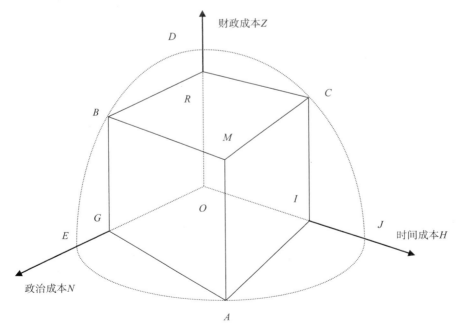

图7-1 中国公立医院改革的"投入—产出"模型图

种资源投入组成的生产可能性曲线，$\widehat{DCJ}$ 表示由公立医院改革的财政成本和时间成本投入组成的生产可能性曲线，$\widehat{EAJ}$ 表示由公立医院改革的政治成本和时间成本组成的生产可能性曲线。相应地，M 点则是公立医院改革的财政成本、政治成本以及时间成本三种"生产"要素投入实现动态均衡时的最优组合点。

二、公立医院改革成本优化模型的构建①

在上述假设的基础上，我们将函数式（7.1）中的向量 X 所代表的一组影响中国公立医院改革收益的主要因素转换成一组分别代表政府在公立医院改革方面的财政成本投入（主要包括各级政府用于公共医疗卫生服务方面的人、财、物方面的可以用货币形式表现出来的财政资金投入）、政府官员为推进公立医院改革可能付出的政治成本（主要是指各级政府官员为推进公立医院改革而承担的政治风险以及来自公立医院既得利益群体的各种威胁和压力）和公立医院改革所花费的时间成本（因推进公立医院改革而耗费的时间的长短）等变量，则中国公立医院改革收益的最优目标函数可以用方程式（7.2）来表示：

$$\max M = \max F(w_{1t}Z_t, w_{2t}N_t, w_{3t}H_t) \tag{7.2}$$

其中，F 表示中国将各种改革成本投入转化为改革收益的宏观制度环境和微观技术结构等外在约束条件；Z_t、N_t、H_t 分别表示中国在 t 年所拥有的各种可以用作公立医院改革事业的财政资金的数量、为推动公立医院改革可以动用的各种政治资源的投入数量、公立医院改革可能耗费的时间的长短等；w_{1t}、w_{2t}、w_{3t} 分别表示中国在 t 年内为推进公立医院改革而对现有的财政资金资源、政治资源以及时间资源数量的使用比率。至于在公立医院改革过程中上述三种资源使用的约束条

① 本模型的构建灵感来自东北财经大学吕炜教授有关中国的经济转轨成本问题的分析（详见吕炜：《转轨过程的最终费用结算与绩效评价》，《中国社会科学》2005 年第 1 期），在这里本人对吕教授表示感谢。

件,我们可以用方程式(7.3)、(7.4)、(7.5)和(7.6)来表示:

$$\dot{Z}_t = k_{1t}Z_t - w_{1t}Z_t \geqslant \dot{L}_{1t} \tag{7.3}$$

$$\dot{N}_t = k_{2t}N_t - w_{2t}N_t \geqslant L_{2t} \tag{7.4}$$

$$\dot{H}_t = k_{3t}H_t - w_{3t}H_t \geqslant L_{3t} \tag{7.5}$$

$$\frac{MP_{Z_t}}{P_{1t}} = \frac{MP_{N_t}}{P_{2t}} = \frac{MP_{H_t}}{P_{3t}} \tag{7.6}$$

在上述方程中,k_{1t}、k_{2t}、k_{3t}分别表示中国在t年所拥有的各种可以用作公立医院改革事业的财政资金、为推动公立医院改革可以动用的各种政治资源和公立医院改革可能耗费的时间的再投入比例;L_{1t}、L_{2t}、L_{3t}分别表示中国政府从可持续发展的角度考虑第t年可以用作公立医院改革事业的财政资金、为推动公立医院改革可以动用的各种政治资源和公立医院改革所耗费的时间等资源的最终减少可以承受的临界值;MP_{Z_t}、MP_{N_t}、MP_{H_t}分别表示中国在t年内在公立医院改革中公立医院改革事业的财政资金、可以动用的各种政治资源和公立医院改革的时间成本等要素投入的边际产量;P_{1t}、P_{2t}、P_{3t}分别表示中国在t年耗费1单位的财政资源、1单位的政治资源和1单位的时间的成本。

同时,根据题意我们知道,方程式(7.3)、(7.4)和(7.5)描述的是中国公立医院可以利用的某种资源的可持续的投入问题,或者说,中国政府在实施公立医院改革的时候,应该确保每种资源在每年被使用的数量处在一个可以接受的临界水平之上,从而保证每一种公立医院改革资源都能够得到合理的使用;而方程式(7.6)描述的是中国政府在各种公立医院改革资源的投入数量方面的设计与优化问题,也就是确保每种改革要素投入的每1单位的成本都能够获得相同的边际产量,从而实现公立医院改革资源的最优配置效率。

在此基础上,通过联立方程式(7.1)、(7.2)、(7.3)、(7.4)、(7.5)和(7.6),并利用条件极值的解法,我们将会求出公立医院改革收益的最优解。

　　为了更为清楚地理解上述最优解的求解过程,我们也可以通过图7-2来描述这种求解原理与过程。在图7-2所给出的以 O 点为原点的三维坐标系中,我们假设 Z 代表公立医院改革投入的财政成本的数量, N 代表公立医院改革付出的政治成本的数量, H 代表公立医院改革耗费的时间成本。设 M 点代表 Z 、 N 、 H 三种要素投入产出的最优组合点,由 M 点我们可以求出上述三种公立医院成本实现最优要素组合条件下的最优产出值。 M 点映射到空间坐标系所形成的不同平面上的点 A 、 B 、 C 分别代表了 M 值所要求的不同成本之间组合的生产可能性曲线上的点,这就是关于公立医院改革成本分担与优化问题的一般模型。其中图7-2中的 M 点对应的数值就是公立医院改革收益的最优数量。

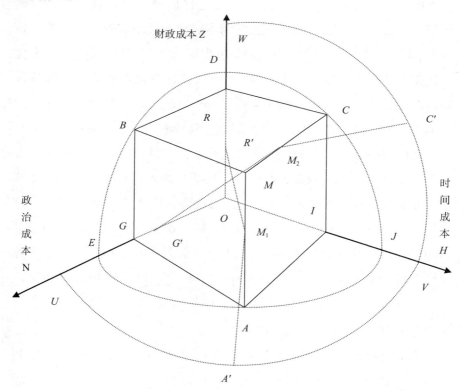

图7-2　中国公立医院的改革成本的分担与优化模型

三、中国公立医院的改革成本分担及其优化模型

通过以上分析我们已经知道,图7-2中的 M 点所对应的数值就是中国公立医院改革的最优收益量。此时,我们为公立医院改革而支付的政治成本、时间成本和财政成本的相应数量分别为 OG、OI 和 OR 单位。在这种情况下,由于 $OG<OE$,$OI<OJ$,显然,为了获得 A 点的公立医院改革收益(A 点是位于由政治成本为 OE 和时间成本为 OJ 时所对应的生产可能性曲线 $\overset{\frown}{EAJ}$ 上的点),我们仅支付了 OG 和 OI 的改革成本,此时我们节约了 GE 单位的政治成本和 IJ 单位的时间成本。同理,我们通过图7-2可以发现,在 M 点为最优产出的均衡点时,同时我们也节约了 RD 单位的财政成本。由此可以看出,当在实施公立医院改革的时候,我们需要考虑各种改革成本要素投入的最优组合问题,唯有如此,我们才可以取得较好的改革成效。否则,如果由于某种原因导致我们在公立医院改革成本的投入方面出现不均衡现象,也就是说,当我们对某种改革成本的投入过少或者过多,就会造成各种改革成本的配置偏离最优状态,这样做的后果往往是在过度使用某些改革资源的同时,也会使得某些改革资源处于闲置状态,从而无法达到改革的预期效果,进而使公立医院改革产生一些负面的衍生效应。

为了对公立医院改革成本投入失衡及其优化过程进行深入分析。本书假定公立医院改革的产出目标为 $M_1(A',B,C)$ (见图7-2),其中,R' 为 M_1 映射到线段 OR 上的点,A' 为 M_1 映射到生产可能性曲线 $\overset{\frown}{UV}$ 上的点,也即由于公立医院改革的复杂性等诸多原因,我们在公立医院的各种改革成本的投入方面放弃了资源配置的最优组合要求,此时最优组合点 $M(A,B,C)<M_1(A',B,C)$,并且此时我们在上述两个产出水平上尽管投入的财政成本都是 OR 单位,但此时只有 OR' 单位的财政投入真正发挥作用,其余 $R'R$ 单位的财政成本投入被闲置或者浪费了;

同时,由于在取得 M_1 单位公立医院改革收益的情况下,还有 IV 单位的时间成本和 GU 单位的政治成本由于投入过多而被过度使用了。显然,尽管我们获得了 M_1 单位的公立医院改革收益,但由于在此情况下我们偏离了各种改革成本配置的内在均衡要求,其在经济和社会制度等方面上是不可持续的,而来自政治和社会等方面的压力最终会迫使政府重新配置在 $M_1(A',B,C)$ 点状态下的各种改革资源的配置,最终使其达到一个新的均衡状态 $M(A,B,C)$。同理,我们也可以考察当公立医院的时间成本或者政治成本投入不足,而其他改革成本投入过度时的失衡问题。但由于公共政策机制的内在作用,最终会使得公立医院各种改革成本的配置重新回到均衡状态,并且在这种均衡状态下,各类资源实现了最佳的配置状态。由此可见,在上述我国公立医院的改革成本分担与优化模型中,由于该模型将我国公立医院的改革进程所牵扯到的各种要素投入及其优化配置问题纳入一个模型来进行考察,并且该模型具有动态自行优化的特点。因此,该模型可以被用来解释当前中国公立医院改革成本的分担及其优化问题。诚然,由于社会现实中的公立医院改革受到多种因素的约束,各种改革要素的投入也具有非经济性和非科学性问题的存在,改革成本的投入及其分担失衡问题也非鲜见,并且这些失衡问题会给公立医院改革事业带来极大的危害并诱发了衍生成本的累积问题。因此,如何科学地分担与优化公立医院的改革成本问题,已经成为当前和未来的一段时期内中国公立医院改革必须面对的棘手问题之一。基于此,本书拟借鉴上述公立医院改革成本的分担与优化模型,对中国公立医院改革成本分担的现状及其优化路径的选择等问题进行探讨。

第二节　公立医院改革成本分担机制设计及其优化

在本书的以上章节中,我们系统地分析了公立医院改革的各类成本的支出问题,并指出有些改革成本是必须支出而没有支出或者支出相对太少,而有些改革成本却在公立医院改革过程中被过度使用了,但我们没有将上述各类改革成本之间的关系纳入一个理论模型进行研究,或者说没有系统地探索它们的分担机制及其优化问题,下面我们就针对上述问题展开分析。

一、公立医院改革成本分担的现实困境

(一)1978—2003年中国公立医院改革成本的分担机制

1978—2003年,中国的公立医院管理体制为了适应市场经济建设的现实需要,陆续实施了一系列的改革举措,这一段时期中国医疗体制改革的主导思想是"只给政策不给钱"的市场化改革路径。为此,一些学者将这一段时期归结为"公立医院市场导向的30年"[①]。而国务院发展研究中心课题组(2005)则指出,由于商业化和市场化的走向违背了公共医疗卫生事业的基本规律,结果导致包括公立医院改革在内的中国医疗体制改革总体上不成功。[②] 本书认为,将中国公立医院改革失败的原因简单地归结为市场化似乎有点不妥,因为直到目前为止,尽管中国的一些公立医院已经实施了"改制"或重组等民营化改革,但根据本书的计算,中国公立医院的卫生人员数占中国卫生人员总数的82.34%,而公立医院的数量占中国医院总数的61.62%。[③] 由此可见,中国的大部分医院仍为政府控制,并且公立医院垄断了医疗服务市场。著名经济学家许成钢曾指出,中国的经济体制是"一个改革发展到半路的政府高度控制的半市场经济,不但不是一个发展了的市场经济,更

---

① 罗力:《中国公立医院改革——关注运行机制和制度环境》,复旦大学出版社2010年版,第3页。

② 国务院发展研究中心课题组:《中国医疗改革的评价与建议》,《经济管理文摘》2005年第16期,第26页。

③ 相关数据详见中华人民共和国卫生部:《2012年中国卫生统计年鉴》,中国协和医科大学出版社2012年版,第10—30页。

重要的是,其核心的控制机制是政府"①。由此本书认为,造成公立医院乃至中国改革开放以来医疗体制改革失败的主要原因是"甩包袱"式的公立医院改革思路,因为这样做的必然结果是,政府将推进公立医院改革所需承担的各项改革成本的支付责任变相推给了公立医院,而公立医院为了生存,只得充分甚至过度利用国家卫生部门赋予的市场化政策,并通过"诱导需求"等手段来"创收"。对于各级政府来讲,这一时期的公立医院改革是一种节约财政成本的改革,但这种节约财政成本的公立医院改革是以支付过多的政治成本和时间成本为代价的改革模式。上述中国的公立医院改革模式可以用图 7-2 中所描述的公立医院改革成本的分担与优化模型来解释。

我们可以用图 7-2 中的 M_1 来表示自开放以来到 2003 年这一时期中国公立医院的改革成本的分担情况。在图 7-2 中,M_1 可能大于 M,并且 M_1 映射到由数轴 N 和数轴 H 组成的平面上的点为 A' 点。同时,M_1 映射到数轴 Z 上的点为 R' 点。在这种情形下,我们可以看出,由于点 M_1 偏离了 M 点的位置,显然各种改革资源的投入处于非均衡状态,此时投入的政治成本、时间成本和财政成本的数量分别为 OU 单位、OV 单位和 OR' 单位。同 M 点的各种改革成本投入情况相比,此时由于 OR' 小于 OR,政府对公立医院改革的财政成本的投入明显不足,这一情况刚好和这一时期的政府为了降低公共医疗方面的财政支出压力而出台了"只给政策不给钱"、以及推行公立医院的市场化改革导向的现实相吻合。同时,通过图 7-2 我们也可以发现,此时尽管政府减少了财政成本的开支(节约的财政成本为 $R'R$ 单位),但这一时期政府付出的政治代价以及时间成本却也很大,该时间成本为 JV 单位,而政治代价为 EU 单位。这一情况与 20 世纪 90 年代前后中国的现实情况也是相同的。比如,在这一时期,中国的公立医院改革是一个渐进的、漫长的过程,从改革开放到现在,公立医院市场导向 30 年;从现在到未来,

---

①　许成钢:《中国改革的动力何在?》,《金融时报》(英)2014 年 1 月 10 日。

实现新医疗改革中促使公立医院回归公益性的目标,预计还得需要 30 年的时间①,因此付出了较高的时间成本。同时,由于公立医院改革滞后,来自社会公众对医疗体制的不满情绪也衍生出了一些对政府合法性的质疑,这意味着政府在这一时期也付出了惨重的政治成本。总之,在这一时期,政府用于公立医院方面的财政拨款占公立医院总支出的比例降为 15% 左右②,但为此我们也付出了巨大的政治成本和时间成本作为代价。尽管在这一时期政府承担的财政改革成本较小,但公众却为此承担了较多的时间成本,以及由于时间成本的过大而衍生出来的其他社会成本,例如,由于公立医院改革滞后而衍生出来的医患关系紧张和居民的"受益幻觉"等。

(二)2003 年以来中国公立医院的改革成本分担现状

以 2003 年 SARS 事件的爆发为标志,中国政府开始关注其在公共医疗服务方面的"缺位"与"越位"问题,随后则掀起了新一轮医疗体制改革的热潮,其重要做法是在逐步加大对公共医疗卫生服务领域的财政投入力度的同时,也开始推进以确保公立医院的"公益性"为目标的医疗体制改革,但公立医院改革的进度仍然较为缓慢。从公立医院的改革成本的分担情况来看,这一时期的公立医院改革具有以下特点:一是政府继续坚持渐进式的公立医院改革战略,并试图采用"时间赎买"的办法来降低因实施公立医院改革而可能引发的剧烈的社会震动,但是由此带来的结果却是公立医院改革的时间成本持续上升;二是政府用于公立医院改革方面的财政成本投入稳步增长;三是政府在公立医院改革方面的政治成本投入呈现多元化,但总体上呈现下降的趋势。为了更为清楚地对中国公立医院的改革成本及其分担状况进行阐述,我们利用图 7-2 对当前中国公立医院改革成本分担现状

---

① 罗力:《中国公立医院改革——关注运行机制和制度环境》,复旦大学出版社 2010 年版,第 3 页。

② 罗力:《中国公立医院改革——关注运行机制和制度环境》,复旦大学出版社 2010 年版,第 99 页。

进行解释。

根据 2003 年以来中国公立医院改革的现实情况,图 7-2 的点 M_2 可以被视为这一时期中国公立医院改革过程中各项改革要素投入组合的"产出"点,并且此时 M_2 映射到由财政成本和时间成本构成的平面上的生产可能性曲线 $WC'V$ 上的点为 C',M_2 映射到数轴 N 上的点为 G'。在这一时期,我们可以很清楚地看出政府的财政投入(OW)规模比 2003 年以前的财政投入(OR)规模增加了约 RW 单位,并且时间成本也相应地增加了 IV 单位。尽管此时公立医院的产出效果 M_2 可能大于 M 点时的产出效果,但公立医院的产出与投入情况在 M_2 点并没有实现资源的最优配置,因为此时存在着某些改革成本投入的浪费(时间成本投入以及部分的财政成本使用效率低下)与闲置并存的情形(例如,此时的政治成本较小,仅为 OG' 单位),因此 M_2 点所代表的公立医院的改革成本的投入与产出组合处于非均衡状态,我们必须对其进行重新修正,以达到改革资源的最优配置。

二、公立医院改革成本分担失衡的原因

在以上的内容中,我们利用中国公立医院改革成本的分担与优化模型,对自 20 世纪 80 年代以来中国公立医院的改革成本的投入情况进行了分析,结果发现,中国的公立医院改革可以划分为市场化改革时期和政府主导的"公益性"改革两个时期,并且在上述两个改革时期内政府为公立医院改革也支付了许多改革成本,但令人遗憾的是,这些改革成本的支付并没有取得良好的改革效果。究其原因,本书认为主要是由于中国政府在公立医院改革成本的分担方面存在不合理问题,从而导致各项公立医院改革成本要素的投入没有达到最优化的配置状态,进而无法取得理想的公立医院改革效果。具体来讲,在 20 世纪 70 年代末期至 2003 年期间,中国政府在公立医院改革的财政成本投入方面严重不足,结果诱发了医疗费用的过快

增长。① 与此同时,由于中国的公立医院改革从本质上来讲是一种各个利益相关者之间为了谋取更多的利益而展开的动态博弈过程。同时,出于维护社会大局稳定等因素的考虑,中国政府会对上述博弈过程进行及时的干预以免造成过大的社会震动。② 另外,中国的"渐进式"公立医院改革模式路径也决定了不会出现既得利益群体的潜在利益在短期内受到严重剥夺的情形。③ 鉴于此,中国政府采用了"渐进式"的公立医院改革路径,以"平滑"由于实施公立医院改革而引起的社会震动。但这种公立医院改革模式也带来了严重的后果,也即政府尽管节约一定的财政成本,但同时也付出了缘于改革缓慢而引起的巨大的社会成本作为代价,主要表现为"看病难、看病贵"引发的社会公众对政府的不满情绪的急剧上升以及日益紧张的医患关系等社会问题的出现,而导致这些问题出现的根本原因可以归结为由于政府让公众承担了太多的公立医院改革的时间成本、财政成本和社会成本。

然而值得庆幸的是,自 2003 年以来,中国政府已经意识到了缩减公立医院改革的财政成本可能引起众多社会问题,于是逐渐加大了对公立医院改革的财政投入的力度。据统计,仅在 2009—2011 年期间,中国用于公共医疗卫生方面的财政支出就达到 15166 亿元。④ 但是,当前的公立医院改革在改革成本的分担问题上仍然存在诸多亟待解决的问题,其中由于受既得利益集团以及路径依赖的影响,中国的公立医院改革在实践中仍坚持渐进式改革路径,这也意味着公众仍然要承受过多的公立医院改革的财政成本和时间成本的煎熬。同时,由于世界上公立医院改革的三大趋势——自主化、法人化、民营化的实质都是政

---

① 罗力:《中国公立医院改革——关注运行机制和制度环境》,复旦大学出版社 2010 年版,第 2 页。

② 罗力:《中国公立医院改革——关注运行机制和制度环境》,复旦大学出版社 2010 年版,第 3 页。

③ 罗力:《中国公立医院改革——关注运行机制和制度环境》,复旦大学出版社 2010 年版,第 3 页。

④ 孙铁翔、吕诺:《三年新医改　财政投入过万亿》,《海口日报》2012 年 6 月 26 日。

府的分权与放权问题。因此,若实施公立医院改革必然要求中国政府中的官员适度放松对公立医院的行政管制权,这样做可能会遭到部分官员的抵制甚至反对。为此,著名转型经济学家雅诺什·科尔奈(2013)曾经指出,"公众人物表面上拥护公共福利,其实代表的只是部门内部小团体的利益"①。而阿什肯斯(Ashkenas,2014)通过研究也发现,"尽管很多职业经理人常常会为自己承担了太多的业务而发出抱怨,但是他们却从不主动地去削减自己正在负责的业务中的任何一项。这是组织生活中的一个悖论:人们都擅长拓展一项新业务,但若同时让人们减掉一项其正在负责的业务时,他们通常会面临艰难的抉择"②。当某个组织在没有为组织变革做好充分准备之前,该组织对"简化"其业务有一定的恐惧,政府作为一个特殊的组织也可能存在上述情况。事实上,汉密尔顿(Hamilton)早在 1932 年就明确指出,我们不能孤立地研究医疗体制,它是社会文化的一个组成部分,它的组织形式与社会整体的组织形式密不可分。③ 因此,医疗体制改革实际上具有外部效应,一些官员可能担心实施公立医院改革引起"多米诺骨牌效应",因此,他们在推进公立医院改革问题上在大多数情况下是消极的、被动的,主要原因是他们不愿意承担因公立医院改革付出的太多的改革成本,以及担心由此引发公众的"分权"诉求。或许正是由于上述原因,当前的中国公立医院改革尽管与以前相比已经取得了部分成效,但仍存在着公立医院改革成本分担失衡问题,主要表现为公众承担了太多时间成本以及由此诱发的社会成本,并且政府也支付了相当多的财政成本,但该财政成本所发挥的作用极其有限,而本书所提出的公众在公共医疗支出的受益方面存在的"受益幻觉"问题就是明证。同时,政府官员当前试图

---

① [匈]雅诺什·科尔奈:《思想的力量——智慧之旅的非常规自传》,安佳等译,上海人民出版社 2013 年版,第 383 页。

② Ron Ashkenas, " Why Organizations Are So Afraid to Simplify ", http://blogs. hbr. org/2013/03/ why-organizations-are-so-afraid-to-simplify/ ,2014.

③ Walton Hamilton, " *Personal Statement* ", in *Medical Care for the American People*, Chicago:University of Chicago Press,1932,pp.189-200.

以付出一定数量的财政成本和时间成本来"赎买"或替换他们原本应该承担的政治成本与政治风险。

综上所述,中国的公立医院改革的确存在改革成本的分担失衡问题,而这种改革成本的分担失衡问题反过来又抑制了公立医院改革要素投入的产出效果,最终导致改革中的既定受益者对于改革现状的失望。因此,重构中国公立医院改革成本的分担机制已成为摆在中国政府高层面前一个迫在眉睫的问题。

三、公立医院改革成本的分担机制设计

尽管当前中国公立医院的改革成本存在严重的分担失衡问题,但并非意味着我们无法克服它。事实上,我们可以通过尝试采取以下措施来纠正当前公立医院改革成本的分担失衡问题:一是制定科学的公立医院改革进度时间表,让公众感到改革的可预期性和可期盼性。二是让既得利益群体认识到改革滞后对他们自身利益也会造成危害。美国著名经济学家约瑟夫·E.斯蒂格利茨(Joseph E.Stiglitz,2013)曾指出,虽然1%的既得利益群体目前正在享受着最优质的教育资源、最舒适的房子、最优秀的医生提供的医疗服务以及最佳的生活方式,然而却有一件东西是这些既得利益群体用金钱在现实社会中难以买到的,也即是让他们知道自己的未来是和99%的多数人的未来是连接在一起的。当然,若从历史学的视角来看,上述1%的既得利益群体也许最后会懂得这一道理,但遗憾的是他们通常懂得的太迟了。[1] 因为那些坚持渐进主义的既得利益者"只有在认为系统已经完全崩溃、痼疾必须靠强烈刺激才能扭转时,才会接纳大幅度的骤变"[2]。三是扭转当前中国政府官员对 GDP 的盲目崇拜局面。例如,中央决策层可以考虑设立社会发展指数作为选拔与任用地方政府官员的新机制,以摒弃目前在

---

① [美]约瑟夫·E.斯蒂格利茨:《不平等的代价》,张子源译,机械工业出版社 2013 年版,第 2 页(序言)。

② 吴敬琏:《比较》(第 66 辑),中信出版社 2013 年版,第 165 页。

官员绩效考核方面的"唯 GDP 论英雄"的实用主义用人理念。

　　基于此,本书提出的科学、合理的公立医院改革成本的分担机制是:由公众承担改革的时间成本,但改革的时间成本不能被无限期地延长和扩大,应该有个上限,或者说改革应该有个最低的时间期限。政治成本对于政府来说必须尽可能地予以降低,特别是对于那些敢于尝试推进公立医院改革的各级地方政府的官员来讲尤其如此。理性的做法是,通过合理的制度设计鼓励政府官员实施公立医院改革,并对于那些在公立医院改革方面取得良好成效的官员予以优先提拔,以此来降低这些公立医院改革推进者的政治风险与政治成本。根据吴晓波(2013)的研究,中国很多改革都是在现有体制之外展开的,由下而上,由外而内,因而也具有天然的违法性,曾有民间改革家自诩"一切改革都是从违法开始的"①。显而易见,即使不实施公立医院改革,政府也会付出巨大的政治成本,这是因为公众对政府在医疗体制改革问题上的"不作为"而产生了不满情绪,最终导致政府合法性的流失。至于公立医院改革的财政成本的分担问题,本书认为应该由中国政府,特别是中央政府予以承担。如果由地方政府承担过多的财政成本,鉴于目前地方政府普遍存在较大的偿债压力,地方政府往往会通过各种手段将改革成本转嫁给公众或其他组织,从而使中央政府实施公立医院改革的"好心"变成了"坏事"。对此,一些学者也持类似的观点,他们认为治理中国的社会保障提供的低水平和不公平分配问题,中央政府应承担更多的事权,尤其是与社会保障相关的事权。另外,中央政府对地方官员政绩的考核标准,再也不能坚持"唯 GDP 论"。社会政策和环境保护应当成为优先考核的标准。②

　　本书提出的中国公立医院改革成本的分担机制如图 7-4 所示。显然,同原有的公立医院改革成本分担机制相比(见图 7-3),本书提出

---

① 　吴晓波:《历代经济变革得失》,浙江大学出版社 2013 年版,第 209 页。

② 　张光:《中国式分权的代价》,《金融时报》(英)2013 年 12 月 26 日。

的未来中国公立医院改革成本的分担机制与现有公立医院改革成本的分担机制相比具有下述三个方面的差异:一是将政府纳入改革的时间成本的分担者行列,并通过构建公立医院改革进度方面的问责机制来强化政府的"时间"观念,使其意识到时间也是一种重要的不可再生资源,并将公立医院的改革效果作为影响政府官员升迁的关键指标予以考虑。二是本书提出的公立医院改革成本的分担机制将中央政府作为财政成本的重要承担者,以改变当前地方政府是公立医院改革成本的主要承担者的现状。本书提出这种观点的依据是:其一,中央政府是公立医院改革的潜在最大受益者,因为该项改革可以增加中央政府的凝聚力和政府的合法性。其二,当前地方政府的偿债压力较大。统计资料显示,在 2011 年年初,我国各级地方政府所欠的各类债务的总金额为 6.71 万亿元,而到了 2013 年 7 月初,我国各级地方政府所欠的各类债务的总金额已经高达 10.58 万亿元,其年均增长率为 19.97%,其中省级、市级和县级政府所欠的各类债务的年均增长率分别为 14.41%、17.36% 和 26.59%。① 其三,在我国现行的财税体制下,由于中央政府获取各类财税资源的能力逐渐增强,而各级地方政府获取各类财税资源的能力则相对较弱,并且各级地方政府对"土地财政"的依赖性越来越大,结果导致地方政府和中央政府在经济领域的矛盾呈现出激化的势头。② 基于以上情况,本书认为应由中央财政来承担更多的公立医院改革的财政成本。三是在政治成本的分担方面,本书提出的中国公立医院改革的政治成本的分担建议是:将目前主要由各级地方政府承担的公立医院改革的政治成本,变更为主要由各级政府特别是由中央政府来承担公立医院改革的政治成本,以激发各级地方政府官员在推进公立医院改革方面的积极性。同时,尽可能地降低他们的改革风险,使得这些官员体验到"即使我们都由自私的基因掌舵,好人终有

---

① 周素雅:《去年底全国政府性债务的总负债率为 39.43%》,《人民日报》2013 年 12 月 30 日。

② 吴晓波:《历代经济变革得失》,浙江大学出版社 2013 年版,第 237 页。

好报"①。当然,这种改革成本分担机制设计具有能够实现的现实基础,例如,2013 年年底,中共中央决定由习近平总书记担任中央全面深化改革领导小组组长就足以证明国家在全面推进改革方面的决心,这也意味着中央决策层愿意承担推进改革的政治风险与改革成本。② 由此,我们推断出中央决策层具有分担公立医院改革的财政成本的决心和意愿。

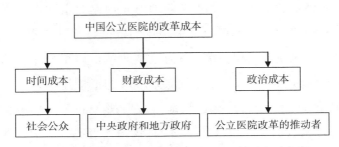

图 7-3　当前中国公立医院的改革成本的分担路径图

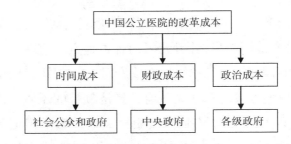

图 7-4　未来中国公立医院改革成本的分担及其优化路径图

总之,通过对比新旧两种公立医院改革成本的分担机制,我们可以发现新的公立医院改革成本的分担机制的最大特点是强化了中央政府的改革成本的分担责任,同时降低了公立医院改革者实施改革的政治风险与成本。除此之外,由于新的成本分担机制将政府部门纳入时间

---

① ［英］理查德·道金斯:《自私的基因》,卢允中等译,中信出版社 2012 年版,第 258 页。

② 蔡永伟:《习近平亲掌改革领导小组》,《联合早报》2013 年 12 月 31 日。

成本的承担者行列,并通过"倒逼"机制迫使政府部门主动实施公立医院改革,从而防止政府部门在公立医院改革问题上采取"时间赎买"策略来拖延改革等问题的发生。

第三节　实现公立医院改革成本优化需破解的难题

本书提出了新的中国公立医院改革成本的分担与优化路径,但这种分担与优化路径能否实现还需要以一些问题的妥善解决作为前提,本书认为只有解决好以下问题才能使本书提出的公立医院改革成本的分担与优化机制得以顺利运行。

一、妥善解决"受益幻觉"问题

本书在论述公立医院改革缓慢的社会成本问题时,曾提出了公共医疗支出过程中的"受益幻觉"问题,并指出导致中国公共医疗保障支出效果不佳的原因主要有两个:一是由于医疗服务的交易密集型产品的特性而难以说明这些服务长期影响的归属,政治家们难以从这些服务中得到声誉①,因此掌握中央转移支付支配权的地方政府可能将这些资金更多地用于公共医疗机构的基础设施项目建设,并从中获得寻租机会;二是定点公立医疗机构在提供医疗服务时,往往会利用患者的"受益幻觉"而过多地提供医疗服务,从而产生"医患合谋"来"侵蚀"医疗保障基金的道德风险问题。② 本书认为,除上述因素外,还有一个特别重要的因素导致居民"受益幻觉"问题的产生,即中国长期存在的"医疗特权"问题而引起的医疗财政资金分配的不平等。相关数据显

---

① 世界银行:《2004 年世界发展报告:让服务惠及穷人》,中国财政经济出版社 2004年版,第 82 页。

② 代志明:《中国的公共医疗支出增长与居民"受益幻觉"困境》,《云南社会科学》2013 年第 2 期,第 129 页。

示,早在 1964 年的时候,当时中国 830 万享受公费医疗待遇的人员所花费的公共医疗经费的总额,比用于 5 亿农民的医疗经费的总额还要多。为此,在 1965 年 6 月 26 日关于卫生工作的谈话中,毛泽东将当时的卫生部怒斥为"城市老爷卫生部"①。尽管自此后中国的医疗特权问题有所改观,但直到目前,中国的医疗特权问题在某些领域仍然存在。对此有学者指出,中国 2012 年财政支出医疗是 9000 亿元,其中的 7200 亿元被用于 840 万国家干部的医疗保健费用支出,平均每个人接近 10 万元,而其他 13 亿普通民众人均只有享到 140 元的该项医疗费用支出,两者的差距达到了 700 倍。② 另据国家监察部和人事部发布的相关数据,目前中国至少有 200 万名各级干部长期处于病休状态,而在上述干部人群中,又约有 40 万人在全国各地的干部病房或者干部招待所养病,政府每年为此耗费的财政支出达到了 500 亿元以上。③ 由此可见,中国在公共医疗经费的分配方面长期存在着严重的分配不公平问题。但是,考虑到人们对公平问题的重视程度不断加深,以及"公平是一种幸福,不公平是一种侮辱"等人权理念的日渐深入人心④。因此,本书认为政府在加大对公立医院的改革成本进行合理分担的同时,也必须全面而彻底地清理传统公立医院体制下的一些遗留问题,为此有专家指出,"医改的关键是政府行政管理体制改革,否则投入再多也没用"⑤,因为广大公众能够获得的仅仅是"受益的幻觉"。

二、防范公立医院改革的成本转嫁问题

成本转嫁是一种经济学现象,指的是某个厂商或个人将原本需要

---

① 胡宜:《送医下乡:现代中国的疾病政治》,社会科学文献出版社 2011 年版,第139 页。

② 梁发芾:《医疗特权是一种关乎生死的特权》,《中国经营报》2013 年 10 月 28 日。

③ 石述思:《中国特权医何以终结?》,《医院领导决策参考》2012 年第 4 期,第 30 页。

④ [美]乔治·阿卡洛夫、罗伯特·希勒:《动物精神》,黄志强译,中信出版社 2012 年版,第 21 页。

⑤ 刘涌:《不取消医院"官本位",医改投入再多也没用》,《21 世纪经济报道》2011 年11 月 29 日。

由自己承担的生产成本,通过直接或间接的手段转移给其他厂商或个人来承担这种成本的现象。出于经济理性方面的考虑,人们一般都想获得更多的收益而不愿承担相应的生产成本。这一现象在公立医院改革过程中也是存在的,并且这种成本转嫁问题已经给中国的公立医院改革进程造成极大的损害。例如,渐进式公立医院改革模式的选择从某种程度上来说,就是一种将公立医院改革的时间成本和财政成本转嫁给社会公众的一种时间"赎买"策略,这种策略从本质上来讲是一种财政机会主义的行为[1],该行为能够缓解政府在公立医院改革初期的财政成本的融资压力,有助于平稳推进公立医院改革进程,但政府短期内的财政成本的最小化目标的实现却是以长期条件下的财政风险程度的不断累积为代价的。另外,在渐进式公立医院改革思路下,中央政府允许地方政府进行公立医院改革试点,实际上这也是中央政府将改革的政治成本和政治风险变相转嫁给地方政府的一个做法。或许正是因为一些地方政府官员察觉到了中央政府进行政治成本与改革风险向下转嫁的动机,所以许多地方政府官员在公立医院改革问题上表现得极其"保守",结果造成尽管中央政府鼓励各地进行公立医院改革试点,但几年过去了,大多数地方政府的公立医院改革仍然是"基本未动"。[2]当然,最为典型的改革成本的转嫁问题当属当前舆论界大肆宣扬的日益紧张的医患关系问题,但追根溯源,医生和医院也是公立医院改革成本的被转嫁对象之一,因为医患关系紧张,再加上舆论界和社会公众往往不明就里,结果导致他们直接将造成医患矛盾"焦点"对准医生阶层,由此产生的结果可想而知,那就是屡见不鲜的"砍杀"医生事件接二连三地发生。作为自我防范措施,医生和医院在诊疗过程中往往会更多地借助于高科技医疗设备与相对昂贵的药品来行医,这无疑更加

---

①　卢文鹏:《中国经济转型中的政府担保与财政成本问题研究》,复旦大学 2003 年博士学位论文,第 78 页。

②　刘腾:《公立医院成卫生部最后一块地盘,改革被指基本没动》,《中国经营报》2011年 4 月 2 日。

重了患者的诊疗费用负担,而当患者在付出了巨额的医疗费用后,如果其病情并没取得预想的效果,他们自然就会迁怒于主治医生和医院,于是出现医患冲突问题就在所难免。基于以上情况,我们认为政府必须出台具体的政策,防止将公立医院改革的成本转嫁给他人,以确保公立医院改革能够真正实施下去。

三、确保公众的有序参与权

从本质上来看,医疗体制改革是一个如何通过政策制定的政治过程,以实现医疗卫生总费用的控制和公民权利保障的双重目标的过程。[①] 因此,为了确保公立医院改革成本的分担机制更为科学以及增强公众的回应性,我们必须让公众有序参与到公立医院改革成本分担及其优化进程中去。事实上,国外已经将公众有序参与到医疗卫生政策问题付诸实践。例如,美国的俄勒冈州在医疗改革过程中采用听证会、社区会议和电话调查来征求公众的意见[②];英国政府在制定卫生政策过程中采用一套综合方案和策略以使公众参与其中,从而确保公众提出的社会、伦理或道德问题的建议被吸纳到公共政策之中[③];而以色列在确定哪些技术应被纳入由政府资助的卫生服务范围时,通常要通过由市民代表超过三分之一的委员会来作出决定[④]。2005年以来,国内学者也认识到让公众参与医疗体制改革过程的重要性,并进行了理论方面的探索。杨团(2006)主张应由全社会来承担医疗卫生改革的公共责任[⑤]。

---

① 赵德余:《政策制定中多源流因素交互作用机制及其动态不稳定性》,《经济社会体制比较》2012年第4期,第44页。

② J.Dixon,H.G.Welch,"Priority Setting:Lessons from Oregon",*Lancet*,Vol.337,No.8746,March 1991,p.91.

③ M.Kelson,"The Nice Patient Involvement Unit",*Evidence based Healthcare Public Health*,Vol.45,No.9,September 2005,p.304.

④ Shani S.Siebzehner M I,O,Luxenburg"Setting Priorities for the Adoption of Health Technologies on A National Level:the Israeli Experience",*Health Policy*,Vol.54,No.3,March 2000,pp.169~185.

⑤ 杨团:《医疗卫生改革需要全社会承担公共责任》,《中国社会保障》2006年第9期,第22页。

杨燕绥(2006)则强调公众评价与监督对于改善医疗政策质量的重要性,并提出了一个两维四圈型医疗服务治理机制的构想①。赵德余(2008)揭示了医疗改革政策制定过程中的集体互动机制能够对卫生政策决策产生积极的影响②。赵杰(2006)认为,为了确保医疗卫生体制改革"以人为本"的改革理念得以深化,当前我国应当形成一种来自医疗卫生体系外部的改革"推力"远远超过来自医疗卫生体系内部的改革阻力的改革氛围③。由以上文献可以看出,公众参与卫生质量管理具有卫生服务民主化的政治意义④,同时也是优化卫生服务管理、提高卫生服务绩效和质量的途径之一。蔡江南(2013)则提出"打破目前的医疗资源行政化垄断,实现医疗资源的社会化是解决中国目前医疗卫生体制中的所有严重问题的根本途径,是中国医改的必由之路"的论点。⑤

基于以上情况,我们提出在公立医院的改革成本分担及其优化路径的选择过程中应让社会公众积极参与其中,尽管目前中国在公立医院改革成本的分担及其优化等方面还存在一些亟待解决的问题,但其核心问题仍在于在公立医院改革过程中,政府通过何种途径能够将公众参与改革的激情与公共政策决策进程实现"无缝对接"⑥,而上述"无缝对接"的实现是确保公共政策得以顺利实施的关键点。而在现实生活中,人们对医疗保健政策也表现出越来越多的兴趣,并有意参与其公共决策过程之中。例如,据中国社科院发布的 2012 年《政治参与蓝皮

---

① 杨燕绥、岳公正:《中国式管理型医疗》,中国劳动社会保障出版社 2006 年版,第145 页。

② 赵德余:《政策制定中的价值冲突:来自中国医疗卫生改革的经验》,《管理世界》2008 年第 10 期,第 41 页。

③ 赵杰:《启动医疗领域的公共治理》,《南风窗》2006 年第 1 期,第 24 页。

④ 杨辉:《公众参与医疗服务质量改进:国际经验和中国展望》,《中国卫生质量管理》2010 年第 3 期,第 108 页。

⑤ 蔡江南:《公立医院改革:实现医疗资源的社会化》,《中国医药报》2013 年 1 月 21 日。

⑥ [美]约翰·克莱顿·托马斯:《公共决策中的公民参与:公共管理者的新技能与新策略》,孙柏瑛等译,中国人民大学出版社 2005 年版,第 3 页(前言)。

书》透露,尽管中国公民的政策参与的客观状况并不乐观,但人们对"医疗体制改革政策"的了解和关注程度普遍要高于对"物价政策"和"收入分配政策"的了解和关注程度。① 同时,美国著名经济学家阿尔伯特·O.赫希曼(Albert Otto Hirschman,2008)的私人利益和公共参与的循环周期理论也证明,人民在私人事务和公共事务的参与性方面存在一个循环,只要在公共政策的制定过程中能够让公众的合理意见和建议得到重视而不至于让公众对此感到失望,那么公众参与公共事务的积极性就会高涨。② 因此,中国政府在未来的公立医院改革成本分担及其优化等问题的决策过程中应搭建合理的公众参与渠道,让人们有序参与到其中,以便于提高医疗卫生政策决策的科学性与公平性。

---

① 丁肇文:《公民政策参与水平"中等偏下"》,《金融时报》(英)2012 年 8 月 31 日。
② [美]阿尔伯特·O.赫希曼:《转变参与——私人利益与公共行动》,李增刚译,上海人民出版社 2008 年版,第 37 页。

第八章　研究发现与政策建议

我们知道,健康问题自古以来就是人类关注的永恒话题之一,因为拥有健康的身体是人们从事一切社会和生产活动最为基本的条件。对于这一问题,德国著名的哲学家阿瑟·叔本华(Arthur Schopenhauer)曾作出如下评论:"尽管拥有健康的身体并不是人们生活中的全部内容,但是,如果没有健康的身体作为依托的话,那么拥有其他的一切事物对于人们来说都将失去意义。"①由此可见,保持健康的体魄对于我们来说是多么重要!然而现实情况却往往是:"自从我们出生那一刻开始,我们便同时获得了两个国民身份,一个是属于'健康王国'的国民身份,还有一个则是属于'疾病王国'的国民身份"②。"虽然我们都倾向于成为健康王国的国民,但是迟早会有一天或者有一段时期,我们不得不承认我们也是疾病王国的国民。"③为此,追求健康与长寿已成为当前人们的热点话题,以至于一些学者大胆推测,在经历了网络革命的"洗礼"之后,在21世纪人类社会将会发生"保健革命"④。与此同时,伴随着科技进步以及社会经济的持续发展,人类对健康问题的认识将会更加系统而深入。例如,美国著名的卫生经济学家迈克尔·格罗斯曼在1972年通过研究发现,以下两个方面的因素引发了人们对健康的

---

① ［德］阿瑟·叔本华:《人生的智慧》,韦启昌译,上海人民出版社2008年版,第123页。
② ［美］苏珊·桑塔格:《疾病的隐喻》,程巍译,上海译文出版社2003年版,第2页。
③ ［美］苏珊·桑塔格:《疾病的隐喻》,程巍译,上海译文出版社2003年版,第2页。
④ ［美］保罗·皮尔泽:《财富第五波:保健——未来的兆亿明星产业》,徐锋志译,知识出版社2004年版,第1页。

现实需求:其一,拥有健康的体魄可以给人们带来良好的感觉,因此健康是一种消费品。其二,人们的健康状况直接决定了他们可以自由支配的时间数量,因此健康是一种可以投资的商品。[1] 另外,与教育的功能类似,健康也是一种能够激发人们实现其自身内在创造力及其社会价值的重要因素,同时也是促进人力资本提升的两大基础之一。因此,一国国民健康状况的改善不仅可以使人们的寿命得以适度延长,而且还可以促进社会经济的可持续发展并最终提升国家的竞争力。[2] 同时,相关研究已经表明,"民族的强大、统一和幸福,与其人民的健康水平直接相关"[3]。或许正是出于对上述问题的考虑,保障本国国民的健康并持续增进其健康权益不仅已经成为国家的义务和责任,而且也成为各个国家执政党的施政纲领的关键内容之一。自近代以来,各国政府和执政党都试图通过构建一个相对完善的公共医疗服务供给体系,以便于为本国民众提供高效、便捷和廉价的医疗保健服务。

而从世界范围来看,公立医院在一些国家的医疗服务体系中占据着或者曾经占据了重要的地位,公立医院因为其所具有的公共性而被赋予了保障公众健康的神圣使命和职责,同时,在保障和促进人们的健康方面,公立医院也被社会公众给予过高的希望。总之,在过去的相当一段时期内,公立医院在很大程度上体现了政府对全体国民的关怀,是弱势群体在患病就医时的最后依靠,是保证全体国民享受基本医疗服务的重要砝码,是维护基本医疗服务的公平性与可及性的重要手段。为此,有学者指出,公立医院所提供的医疗保健服务应当是基本的、低价的和应急的,应当被社会称颂和感恩。[4] 但是,在卫生保健领域,各

---

[1]　Michael Grossman, "On the Concept of Health Caporal and the Demand for Health", *Journal of Political Economy*, Vol.132, No.3, March 1972, p.35.

[2]　杨燕绥、岳公正:《医疗服务智力结构和运行机制》,中国劳动社会保障出版社2009年版,第3页。

[3]　[美]罗斯·霍恩:《现代医疗批判:21世纪的健康与生存》,姜学清译,上海人民出版社2005年版,第2页(序言)。

[4]　郝模:《医疗卫生改革相关政策问题研究》,科学出版社2009年版,第20页。

国都面临着以下两大难题:一是医疗服务资源的再分配问题,具体包括:①究竟应该给予低收入群体多少医疗补贴才算合适? ②提供医疗补贴的最佳方式是什么? ③实施医疗补贴政策所需的资金如何筹集。[①] 二是医疗服务资源的配置效率问题,具体包括:①究竟应该采用哪一种措施才能够将医疗服务机构、医疗服务人员、医疗保险机构和医疗服务产业高效率地组织在一起? ②如何将政府部门的宏观调控政策和医疗服务行业的经济激励机制有机地结合在一起才可以提高其运行效率?[②] 因此,开展对提高公立医院运行效率和改进其服务质量等问题的研究,对提升人们的健康状况具有极其重要的现实意义。正是基于以上认识,本书从改革成本及其分担问题的视角,对我国公立医院改革成本的分担困境及其优化路径的选择等问题进行了较为系统的研究。作为本书的结束语,在这里将本书得出的主要结论以及有待于进一步完善的问题进行总结与回顾。

一、研究发现与政策建议

自20世纪50年代以来,为了满足广大民众的医疗保障需求问题,中国政府建立了以公立医院为主体的公共医疗服务体系。在这种公共医疗体系下,中央政府依托包括公立医院在内的公共医疗服务体系,运用"有形之手"为社会公众提供基本医疗服务的做法赢得了广泛的认同和好评,并在世界范围内创造了运用最少的卫生资源投入而获得较高的医疗保健产出的成功典范。然而到了20世纪80年代,随着我国计划经济体制的逐渐瓦解以及市场经济体制的不断深化,我国传统的公立医疗服务体系中出现了一些亟待解决的问题并引起人们的不满,例如"乱收费、大处方、滥检查、吃回扣、收红包、态度恶劣、医疗事故频

---

① [美]保罗·J.费尔德斯坦:《卫生保健经济学》,费朝晖等译,经济科学出版社1998年版,第1页(序言)。

② [美]保罗·J.费尔德斯坦:《卫生保健经济学》,费朝晖等译,经济科学出版社1998年版,第1页(序言)。

发和医疗服务效率低下等问题日益增多"①,公立医院系统为此也广受诟病。于是,人们对实施公立医院改革的期盼与日俱增。同时,为了满足人们日益增长的医疗服务需求的现实需要,我国政府对公立医院也进行了多次改革。但由于公立医院系统固有的一些内在缺陷,再加上医疗体制改革所牵扯到的利益主体的多元性和复杂性,中国的公立医院改革尽管自 20 世纪 70 年代末就开始进行"改革试点",但该项改革从整体上看仍处于极其缓慢的"试点阶段",由此带来的结果是广大民众对公立医院的不满与日俱增,并有一些人将这种不满迁怒于在公立医院工作的部分医务人员身上,而 2004 年以来"医闹"问题的层出不穷和"砍杀"医生悲剧的接连发生,甚至于在 2014 年 1 月被中央电视台曝光的"走廊医生"事件②的发生从某种程度上讲都可以归咎于缓慢的公立医院改革所致。当然,当前中国政府的决策层已经意识到了实施公立医院改革的紧迫性,并于 2009 年开始正式着手推进公立医院改革,为此中国政府相继加大了在公立医院改革所需要的人、财、物等方面投入力度。但从其效果来看,当前的公立医院改革因遇到较大的阻力而举步维艰。究其原因,学界已从不同的学科与研究视野对上述问题进行了探索性分析。与其他学者不同,本书独辟蹊径,从改革成本及其分担问题的视角对中国公立医院改革的动力不足的内在原因进行了系统研究,现将本书的主要研究发现与政策建议总结如下。

(一)中国公立医院的改革成本巨大

本书选取中国公立医院的改革成本作为研究对象,并运用经济学的方法对公立医院改革所耗费的各类改革成本进行了测度。测度结果表明,中国公立医院的改革成本十分巨大。本书以当前中国公立医院正在实施的取消药品加成政策改革为例,测算出中国的公立医院在

---

① 詹国彬:《中国公立医院民营化改革:模式、风险与路径选择》,上海交通大学 2010 年博士学位论文,第 206 页。
② 禾刀:《沦为"走廊医生"22 个月,做一名纯粹的职业者有多难》,《中国青年报》2014 年 1 月 23 日。

2016年因执行取消药品加成政策而产生的公立医院改革的财政成本约为1871.7亿元。同时,本书以公立医院改革过程中需要安置的公立医院的冗员为例,测算出中国的公立医院因实施"改制"而需要支付的改制成本约为414.6亿元。本书还估算出中国公立医院改革的时间成本已经高达37年(截至2016年年底)。另外,限于技术层面的因素,本书没有对公立医院改革缓慢而产生的社会成本进行测算,但对因公立医院改革缓慢所引而起的医患关系紧张以及居民的"受益幻觉"等问题进行了深入分析。本书发现,尽管中国政府已经为推进公立医院改革承担一定数量的财政成本,但由于没有采取对公立医院的治理机制进行彻底改革,再加上现有改革的进度极为缓慢,结果导致广大公众在公立医院改革的受益问题上仅仅产生了"受益幻觉"而没有真正受益或受益较少。而日益紧张的医患关系即是中国公立医院改革滞后所产生的,并由此衍生出了巨额的社会成本,而这种公立医院改革缓慢的社会成本往往是由当前中国公立医院的广大医务工作者和社会公众来共同分担。综上所述,本书尽管囿于技术原因没有能够采取合理的技术手段将中国公立医院改革所产生的各项改革成本进行累加求和,但仅从本书以上所列出的各个单项改革成本的巨额性来看,中国公立医院改革成本的规模和数量显然是十分庞大的,而这种成本是我们在推进公立医院改革的过程中必须采用相应的措施予以分担的。

(二)改革成本分担失衡阻碍公立医院改革

当前,中国的公立医院改革因遇到较大的改革阻力而进展缓慢是学界的共识,而对于引起公立医院改革动力不足的原因,尽管学界存在一定的争议,但既得利益集团的阻挠被学界认为是其主要原因之一。[1]本书认为,鉴于既得利益集团是一种客观存在,并且随着中国市场经济

---

[1] 陈美霞:《大逆转——中华人民共和国的医疗改革》,《批判与再造》2006年第31期,第25页。

体制的日臻完善,人们的利益诉求出现多元化是一种必然趋势。因此,一些既得利益集团出于维护自身原有利益的需要而对公立医院改革进行抵制也符合经济学上的所谓"经济人"假设,所以我们切不可以在公立医院改革问题上过度地对既得利益集团进行责难。相反,理性的做法是,我们可以采用经济学的方法来化解这种来自既得利益集团对公立医院改革的阻挠。为此,我们必须对公立医院的改革成本进行科学的归类与整理。而根据本书的设计,我们将公立医院的改革成本划分为政治成本、时间成本、社会成本、改制成本和财政成本五大类别。同时,我们通过研究发现,尽管存在上述各种改革成本,但由于相关政府部门在推进公立医院改革的过程中对其认识的不足,再加上缺乏相应的分担机制设计,结果导致公立医院改革各个强势利益相关者在改革成本分担问题上产生了相互推诿的现象,从而使得该项改革在实施过程中经常处于"曲高和寡"的状态而陷入尴尬的境地。鉴于此,为了更好地推进公立医院改革事业,我们必须加强对公立医院改革成本及其分担问题的研究,并设计出科学的公立医院改革成本的分担机制以改变当前中国的公立医院因遇到巨大改革阻力而进展缓慢的现实困境。

(三)构建科学的改革成本分担机制以推进公立医院改革

本书通过构建公立医院改革成本的三维空间优化模型,推演了公立医院改革的政治成本、财政成本和时间成本之间的内在逻辑关系。该模型很好地解释了中国公立医院改革过程中由于政府、医院和公众在公立医院改革成本分担失衡时所造成的影响。该模型证明,在中国的公立医院改革过程中,由于各级政府特别是中央政府在公立医院改革过程中分担的财政成本和政治成本相对不足,结果使得中国的公立医院改革尽管节约了一定的财政成本和政治成本,却让社会和公众付出了较多的时间成本,并由此导致公立医院改革的衍生成本的急剧增加,其主要表现为医患关系的日益紧张。为此,本书设计出新的公立医院改革成本的分担机制及其优化路径:一是应大胆突破中国公立医院改革的一些"禁区"(因为"中国改革的最大弊病和软肋,就是往往为自我设定过多过大的改革禁区,致使改革进入停滞甚至倒退的死胡同"[1])以加快公立医院改革的进度。从演化生物学的观点来看,这种勇于突破改革"禁区"的行为符合以色列生物学家扎哈维(A. Zahavi)在1970年提出的累赘原理(The Handicap Principle):"动物和人类不是在作出最冒险、最过分的行为之余侥幸能兴旺,而正是因为有这类行为而兴旺。"[2]因此,政府只有大胆改革,并承担相应的改革成本,才有可能减小社会公众正在承受的时间成本及其衍生的社会成本的压力。二是改变当前中国公立医院改革的政治成本主要由地方政府官员来分担的局面。因为中国的公立医院改革过程通常是先由中央政府选定特定地区的一些公立医院进行"改革试点",而这也意味着中央政府将该项改革的政治风险与成本转嫁给了地方政府官员,而为了规避这种改革的政治成本与改革风险,公立医院改革试点地区的主要官员的改革动力往往不足。因此,本书则建议中央政府应主动来承担公立医院改革的政治成本,以此来激发起地方政府实施公立医院改革的积极性。三是公立医院改革的财政成本(包括公立医院改革的改制成本)应由各级政府特别是中央政府来承担,从根本上改变当前该项改革成本在很大程度上由地方政府和被改革的公立医院来分担的现状,这样做既能调动地方政府和被改革公立医院实施公立医院改革的动力,并能很好地促使该项改革顺利推进下去。

(四)应合理补偿公立医院改革的利益受损者

大量的研究表明,实施公立医院改革会使得部分医务人员的潜在利益遭受一定的损失。例如,实施公立医院改制或重组必然产生部分医务人员的下岗与分流问题。本书认为,为了减少这部分医院职工的潜在利益损失,我们必须采取相应的措施对其进行妥善安置或者给予

---

① 伟达:《中国改革的"禁区"》,《联合早报》2014年2月27日。

② [英]理查德·道金斯:《自私的基因》,卢允中等译,中信出版社2012年版,第181页。

合理的经济补偿,以便通过增加改革的"润滑剂"的方式来减小这部分人员对公立医院改革形成的阻力,这一观点已得到专家的认同,例如中国工程院院士钟南山(2014)就曾指出,我国政府应当逐渐增加用于医疗卫生服务方面的财政支出数量,以确保广大医务人员和社会公众都能够从医疗卫生体制改革中受益。① 事实上,中国在公立医院改革的路径选择上采用了"渐进式"改革思路,而渐进式改革具有成本递增的特性,这也意味着渐进式公立医院改革在实施过程中应采取"赎买政策"以减少改革的阻力。② 除此之外,当前中国社会的个体化发展趋势表明,"向市场经济的转型降低了政治资本的重要性、同时个体维护自身权利的意识逐渐苏醒,个体不再愿意为集体和家庭的延续而牺牲自己"③。基于以上情况,本书建议应对中国公立医院改革的利益受损者进行合理的补偿,以换取他们对该项改革的理解与支持。但是,本书也发现,在当前的公立医院改革过程中,中国的各级政府在对公立医院改革的利益受损群体的经济补偿方面,还存在着经济补偿标准过低以及补偿资金的来源过于单一等问题。本着"收益"和"成本"对等的原则,本书认为,由于在实施公立医疗服务机构改革以后,政府的医疗财政支付压力通常会降低一些。因此,各级政府部门是我国公立医院改革的最大受益者。例如,在对公立医疗服务机构实施改制之后,政府不但将"过去五十多年以来政府在医疗卫生服务领域的积累予以变现,而且等到被改制公立医疗服务机构的免税期满以后,政府的相关税收也会增加"④。鉴于上述情况,本书认为对在公立医疗服务机构改革过程中遭受利益损失的人群进行经济补偿的责任应当由我国各级政府特别是中央政府来承担,一改中国的改革日程"承诺多,细节少"的局面,因为

---

① 钟南山:《抛开医生的医改不会成功》,《人民日报》2014 年 3 月 7 日。
② 王跃生:《天下没有免费午餐——改革成本问题研究与国际比较》,中国财政经济出版社 1999 年版,第 65 页。
③ 阎云翔:《中国社会的个体化》,上海译文出版社 2012 年版,第 3 页。
④ 王世玲:《江苏医改模式》,《21 世纪经济报道》2007 年 10 月 25 日。

只有让公众更清楚地知道其中一些改革预计将在何时实施,这些想法才能发挥作用。①

(五)公立医院改革应确保公众的参与权

公共选择理论认为,在公共政策制定过程中,公众的参与程度的大小直接关系到该项公共政策能否被顺利实施。② 而事实上公立医院改革政策也是如此。让他们充分了解公立医院改革的流程及其最终结果,以消除广大公众对改革的顾虑,这也在一定程度上弱化了改革的阻力。由此可见,确保公众特别是公立医院职工对于改革的知情权和参与权是改革成功的前提。为此,中国医生应该就自己的经历而畅所欲言,为医疗卫生系统的发展振兴建言献策,更多地加入卫生政策的制定中来。③ 实践证明,公立医院改革是医生和患者的改革,如果实施该项改革会使医生的收入减少并受到某种程度的歧视,那么他们就会缺乏改革的动力。④ 同时,在大多数公立医院改革的利益相关者没有真正参与到公立医院改革政策过程的情况下,将难以形成一种较为合理的利益分享和利益制衡机制。由此带来的最终结果可能是:由政府部门负责制定的公立医院改革政策往往会产生制度性的医疗腐败问题,而社会公众的利益则难以得到有效保护。因为"在缺乏公众参与并实施有效监督的情况下,寻租现象很难受到遏制。政府部门通常会利用其在公共政策决策中的优势地位而制定出有利于其自身利益最大化的政策"⑤。对于上述问题,蔡江南教授进行了深入研究。他发现在当前我国现行的医疗管理体制下,能够从中谋取最大收益的是各级政府的医

---

① [美]格瑞斯·朱:《中国的改革日程:承诺多,细节少》,《华尔街日报》(中文版)2014 年 3 月 7 日。

② [美]韦默:《公共政策分析:理论与实践》,刘伟译,中国人民大学出版社 2013 年版,第 45 页。

③ Lancet, "Chinese Doctors Are under Threat", *Lancet*, Vol.376, No.9742, August 2010, p.657.

④ 钟南山:《抛开医生的医改不会成功》,《人民日报》2014 年 3 月 7 日。

⑤ 程诚、闫东玲:《新医改背景下我国医疗腐败的新动向及其防治策略》,《医学与社会》2014 年第 4 期,第 50 页。

疗卫生管理机构和分布于全国各地二级以上的公立医院,两者之间已经从传统的行政隶属关系演化为当前的利益依存关系,并对中国医疗体制改革的顺利推进构成了现实障碍①,结果导致公立医院改革迟迟没有取得实质性的进展,中国一些先行试点公立医院改革失败的案例证明了上述观点。然而令人欣慰的是,当前公立医院的决策机制也出现了一些可喜的变化,例如,学者王绍光和樊鹏通过对相关文献的梳理发现,中国在医疗公共政策决策方面出现了由以前的个人决策或"寡头决策"向"共识型决策"模式转变的趋势。② 但本书认为除此之外还需要通过某项制度设计,将广大公众也吸纳到公共决策中来。由此看来,让包括广大医务人员在内的社会公众参与到公立医院改革决策过程之中,是确保我国的公立医院改革得以成功的前提条件之一。

总之,本书认为改革成本及其分担失衡问题是当前影响中国公立医院改革进程的核心问题之一,我们必须采取相应的措施来妥善解决改革成本问题,否则的话,即便中央政府通过行政命令的手段强制推进公立医院改革,也可能达不到既定的预期目标,而三十多年以来中国公立医院改革的实践已经证明了这一点。或许正是因为在公立医院改革过程中存在着较为严重的改革成本分担失衡问题,才触发了所谓的"黄宗羲定律"现象的产生③,也即在公立医院改革初期,公立医院迫于政府的行政压力而采取一些措施来解决"看病难、看病贵"问题,同时人们的医疗保健负担可能出现一定的下降,但过不了多久,公立医院难免会出现类似经济学上所谓的"打鼹鼠效应"问题,也即公立医院会采用一些可能更加隐蔽的手段来增加医院的收入,由此导致人们的医疗保健负担甚至比改革前更加沉重。我们不妨将这类问题称为"医疗黄

---

① 蔡江南:《政府回购民营医院与医改背道而驰》,《中国社会保障》2010 年第 12 期,第 84 页。

② 王绍光、樊鹏:《中国式共识型决策:"开门"与"磨合"》,中国人民大学出版社 2013 年版,第 44 页。

③ 秦晖:《并税式改革与"黄宗羲定律"》,《中国经济时报》2001 年 11 月 3 日。

宗羲定律"现象。为此,笔者强烈呼吁中国政府应正视公立医院的改革成本问题,并采取相应的措施从根本上解决这一问题。

二、研究的局限及后续努力的方向

本书选择以公立医院的改革成本为研究对象,对中国公立医院的改革成本及其分担机制设计与优化等问题作了深入而系统的专题研究。尽管该项研究耗费了笔者将近 4 年的时间和精力,作为一种被美国著名经济学家保罗·萨缪尔森(Paul A.Samuelson)称为"永不消失的问题"的医疗保健问题之一[①],以及医疗改革过程中的政策制定和决策这个世界性的难题[②],再考虑到中国的公立医院改革自有其不同于其他经济和社会问题的复杂性,因此,本书自然也不可能涉及公立医院改革成本的所有问题,而是仅仅回答了涉及本书主体的一些主要问题。但是,必须说明的是,对于中国公立医院改革及其改革成本的分担这一全新课题所牵扯到的诸多问题,绝对不是本书能够一蹴而就予以彻底解决的。客观地讲,本书只是完成了对所涉及的公立医院改革相对重要的改革成本及其相关内容的研究,所以,本书在以下几方面尚存在不足之处,需要作进一步深入的研究,这其中包括以下四个方面的问题。

一是对公立医院改革成本的分担机制及其优化路径问题的研究较为薄弱。在本书中,本打算建立一个公立医院的改革成本方面的数学模型来分析公立医院改革过程的改革成本分担机制及其优化问题,但是,限于笔者数学功底相对薄弱以及医疗保障问题本身的复杂性,结果导致本书对中国公立医院的改革成本的分担机制仅进行了文字描述而没有成功地将其纳入数学模型来进行分析,这无疑削弱了本书论证的严密性与说服力。

二是在有关公立医院改革方面的实证调研数据收集方面相对欠

---

① [美]保罗·萨缪尔森:《经济学》,萧琛译,人民邮电出版社 2004 年版,第 345 页。
② 王绍光、樊鹏:《中国式共识型决策:"开门"与"磨合"》,中国人民大学出版社 2013 年版,第 15 页。

缺。众所周知,用一手调研资料进行实证分析是医疗保健研究领域常用的方法之一,尽管本书在这方面做了一些尝试,但还是存在实地调研数据不足的问题。例如,对于当前公立医院改革过程中各个试点城市各项改革成本的分担现实状况等问题,由于缺乏相关数据而没有进行测算,因而难以避免对这一问题产生一些感性方面的认识。我们知道,感性方面的认识是产生理性方面的认识的基本条件之一。因此,本书在对研究对象进行理性分析的过程中极易产生一些比较主观的观点和看法,从而使得本书的一些结论似乎显得过于主观臆断。

三是对如何降低中国公立医院改革成本的长期对策方面的研究略显不足。诚然,对于如何化解中国公立医院的改革成本及其分担机制设计和优化策略等问题,本书也有针对性地提出了一些对策。例如,提出了实行对既得利益受损者进行合理补偿,加大中央政府对公立医院改革成本的分担份额,以及扩大公立医院改革的利益相关者参与公立医院改革政策决策的过程等建议,但是,这些对策只是当前有效缓解中国公立医院的改革成本问题的应急对策,而对于如何应对公立医院改革的长期发展战略等问题,本书仍需要作进一步的挖掘与探讨。

四是对一些重要的理论问题的界定及其内在逻辑关系方面的研究有待深化。例如,对于"成本""成本转嫁""医疗黄宗羲定律"以及医疗卫生政策与改革成本之间关系等问题的论述较为肤浅,这说明本书在理论方面仍需要作进一步的努力,因为只有从理论层面厘清了这些重要概念、理论之间的关系,才能使得本书的相关分析更为深入。

总而言之,以上所列出的不足之处是笔者在未来的研究工作中亟待深入挖掘与拓展的问题。同时,本书的上述不足之处也是笔者继续努力的主要方向与学术兴趣所在。

参 考 文 献

一、中文文献

[1][美]阿尔伯特·O.赫希曼:《转变参与——私人利益与公共行动》,李增刚译,上海人民出版社 2008 年版。

[2][德]阿瑟·叔本华:《人生的智慧》,韦启昌译,上海人民出版社 2008 年版。

[3][美]埃利奥特·阿伦森:《社会性动物》,邢占军译,新华出版社 2002 年版。

[4][美]埃里克·托普:《颠覆医疗》,张南译,电子工业出版社 2014 年版。

[5][美]艾尔·斯塔博费尔德:《医院管理传奇:从平庸到卓越》,周清华等译,人民军医出版社 2013 年版。

[6][美]奥瑞里克:《中国改革成本巨大》,《华尔街日报》(中文版)2013 年 2 月 28 日。

[7][美]安卓·布朗:《吴敬琏:下一次改革关键是政治体制》,《华尔街日报》(中文版)2013 年 10 月 23 日。

[8]白岩松:《支持医疗就是给未来更多信心》,《健康报》2013 年 8 月 23 日。

[9]包永辉、徐寿松:《政道:仇和十年》,浙江人民出版社 2011 年版。

[10][美]保罗·萨缪尔森:《经济学》,萧琛译,人民邮电出版社 2004 年版。

[11][美]保罗·皮尔泽:《财富第五波:保健——未来的兆亿明星产业》,徐锋志译,知识出版社 2004 年版。

[12][美]保罗·J.费尔德斯坦:《卫生保健经济学》,费朝晖等译,经济科学出版社 1998 年版。

[13][美]鲍莫尔:《福利经济及国家理论》,郭家麟译,商务印书馆 1982 年版。

[14][美]彼得·德鲁克:《管理的实践》,齐若兰译,机械工业出版社 2009 年版。

[15][美]彼得·M.布劳:《社会生活中的交换与权力》,李国武译,商务印书

馆 2008 年版。

[16][美]比尔·奎恩:《建立你的时间资产:倍增财富,开创有闲人生的 5 大法则》,路卫军等译,中国青年出版社 2007 年版。

[17]蔡江南:《取消编制,解放医生》,《中国卫生》2015 年第 7 期。

[18]蔡江南:《政府回购民营医院与医改背道而驰》,《中国社会保障》2010 年第 12 期。

[19]蔡江南:《公立医院改革:行政与市场作用并举》,《中国医药报》2011 年 3 月 24 日。

[20]蔡江南:《公立医院改革:实现医疗资源的社会化》,《中国医药报》2013 年 1 月 21 日。

[21]蔡永伟:《习近平亲掌改革领导小组》,《联合早报》2013 年 12 月 31 日。

[22]曹保印:《生命政治:世界顶尖学者中国演讲录》,中国广播电视出版社 2007 年版。

[23]曹林:《医改矫正要力避"赎买式改革"路径》,《医院领导决策参考》2005 年第 16 期。

[24]曹健:《拆分大型公立医院》,《中国改革》2014 年第 6 期。

[25]曹凤芹:《山东药品加成取消后,医疗技术服务费纷纷提高》,《经济导报》2012 年 12 月 5 日。

[26]曹政:《医院暴力"恶性肿瘤"何时能消解》,《健康报》2013 年 11 月 1 日。

[27]崔松:《时间成本书》,中国社会科学出版社 2011 年版。

[28]陈蓉:《反公立医疗机构垄断地位若干问题的法律思考》,《湖南警察学院学报》2013 年第 6 期。

[29]陈晓春:《行政时间成本述论》,《长白学刊》2010 年第 2 期。

[30]陈丹丹:《中国经济转型成本的测度:1978—2007 年》,《数量经济技术经济研究》2010 年第 2 期。

[31]陈会扬:《医院场所暴力伤医呈三升态势》,《健康报》2013 年 8 月 16 日。

[32]常峰、夏强:《我国港澳地区医疗券制度及其对内地的启示》,《中国卫生政策研究》2015 年第 3 期。

[33]程诚、闫东玲:《新医改背景下我国医疗腐败的新动向及其防治策略》,《医学与社会》2014 年第 4 期。

[34][美]大卫·M.兰普顿:《"大跃进"时期的医疗政策》,《科学文化评论》2006 年第 1 期。

[35][英]大卫·N.海曼:《财政学:理论在政策中的当代应用》,张进昌译,北京大学出版社 2006 年版。

[36]代志明:《新医改热中的若干冷思考》,《体制改革》2008 年第 4 期。

［37］代志明：《新型农村合作医疗中的利益转移问题研究》，中国社会科学出版社 2011 年版。

［38］［美］第默尔·库兰：《偏好伪装的社会后果》，丁振寰译，长春出版社 2005 年版。

［39］邓国胜：《事业单位治理结构与绩效评估》，北京大学出版社 2008 年版。

［40］邓聿文：《财政政策的政治成本》，《中国经营报》2011 年 11 月 21 日。

［41］邓聿文：《普通公民视角看中国"两会"》，《金融时报》（英）2014 年 3 月 3 日。

［42］丁强：《将取消药品加成是休克疗法》，《南风窗》2009 年第 9 期。

［43］丁启军、伊淑彪：《中国行政垄断行业效率损失研究》，《山西财经大学学报》2008 年第 12 期。

［44］董辅礽：《集权与分权：中央与地方政府的构建》，经济科学出版社 1996 年版。

［45］董辅礽：《改革的代价》，《亚太经济时报》1997 年 5 月 13 日。

［46］董伟：《一半的心脏支架不靠谱》，《中国青年报》2012 年 10 月 14 日。

［47］董彩红：《揭秘医院放射检查潜规则，经济利益作祟致检查泛滥》，《东方今报》2012 年 12 月 24 日。

［48］杜乐勋：《中国医院产权制度改革操作技巧》，中国协和医科大学出版社 2004 年版。

［49］［美］E.S.萨瓦斯：《民营化与公私部门的伙伴关系》，周志忍译，中国人民大学出版社 2002 年版。

［50］冯舜华等：《经济转轨的国际比较》，经济科学出版社 2001 年版。

［51］冯英：《公众究竟要为政府支付多少成本？》，《中国社会导刊》2005 年第 20 期。

［52］［美］菲利普·津巴多：《路西法效应——好人是如何变成恶魔的》，孙佩妏等译，生活·读书·新知三联书店 2010 年版。

［53］樊纲：《两种改革成本与两种改革方式》，《经济研究》1993 年第 1 期。

［54］方鹏骞：《中国医疗卫生事业发展报告 2014》，人民出版社 2015 年版。

［55］［美］F.D.沃林斯基：《健康社会学》，孙牧虹译，社会科学文献出版社 1999 年版。

［56］高春亮、余晖：《激励机制、财政负担与中国医疗保障制度演变》，《管理世界》2009 年第 4 期。

［57］［美］戈登·图洛克：《贫富与政治》，梁海音等译，长春出版社 2006 年版。

［58］［美］戈登·塔洛克：《寻租——对寻租活动的经济学分析》，李军政译，西南财经大学出版社 1999 年版。

[59]顾昕:《走向全民医保:中国新医改的战略与战术》,中国劳动社会保障出版社 2008 年版。

[60]顾昕:《诊断与处方:直面中国医疗体制改革》,社会科学文献出版社 2006 年版。

[61]顾昕:《应取消 15%药品加成》,《中国医院院长》2012 年第 1 期。

[62]顾昕:《公立医院改革必须"去行政化"》,《中国青年报》2010 年 6 月 22 日。

[63]顾海良、颜鹏飞:《经济思想史评论》(第 4 辑),经济科学出版社 2009 年版。

[64]古津贤、李大钦:《多学科视角下的医患关系研究》,天津人民出版社 2009 年版。

[65][法]古斯塔夫·勒庞:《乌合之众:大众心理研究》,夏杨译,商务印书馆国际有限公司 2011 年版。

[66]郝模:《医疗卫生改革相关政策问题研究》,科学出版社 2009 年版。

[67][德]韩博天:《通过实验制定政策:中国独具特色的经验》,《当代中国史研究》2010 年第 5 期。

[68][德]韩博天:《中国经济腾飞重点分级制政策实验》,《开放时代》2008 年第 5 期。

[69]韩俊:《中国农村卫生服务调查》,上海远东出版社 2007 年版。

[70]和经纬:《中国公立医院民营化的政治经济学逻辑》,《中国行政管理》2010 年第 4 期。

[71]和经纬:《"医改"中的卫生部门:组织力量、行动策略与政策输出——以福建省卫生厅为例》,《公共行政评论》2011 年第 2 期。

[72]胡宜:《送医下乡:现代中国的疾病政治》,社会科学文献出版社 2011 年版。

[73]胡妮娜、程伟:《中国古代医患关系模式初探》,《中国医学伦理学》2008 年第 3 期。

[74]胡敏洁、郑艳丽:《公共服务券的提供及其规制——以医疗券为例》,《国家行政学院学报》2011 年第 3 期。

[75]胡浩:《世卫组织总干事陈冯富珍赞扬中国医改成果》,《人民日报》2014 年 7 月 10 日。

[76]胡贲:《拆解社保新改革》,《南方周末》2010 年 1 月 21 日。

[77]华民:《公共经济学教程》,复旦大学出版社 1996 年版。

[78]黄锫坚:《科尔奈:经济增长不会自动带来制度改革》,《经济观察报》2005 年 1 月 23 日。

[79]黄水来:《多地医院拒收医保病人称挣不到钱》,《中国青年报》2013 年 1 月 11 日。

[80]黄恒学:《公共经济学》,北京大学出版社 2002 年版。

[81]黄玉龙:《不改革的成本》,《财经》2012 年第 6 期。

[82]洪银兴:《转型经济学》,高等教育出版社 2008 年版。

[83]洪银兴:《中国经济转型和转型经济学》,《经济学动态》2006 年第 7 期。

[84]洪银兴:《中国经济转型的层次性和现阶段转型的主要问题》,《西北大学学报》2006 年第 5 期。

[85][美]贾雷德·戴蒙德:《枪炮、病菌与钢铁:人类社会的命运》,谢延光译,上海译文出版社 2006 年版。

[86]贾岩:《取消药品加成,财政补贴持续性成最大考量》,《医药经济报》2012 年 7 月 30 日。

[87][美]加里·S.贝克尔:《人类行为的经济分析》,王业宇等译,上海人民出版社 2008 年版。

[88][美]杰弗里·M.霍奇逊:《制度经济学的演化》,杨虎涛等译,北京大学出版社 2012 年版。

[89]姜守明、耿亮:《西方社会保障制度概论》,科学出版社 2002 年版。

[90]敬乂嘉:《合作治理:再造公共服务的逻辑》,天津人民出版社 2009 年版。

[91][美]凯博文:《苦痛和疾病的社会根源》,郭金华译,上海三联书店 2008 年版。

[92]郎咸平、杨瑞辉:《资本主义精神和社会主义改革》,东方出版社 2012 年版。

[93]李玲:《健康强国——李玲话医改》,北京大学出版社 2010 年版。

[94]李卫平:《公立医院的体制改革与治理》,《江苏社会科学》2006 年第 5 期。

[95]李士谦、陈士兵:《要重视政治成本书》,《中共杭州市委党校学报》2006 年第 2 期。

[96]李路路:《"单位制"的变迁与研究》,《吉林大学学报》2003 年第 1 期。

[97]李佐军:《中国的改革成本》,《中国经济时报》2008 年 4 月 1 日。

[98]李玲:《北大课题组宿迁医改调研报告》,《中国青年报》2006 年 6 月 22 日。

[99]李超:《"洛阳样本"打造公立医院改革多元办医格局》,《21 世纪经济报道》2011 年 8 月 4 日。

[100]李军考斯等:《第三路径:见证门头沟区医院改革》,中央广播电视大学出版社 2012 年版。

[101][美]利奥纳多·L.贝瑞:《向世界最好的医院学管理》,张国萍译,机械工业出版社 2009 年版。

[102][英]理查德·道金斯:《自私的基因》,卢允中等译,中信出版社 2012 年版。

[103]廖新波:《医改,正在进行时》,广东人民出版社 2011 年版。

[104]廖新波:《有了医管局管办就分开了?》,《决策》2011 年第 11 期。

[105]刘世锦:《经济体制创新的条件、过程和成本》,《经济研究》1993 年第 3 期。

[106]刘鹏:《合作医疗与政治合法性:一项卫生政治学的实证研究》,《华中师范大学学报》2006 年第 2 期。

[107]刘旭宁:《公立医院买方垄断对制药产业研发投入的影响》,《山东大学学报》2012 年第 6 期。

[108]陈昕:《社会主义经济中的公共选择问题》,生活·读书·新知三联书店 1994 年版。

[109]刘国恩:《提高医疗服务供应不能只走公立体系一条道》,《中国卫生政策研究》2013 年第 9 期。

[110]林毅夫:《后发优势与后发劣势——与杨小凯教授商榷》,《经济学(季刊)》2003 年第 3 期。

[111]林艺斌:《行政垄断——过度医疗的病根》,《卫生经济研究》2006 年第 8 期。

[112]卢现祥:《新制度经济学》,武汉大学出版社 2004 年版。

[113]吕炜:《转轨的实践模式与理论范式》,经济科学出版社 1991 年版。

[114]吕炜:《转轨过程的最终费用结算与绩效评价》,《中国社会科学》2005 年第 1 期。

[115]吕炜、王伟同:《政府服务性支出缘何不足?——基于服务性支出体制性障碍的研究》,《经济社会体制比较》2010 年第 1 期。

[116]吕宁:《对公立医院改制的几点思考》,《卫生经济研究》2015 年第 4 期。

[117]罗力:《中国公立医院改革——关注运行机制和制度环境》,复旦大学出版社 2010 年版。

[118][美]罗斯·霍恩:《现代医疗批判:21 世纪的健康与生存》,姜学清译,上海人民出版社 2005 年版。

[119]罗小朋:《不现实的方略:地方政府全部承担医改成本》,《21 世纪经济报道》2006 年 11 月 20 日。

[120]罗坪、夏杨:《广东高州市人民医院收药品回扣被央视曝光》,《羊城晚报》2013 年 1 月 13 日。

[121]路风:《单位:一种特殊的社会组织形式》,《中国社会科学》1989 年第1 期。

[122]卢周来:《边缘的言说——中国制度变迁的经济学视角》,《中国改革》2004 年第 5 期。

[123]马晓华:《山东菏泽医改 4 大疑问,二院改制为何得贱卖》,《第一财经日报》2005 年 6 月 21 日。

[124][美]马克·布坎南:《隐藏的逻辑:乌合之众背后的模式研究》,李晰皆译,天津教育出版社 2011 年版。

[125][美]马克·格雷班:《精益医院——世界最佳医院管理实践》,张国萍等译,机械工业出版社 2013 年版。

[126][匈]玛利娅·乔纳森:《自我耗竭式演进:政党——国家体制的模型与验证》,李陈华译,中央编译出版社 2008 年版。

[127][美]曼瑟尔·奥尔森:《国家兴衰探源——经济增长、滞胀与社会僵化》,吕应中译,商务印书馆 1993 年版。

[128]孟再励:《萧山部分公立医院即将改制》,《萧山日报》2004 年 9 月 8 日。

[129]苗壮:《制度变迁中的改革战略选择问题》,《经济研究》1992 年第10 期。

[130][意]尼科洛·马基雅维里:《君主论》,潘汉典译,商务印书馆 1985 年版。

[131]潘常刚:《政府干预对市场声誉机制的挤出效应》,《江西财经大学学报》2009 年第 4 期。

[132]彭望清、朱胤:《浅析医疗体制改革中的成本分担》,《中国医疗前沿》2008 年第 4 期。

[133]彭红、李永国:《中国医患关系的历史嬗变与伦理思考》,《中州学刊》2007 年第 6 期。

[134]钱江:《划时代的红手印——小岗村"大包干"契约的产生经过》,《党史博览》2008 年第 9 期。

[135][美]乔治·阿卡洛夫、罗伯特·希勒:《动物精神》,黄志强译,中信出版社 2012 年版。

[136]乔榛:《改革成本与地区经济发展差距——写在改革开放 30 周年之际》,《学习论坛》2008 年第 9 期。

[137]邱仁宗:《医患关系严重恶化的症结在哪里》,《医学与哲学》2005 年第11 期。

[138]秦晖:《并税式改革与"黄宗羲定律"》,《中国经济时报》2001 年 11 月3 日。

[139]任其超、周金玲:《政治体制对政府医疗卫生支出及健康产出的影响综述》,《中国卫生政策研究》2013 年第 6 期。

[140][比]热若尔·罗兰:《转型与经济学》,张帆等译,北京大学出版社 2002 年版。

[141][美]R.科斯、A.阿尔钦等:《财产权利与制度变迁——产权学派与新制度学派译文集》,刘守英等译,上海三联书店 1991 年版。

[142][美]桑贾伊·普拉丹:《公共支出分析的基本方法》,蒋洪等译,中国财政经济出版社 2000 年版。

[143]宋晓梧:《保持改革的热情和方向》,《财经界》2011 年第 3 期。

[144]宋燕、卞鹰:《从药品加成收入分析城市公立医院改革的社会成本》,《中国药事》2011 年第 12 期。

[145]宋林霖、柳雪莲:《中国公共政策制定的时间成本管理探析》,《中国行政管理》2010 年第 9 期。

[146][美]斯蒂芬·申弗:《医疗大趋势——明日医学》,杨进刚译,科学出版社 2009 年版。

[147][英]斯蒂芬·贝利:《地方政府经济学:理论与实践》,左昌盛等译,北京大学出版社 2006 年版。

[148][美]苏珊·桑塔格:《疾病的隐喻》,程巍译,上海译文出版社 2003 年版。

[149]孙立平:《中国需要制止社会溃败》,《南方日报》2012 年 2 月 27 日。

[150]孙梦:《高州人民医院医生收回扣事件正在调查》,《健康报》2013 年 1 月 14 日。

[151]孙祁祥:《“空账”与转轨成本——中国养老保险体制改革的效应分析》,《经济研究》2001 年第 5 期。

[152]邵洁:《宿迁市公立医院拍卖始末》,《医院领导决策参考》2003 年第 6 期。

[153][美]舍曼·富兰德等:《卫生经济学》,王健等译,中国人民大学出版社 2004 年版。

[154]盛洪:《中国的过渡经济学》,格致出版社 2009 年版。

[155]世界银行:《2004 年世界发展报告:让服务惠及穷人》,中国财政经济出版社 2004 年版。

[156]世界银行:《1997 年世界发展报告:变革世界中的政府》,中国财政经济出版社 1997 年版。

[157]世界银行:《2030 年的中国:建设现代、和谐、有创造力的高收入社会》,中国财政经济出版社 2013 年版。

[158]世界卫生组织:《总干事向世界卫生大会及向联合国提交的双年度报告》,人民卫生出版社1982年版。

[159]石光、谢欣:《公立医院改制的动力、特点与相关政策》,《中国卫生资源》2004年第11期。

[160]石破:《菏泽医改经受成败拷》,《南风窗》2005年第16期。

[161]石勇:《谁承担未来改革的成本》,《南风窗》2013年第22期。

[162]石述思:《中国,特权医疗何以终结?》,《医院领导决策参考》2012年第4期。

[163]谭畅:《把脉"医改":应该建立医疗卫生大部制》,《小康》2011年第11期。

[164]田汉族:《教育改革的成本问题研究》,《教育发展研究》2008年第11期。

[165][美]托德·邓肯:《时间陷阱》,鲁刚伟等译,中国社会科学出版社2007年版。

[166]王爱华:《政府统计时间成本书》,《统计研究》2012年第1期。

[167]王跃生:《天下没有免费午餐:改革成本问题研究与国际比较》,中国财政经济出版社1999年版。

[168]王雁红、詹国彬:《公立医疗机构民营化改革的风险及其控制》,《卫生经济研究》2011年第2期。

[169]王岳:《制度与文化史推动医改的两个车轮》,《中国卫生》2012年第2期。

[170]王跃生:《正确认识经济转轨的社会成本问题》,《求是》2003年第24期。

[171]王跃生:《计划经济转轨国家的社会成本分析》,《当代世界与社会主义》2000年第2期。

[172]王俊:《中国政府卫生支出规模研究——三个误区及经验证据》,《管理世界》2007年第2期。

[173]王虎峰:《医改周期:基于15国百余年医改事件的结构化分析》,《经济社会体制比较》2012年第4期。

[174]王虎峰:《公立医院改革试点评估:结果及建议》,《医院院长论坛》2013年第6期。

[175]王敏瑶:《取消药品加成的"后遗症"难以估量》,《中国卫生》2010年第11期。

[176]王绍光、樊鹏:《中国式共识型决策:"开门"与"磨合"》,中国人民大学出版社2013年版。

[177]王君平:《取消公立医院药品加成,医院怎么补偿》,《人民日报》2012 年 4 月 26 日。

[178]王世玲:《江苏医改模式:提高医生收入减少收红包现象》,《21 世纪经济报道》2007 年 10 月 25 日。

[179]汪涓:《医院管理费用比例过高的原因及对策》,《卫生经济研究》2006 年第 12 期。

[180][美]维克托·R.福克斯:《谁将生存?——健康、经济学和社会选择》,罗汉等译,上海人民出版社 2012 年版。

[181][德]魏伯乐等:《私有化的局限》,周缨等译,上海三联书店 2006 年版。

[182][美]威廉·科克汉姆:《医学社会学》,杨辉等译,华夏出版社 2000 年版。

[183]魏礼群、汪玉凯:《中国行政体制改革报告(2013)》,社会科学文献出版社 2013 年版。

[184][美]韦默等:《公共政策分析:理论与实践》,刘伟译,中国人民大学出版社 2013 年版。

[185]文进、郝天佑:《中国医生工作负荷的现况研究》,《中国循证医学杂志》2015 年第 2 期。

[186]文学国、房志武:《中国医疗卫生体制改革报告》,社会科学文献出版社 2014 年版。

[187]吴敬琏:《比较》(第 17 辑),中信出版社 2005 年版。

[188]吴敬琏:《比较》(第 37 辑),中信出版社 2008 年版。

[189]吴敬琏:《比较》(第 66 辑),中信出版社 2013 年版。

[190]吴晓波:《历代经济变革得失》,浙江大学出版社 2013 年版。

[191]吴凤清:《洛阳改制尘埃未定》,《中国医院院长》2012 年第 7 期。

[192]吴凤清:《洛阳改制风云》,《中国医院院长》2011 年第 9 期。

[193]伍装:《中国经济转型分析导论》,上海财经大学出版社 2005 年版。

[194]夏波光:《公立医院改革猜想》,《中国社会保障》2009 年第 4 期。

[195]夏小林:《所有制结构、公立医院改制和劳工权益》,《管理世界》2005 年第 11 期。

[196]萧瀚:《深度剖析:医患冲突的三点思考》,《医院领导决策参考》2011 年第 23 期。

[197]谢作诗:《后发优势与后发劣势:硬币之两面——兼评林毅夫、杨小凯后发优劣势之"争"》,《经济体制改革》2003 年第 4 期。

[198]谢玉凤、曹健:《医院产业资本运作与集群化》,中国青年出版社 2013 年版。

[199]熊茂友:《1+N 全民健中国"四一三"健康保险理论与方法》,中国财富出版社 2013 年版。

[200]熊志军:《经济转轨时期政府职能转变的难点与对策》,《中国党政干部论坛》2014 年第 10 期。

[201]辛鸣:《深化改革要关注改革成本》,《人民日报》2012 年 4 月 23 日。

[202]许成钢:《中国改革的动力何在?》,《金融时报》(英)2014 年 1 月 10 日。

[203]许定河:《取消药品加成困陷泥沼》,《中国医院院长》2009 年第 5 期。

[204]许仙忠:《浅析院科两级核算在医院管理中面临的问题》,《国家医药卫生导报》1999 年第 3 期。

[205]许正中:《社会医疗保险——制度选择与管理模式》,社会科学文献出版社 2002 年版。

[206]徐彬:《地方政府信任弱化、改革阻力与改革成本扩大化》,《社会科学》2011 年第 3 期。

[207]徐彬、李琼:《中国经济转型成本分担的现实演进与公正性检验》,《改革》2010 年第 5 期。

[208]徐彬:《中国经济转型成本分担的合理性探讨》,《改革》2003 年第 6 期。

[209]徐晓黎:《论制度变迁的成本约束》,《经济问题》2003 年第 5 期。

[210][英]亚历山大·S.普力克、[美]阿普里尔·哈丁:《卫生服务提供体系创新——公立医院法人化》,李卫平等译,中国人民大学出版社 2011 年版。

[211][匈]雅诺什·科尔奈等:《转轨中的福利、选择和一致性——东欧国家卫生部门改革》,罗淑锦译,中信出版社 2003 年版。

[212][匈]雅诺什·科尔奈:《思想的力量——智慧之旅的非常规自传》,安佳等译,上海人民出版社 2013 年版。

[213][俄]叶夫根尼·恰佐夫:《健康与权力——一个克里姆林宫医生的回忆》,纪玉祥译,红旗出版社 1993 年版。

[214]阎惠中:《医院改革新思维》,中国医药科技出版社 1992 年版。

[215]阎云翔:《中国社会的个体化》,上海译文出版社 2012 年版。

[216]杨莉:《中国贸易便利化改革的成本与利益分析》,经济管理出版社 2011 年版。

[217]杨小凯:《后发劣势》,《新财经》2004 年第 8 期。

[218]杨中旭:《医保商业化破局》,《财经》2010 年第 6 期。

[219]杨征宇、张秀华:《加强医患沟通,构建和谐医患关系》,《中国医学伦理学》2007 年第 3 期。

[220]杨团:《医疗卫生改革需要全社会承担公共责任》,《中国社会保障》2006 年第 9 期。

[221]杨辉:《公众参与医疗服务质量改进:国际经验和中国展望》,《中国卫生质量管理》2010 年第 3 期。

[222]杨念群:《再造"病人"——中西医冲突下的空间政治》,中国人民大学出版社 2013 年版。

[223]杨燕绥、岳公正:《中国式管理型医疗》,中国劳动社会保障出版社 2006 年版。

[224]杨燕绥、岳公正:《医疗服务智力结构和运行机制》,中国劳动社会保障出版社 2009 年版。

[225]尹秀云:《从历史演变看医患关系恶化的症结》,《中国医学伦理学》2007 年第 8 期。

[226]尹晨:《政治失势、利益赎买与制度变革——再析明治维新与戊戌变法的成败》,《科学经济社会》2009 年第 4 期。

[227][日]俞炳匡:《医疗改革的经济学》,赵银华译,中信出版社 2008 年版。

[228]苑德军:《别让改革患上疲劳症》,《人民日报》(海外版)2013 年 3 月 2 日。

[229]袁泉:《"杀医血案"令人心寒,医生为何成了仇视对象?》,《生命时报》2012 年 3 月 27 日。

[230][美]约翰·克莱顿·托马斯:《公共决策中的公民参与:公共管理者的新技能与新策略》,孙柏瑛等译,中国人民大学出版社 2005 年版。

[231][美]约瑟夫·E.斯蒂格利茨:《不平等的代价》,张子源译,机械工业出版社 2013 年版。

[232][美]约翰·彭斯奈特:《未来的医院越大越好吗》,《英国医学杂志(中文版)》2002 年第 1 期。

[233]邹至庄:《中国经济转型》,中国人民大学出版社 2005 年版。

[234]翟学伟:《中国人行动的逻辑》,社会科学文献出版社 2001 年版。

[235]詹国彬:《公立医疗机构民营化改革的模式及其比较》,《公共管理学报》2009 年第 4 期。

[236][美]詹姆斯·钱皮、哈里·格林斯潘:《再造医疗——向最好的医院学管理》,张丹等译,机械工业出版社 2013 年版。

[237][美]詹姆斯·C.斯科特:《弱者的武器》,郑广怀等译,译林出版社 2007 年版。

[238]张维迎:《理性思考中国改革》,《财经界》2006 年第 6 期。

[239]张维迎:《医疗体制的主要问题在于政府垄断》,《医疗产业资讯》2006 年第 13 期。

[240]张苗、张丽:《萧庆伦:我在〈柳叶刀〉肯定中国医改》,《中国社会保障》

2012 年第 9 期。

［241］张旭昆：《制度变迁的成本——收益分析》，《经济理论与经济管理》2002 年第 5 期。

［242］张妍、郑思：《深圳公立医院将取消药品加成，称一年能省两亿》，《医院领导决策参考》2012 年第 10 期。

［243］张田生：《医疗与政治：清代御医刘生芳政治沉浮考论》，《福建师范大学学报》2012 年第 5 期。

［244］张遇升：《关于中国医疗卫生体制的现存问题与改革措施：访哈佛大学公共卫生学院萧庆伦教授》，《医学与哲学》2008 年第 4 期。

［245］张剑宇：《中国银行业改革的财政成本》，中国金融出版社 2008 年版。

［246］张泉薇：《押中政策，凤凰医疗上市大涨》，《新京报》2013 年 11 月 30 日。

［247］张然：《卫计委：为防恶性"医闹"将按每 20 病床配 1 保安》，《京华时报》2013 年 10 月 23 日。

［248］周其仁：《改革的逻辑》，中信出版社 2013 年版。

［249］周其仁：《改革三十年感言》，《读书》2008 年第 10 期。

［250］周其仁：《如何应对改革触发的深层风险》，《经济观察报》2013 年 1 月 25 日。

［251］周其仁：《改革的力量不会停》，《中国青年报》2013 年 9 月 9 日。

［252］郑诚：《掐算改革成本》，《南方》2009 年第 23 期。

［253］郑秉文：《欧洲危机下的养老金制度改革》，《中国人口科学》2011 年第 5 期。

［254］郑永年：《中国的"行为联邦制"：中央—地方关系的变革与动力》，东方出版社 2013 年版。

［255］赵曼：《社会保障成本转嫁及其自我强化机制》，《中国行政管理》2011 年第 9 期。

［256］赵杰：《启动医疗领域的公共治理》，《南风窗》2006 年第 1 期。

［257］赵德余：《政策制定中的价值冲突：来自中国医疗卫生改革的经验》，《管理世界》2008 年第 10 期。

［258］赵德余：《政策制定中多源流因素交互作用机制及其动态不稳定性》，《经济社会体制比较》2012 年第 4 期。

［259］赵雷、薛白：《强化第三方责任打破医院双向垄断》，《中国卫生经济》2010 年第 7 期。

［260］赵华、葛素红：《瓦房店公立医院改制：价值数千万卖了几十万》，《经济参考报》2006 年 8 月 4 日。

［261］赵大海：《政府对公立医院财政投入的水平和方式研究》，《财政研究》

2010 年第 2 期。

[262]朱晓红:《公立医院民营化中的政府责任》,《华南理工大学学报》2013
年第 1 期。

[263]朱恒鹏:《公医转营利需闯重关》,《中国医院院长》2012 年第 9 期。

[264]朱恒鹏:《医疗体制弊端与药品定价扭曲》,《中国社会科学》2007 年第
4 期。

[265]朱恒鹏、昝馨:《财政补偿体制演变与公立医院去行政化改革》,《经济学
动态》2014 年第 12 期。

[266]朱恒鹏:《放开民营医院管制,激活公立医院改革》,《南方都市报》2012
年 4 月 15 日。

[267]朱恒鹏:《医院改革:以民营发展促公立破局》,《中国医药报》2014 年 4
月 28 日。

[268]钟南山:《抛开医生的医改不会成功》,《人民日报》2014 年 3 月 7 日。

二、外文文献

[1]Alexis de Tocqueville,*The Old Regime and the French Revolution*,Dover:Dover
Publications Inc.,2010.

[2]Alain C.Enthoven,*Health Plan*,Reading MA:Addison-Wesley,1980.

[3] April Harding , Alexander S. Preker, *A Conceptual Framework for the
Organizational Reforms of Hospitals*,*Innovations in Health Service Delivery*,Washington,
D.C.:The World Bank,2003.

[4]Cowing,Keith and Dennis C.Mueller."The Social Cost of Monopoly Power",
Economic Journal,Vol.88,No.9,December 1978.

[5]Dixon J.,Welch H.G.,"Priority Setting:Lessons from Oregon",*Lancet*,Vol.
337,No.8746,March 1991.

[6] Edward Shorter, *Doctor and Their Patients*, New Brunswick, N.J.: Princeton
University Press,1991.

[7]E.M Gramlich,eds.,*Intergorernmental Grant:A Review of Empirical Literature in
Oates*,Washington,D.C.:Health Company,1977.

[8]G.Bertocchi and M.Spagat,"Structural Uncertainty and Subsidy Removal for
Economies in the Transition",*European Economic Review*,Vol.41,No.9,September 1997.

[9]G.Walt,"The Effects of Hospital on Medical Productivity",*The Rand Journal
of Economics*,Vol.33,No.3,March 2010.

[10]Glenn A.Melnick and Jack Zwanziger,"Hospital Behavior under Competition
and Cost Containment",*JAMA*,Vol.260,No.18,November,1988.

［11］Gordon Tullock, *The Political of Bureaucracy*, Washington D.C.：Public Affairs Press, 1965.

［12］Grabam Scott, "The Payments for Care at Private Not−for−profit and Private For− profit Hospitals：A Systematic Review and Meta − analysis", *Canadian Medical Association*, Vol.56, No.5, May 2011.

［13］G.S.Becker, "A Theory of Competition among Pressure", *Quarterly Journal of Economics*, Vol.171, No.3, March 1983.

［14］G.Stalk, "Time：the next Source Competition Advantage", *Harvard Business Review*, Vol.66, No.4, April 1988.

［15］G.Stalk and M.Hout, "Redesign Organization for Time−based Management", *Planning Review*, Vol.69, No.1, January 1990.

［16］A. C. Harberger, "Monopoly and Resource Allocation", *American Economic Review*, Vol.44, No.2, May 1954.

［17］W.C.Hsiao, "Marketization：the Illusory Magic Pill", *Health Economics*, Vol. 6, No.4. November 1994.

［18］Ian Thyne, "Basic Concepts and Issues", in Ian Thyne (eds.), *Corporatization*, *Divestment and the Public − Private Mix*, Hong Kong, International Association of Schools and Institutes of Administration, 1995.

［19］M.Kelson, "The Nice Patient Involvement Unit", *Evidence based Healthcare Public Health*, Vol.45, No.9, September 2005.

［20］Lancet, "Chinese Doctors Are under Threat", *Lancet*, Vol. 376, No. 9742, August 2010.

［21］H.Lebenstein, "Allocative Efficiency vs X−Efficiency", *American Economic Review*, Vol.56, No.3, June 1966.

［22］Lynne McKenzie, "The Attacking Hospital Performance：Network Corporatization and Financing Reforms in New Zealand", *Health Care Management Science*, Vol.47, No.2, February 2011.

［23］Michael Grossman, "On the Concept of Health Caporal and the Demand for Health", *Journal of Political Economy*, Vol.132, No.3, March 1972.

［24］Ministry of Health, *New Zealand Hospital Sector Performance*, Wellington： 1993.

［25］Pierre Bourdieu, *The Weight of the World：Social Suffering in Contemporary Society*, Palo Alto：Stanford University Press, 2000.

［26］Roemer, Milton I., "The Bed Supply and Hospital Utilization：A National Experiment", *Hospital*, *J .A .H .A* .Vol.35, No.22, November 1961.

［27］Ron Ashkenas,"Why Organizations Are So Afraid to Simplify",http://blogs. hr.org/2013/03/why-organizations-are-so-afraid-to-simplify.

［28］Shani S.,Siebzehner M I,Luxenburg O.,"Setting Priorities for the Adoption of Health Technologies on A National Level:the Israeli Experience",*Health Policy*,Vol.54, No.3,March 2000.

［29］Walton Hamilton,"Personal Statement",*in Medical Care for the American People*,Chicago:University of Chicago Press,1932.

［30］Winnie Yip, William Hsiao, "Harnessing the Privatization of China's Fragmented Health-care Delivery",*Lancet*,Vol.384,No.9945,August 2014.

图表索引

图索引

表索引

后　记

有关公立医院改革成本及其分担机制优化问题的研究,在目前中国的医疗卫生体制改革研究领域极具挑战性。同时,囿于我自身的学科背景和医疗体制改革的复杂性等诸多因素,该项研究似乎已经超出了我现有的研究能力,但是考虑到"人的生命和健康是最重要的,只有它们才配得上我们的抗争奋斗,遭受痛苦和顽强精神"①,以及中国公立医院的改革成本及其分担机制优化问题的重要性,使得我对于这一课题充满了浓厚的兴趣、强烈的责任心和神圣的使命感,并试图通过深入而系统的思考和对国内外在公立医院改革成本分担实践方面的梳理,为破解中国公立医院的改革成本及其分担机制设计问题提供了一套完备的理论分析框架、优化模型、实践路径与方法。当然,尽管我们在公立医院的改革成本及分担问题的研究方面已经取得了一些研究成果,但受本人的学术水平所限,有关公立医院的改革成本及其分担问题的研究还有许多问题亟待进行深入探索,并且上述问题已经成为我下一步努力研究的目标,并力争为我国政府在"十三五"规划中提出的"健康中国"建设工程的顺利实施提供技术支持。

在本项目的研究过程中,我的家人、同事及亲朋好友给予我真诚而及时的关心和鼓励,在此一并对他们表示谢意! 同时,我还要感谢国家和河南省哲学社会科学规划办的工作人员,因为他们在本项目研究及

---

① [俄]叶夫根尼·恰佐夫:《健康与权力——一个克里姆林宫医生的回忆》,纪玉祥译,红旗出版社 1993 年版,第 225 页。

办理结项事宜时都曾给予我精心的指导与热忱的帮助,从而使我能够静下心来从事学术研究并顺利地完成了该项目的研究工作(该项成果被全国哲学社会科学规划办鉴定为"优秀"等级)。在此我对他们致以衷心的感谢,以感谢他们对我在工作、学习和生活等方面给予的大力支持与帮助!

另外,本项目最终研究成果的出版得到人民出版社经济与管理编辑室郑海燕主任的精心指导与鼎力支持,在此我对她为本书的出版付出的辛勤劳动深表感谢!

代志明

二〇一七年三月